간호사를 위한 전략계획수립

: 보건의료에서의 변화 관리

STRATEGIC PLANNING FOR NURSES

: Change Management in Health Care

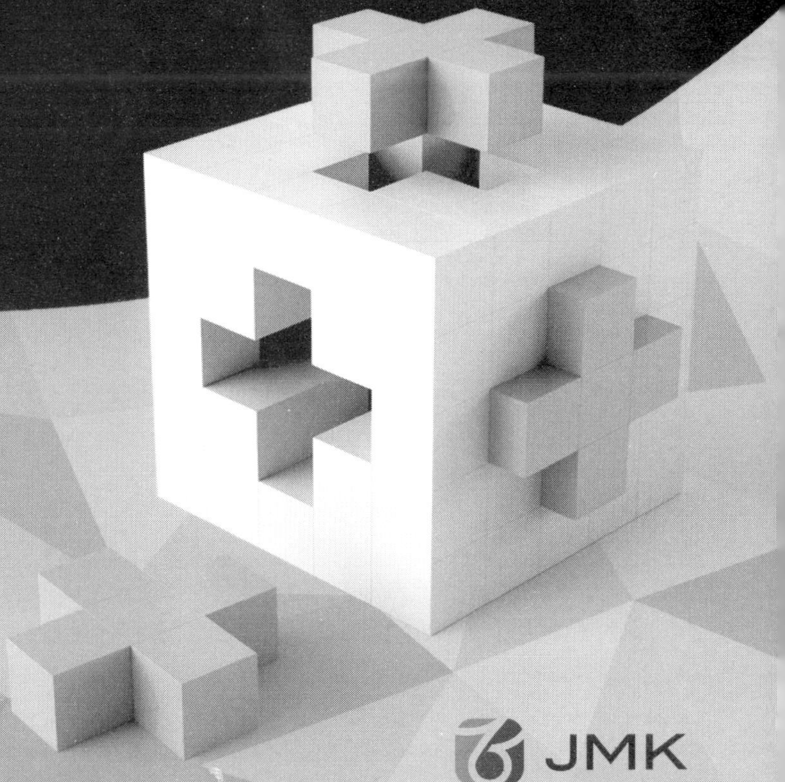

Michele V. Sare
LeAnn Ogilvie 원저
고대원 · 박경수 공역

JONES AND BARTLETT

JMK

World Headquarters
Jones and Bartlett Publishers
40 Tall Pine Drive
Sudbury, MA 01776
978-443-5000
info@jbpub.com
www.jbpub.com

Jones and Bartlett Publishers Canada
6339 Ormindale Way
Mississauga, Ontario L5V 1J2
Canada

Jones and Bartlett Publishers International
Barb House, Barb Mews
London W6 7PA
United Kingdom

Jones and Bartlett's books and products are available through most bookstores and online booksellers. To contact Jones and Bartlett Publishers directly, call 800-832-0034, fax 978-443-8000, or visit our website, www.jbpub.com.

Substantial discounts on bulk quantities of Jones and Bartlett's publications are available to corporations, professional associations, and other qualified organizations. For details and specific discount information, contact the special sales department at Jones and Bartlett via the above contact information or send an email to specialsales@jbpub.com.

The authors, editor, and publisher have made every effort to provide accurate information. However, they are not responsible for errors, omissions, or for any outcomes related to the use of the contents of this book and take no responsibility for the use of the products and procedures described. Treatments and side effects described in this book may not be applicable to all people; likewise, some people may require a dose or experience a side effect that is not described herein. Drugs and medical devices are discussed that may have limited availability controlled by the Food and Drug Administration (FDA) for use only in a research study or clinical trial. Research, clinical practice, and government regulations often change the accepted standard in this field. When consideration is being given to use of any drug in the clinical setting, the healthcare provider or reader is responsible for determining FDA status of the drug, reading the package insert, and reviewing prescribing information for the most up-to-date recommendations on dose, precautions, and contraindications, and determining the appropriate usage for the product. This is especially important in the case of drugs that are new or seldom used.

Production Credits
Publisher: Kevin Sullivan
Acquisitions Editor: Emily Ekle
Acquisitions Editor: Amy Sibley
Associate Editor: Patricia Donnelly
Editorial Assistant: Rachel Shuster
Associate Production Editor: Katie Spiegel
Marketing Manager: Rebecca Wasley
V.P., Manufacturing and Inventory Control: Therese Connell
Composition: Cape Cod Compositors, Inc.
Cover Design: Scott Moden
Cover Image: © Sgame/Dreamstime.com
Printing and Binding: Malloy, Inc.
Cover Printing: Malloy, Inc.

Library of Congress Cataloging-in-Publication Data
Sare, Michele V.
Strategic planning for nurses : change management in health care / Michele V. Sare and LeAnn Ogilvie.
p. ; cm.
Includes bibliographical references and index.
ISBN 978-0-7637-6617-7
1. Strategic planning. 2. Nursing services—Administration. I. Ogilvie, LeAnn. II. Title.
[DNLM: 1. Health Planning—methods. 2. Nursing Care—organization & administration. 3. Nursing—trends. 4. Organizational Innovation. WY 105 S244s 2010]
RT89.S27 2010
362.173—dc22

2009010233

4249

Printed in the United States of America
13 12 11 10 09 10 9 8 7 6 5 4 3 2 1

추천의 글

우리 보건의료계는 최근 주요국들과의 협정(FTA) 타결이라는 국제적 요인과 병원의 국제화, 의료 관광 유치, 간호계의 간호인력 부족과 간호인력 개편안이라는 국내적 여러 과제에 직면해 있다.

또한 전문 지식과 기술을 갖춘 전문가로부터 양질의 건강 서비스를 제공받기를 원하는 일반 대중의 다양한 요구가 급증하면서, 건강전달체계 및 실제 현장이 다양하게 변하고 있어 간호전문가의 역량 증대에 대한 필요성이 가중되고 있음도 부인할 수 없는 현실이라 하겠다.

더욱이 분야별 전문간호사의 역할과 영역이 다양하게 변화되면서 ≪간호사를 위한 전략계획수립: 보건의료에서의 변화 관리(Strategic Planning for Nurses: Change Management in Health Care≫라는 번역서 출간은 매우 시의적절하고 환영할만한 일이라고 본다.

특히 간호사의 비즈니스 기술이 간호의 시각에서 간호영역의 확대를 위한 핵심 사안으로 대두되면서 간호에 대한 새로운 패러다임을 설명해주는 요인으로 부각되고 있는바, 본서에서 다수의 전문직종 간, 특히 비즈니스의 문화와 영역 그리고 비즈니스의 개념, 기술, 본질이 영향을 주는 제 영역에서의 사고방식과 업무방식을 제시하고 있는 점은 간호에서는 간호의 지식과 기술을 확대, 강화시키는 핵심 역량이면서도 간호에서 채택되지 못했던 비즈니스의 중요성을 제시할 수 있다고 본다.

무엇보다도 간호와 전략계획수립의 필요성, 진화하는 보건의료 환경의 검토, 간호가 속한 비즈니스 영역, 전략계획수립의 이론과 단계, 더 나아가 간호의 미래에 대한 비전과 전략계획수립이 실패하는 함정 유형까지 제시하고 있어, 전략계획수립의 실제 적용단계까지의 지침서로도 손색이 없다고 사료된다. 끝으로 본 번역서가 간호와 비즈니스를 융합하는 지침서로 거듭 발전되기를 기대하는 바이다.

한국전문대학 간호학부장(과장) 협의회 회장
간호학 박사 박 순 옥

보건의료, 특히 간호 분야에서 비즈니스, 경영, 경제라는 용어는 낯선 단어들이었다. 일반적으로 보건의료와 영리는 양립할 수 없는 것이라고 생각해왔다. 하지만, 현재의 보건의료계는 전환기를 맞고 있으며, 의료 관광과 병원의 해외 진출과 보건인력 개편안이라는 중대한 이슈에 돌파구를 찾아야 한다. 이러한 변화의 시기에 경영학 지식은 간호계에 큰 도움이 될 수 있다는 역서의 주장은 음미할 점이 많다고 본다. 본 역서는 특히 간호학 교재를 통틀어서 경영 전략을 언급한 최초의 교재라고 생각된다.

산업정책연구원에서 주관하는 의료경쟁력 포럼에서 다루는 제반 보건의료 관련 이슈에 대해서도 본 역서의 내용은 많은 시사점을 주고 있다. 모쪼록 ≪간호사를 위한 전략계획수립≫이라는 본 역서가 널리 읽히고, 간호계에 낯설었던 비즈니스라는 용어가 간호계의 역량 강화와 권익 신장에 도움이 될 수 있기를 기원한다.

산업정책연구원 이사장 경영학 박사 이 윤 철

창조적 사고의 가장 중요한 출발점은 이질적인 전문지식 간의 융합(Random Combination of Heterogeneous Expertise)이라고 할 수 있다. 의료 서비스 및 간호 영역과 경영지식의 창조적 결합은 현대 사회에서 가장 필요한 지식 융합의 하나였지만, 이제까지 의미있는 진전이 없었다. 이런 관점에서 생각해 보면 이번에 출간되는 ≪간호사를 위한 전략계획수립: 보건의료에서의 변화 관리(Strategic Planning for Nurses: Change Management in Health Care)≫라는 번역서는 그동안 새로운 지식에 대한 이정표를 찾고 있던 많은 사람들에게는 샘물과도 같은 역할을 할 것이라고 판단된다.

본 번역서는 간호사의 업무 영역 전반에 걸쳐서 전략적 사고를 결합하게 될 경우에 변화될 수 있는 다양한 가능성을 보여주고 있기 때문에 기존 의료 및 간호 서비스를 혁신적으로 바꿀 수 있는 지적 근거를 제시해 주고 있다. 뿐만 아니라, 간호 전문인력들이 전략적 사고에 대한 체계적 이해를 할 수 있는 이론적 가이드라인을 제시하고 있으며, 전략계획수립과 변화이론에 대한 깊이 있는 소개를 담고 있어서 전문 역량을 배양하는 데 매우 유용할 것으로 판단된다. 전략계획을 실행하는 데 있어서도 해당 당사자로 하여금 의사소통자로서의 역할을 강조하고 있기 때문에 본 번역서가 의료현장에서 바로 적용될 수 있는 실천적 근거를 담고 있다.

본 번역서를 계기로 경영전문 지식과 간호전문 지식이 창조적이고도 발전적으로 융합되는 후속 연구와 출간 작업이 계속되기를 기원한다.

서울대학교 경영대학 박 남 규 교수

역자 서문

본서 ≪Strategic Planning for Nurses: Change Management in Health Care≫는 간호의 현실과 왜 간호사들이 경영학과 전략 계획수립에 대해 이해해야 하는지를 일목요연하게 잘 설명해주고 있다. 또한 이 책은 미국 내 인구 고령화와 간호계의 수급불균형에 따른 간호인력 부족, 간호사의 권한 결여, 노령화되는 간호인력, 간호인력의 다양화 필요성 등의 제반 난제가 도사리고 있고, 이에 따라 간호계가 적극적인 목소리를 내면서 간호직의 역량을 강화하는 것이 필요함을 역설하고 있다.

전통적으로 보건의료계에 속한 간호학은 비즈니스와는 동떨어진 분야로 인식되었다. 하지만, 학문의 융합과 세계화 추세에 따라 간호학 역시 다른 학문과 동떨어진 존재일 수도 없고, 간호학에 다양한 학문이 접목되었다. 원서의 저자들은 간호계가 대외적으로 힘을 키우기 위해서는 간호인들 스스로가 정책의사결정을 할 수 있는 분야에 전보다 더 많이 진출해야 하며, 경영학과 전략계획에 대한 이해를 높이는 것이 간호계가 힘을 키우는 길이라고 주장하고 있다. 역자들은 원저자들의 주장에 전적으로 공감한다.

본서를 번역하면서, 여러 가지 애로점도 있었지만 무엇보다도 간호학생들에게 간호지식과 더불어 역량을 강화할 수 있는 경영학과 전략계획을 소개할 수 있다는 점을 기쁘게 생각한다. 향후 간호와 비즈니스가 더욱 긴밀하게 연결될 수 있기를 희망한다. 아울러 본 번역서가 간호사들의 권한 강화에 도움이 될 수 있고, 독자들에게 사랑을 받을 수 있기를 희망한다.

2015년 1월

군산간호대학교 교수 고 대 원 씀

감사의 글

그간 본 번역서 출판에 물심 양면으로 지원해준 여러분들께 감사의 마음을 전한다. 우선 본서의 국내 출간을 맡은 JMK와 원서의 번역 출간을 허락해 준 Jones and Bartlet Publisher에 감사드린다. 군산간호대학교의 김순자 총장님은 번역에 격려해주셨으며, 김윤희 부총장님은 전반적인 내용에 대해 조언을 해주셨고, 최점숙 교수님과 김봉선 교수님은 번역본의 용어와 맥락에 코멘트를 해주셨다. 미국 캘리포니아 주립대에서 간호학 박사학위 취득 예정인 서울대학교 후배 박연숙 교수는 임상과 박사학위 논문 준비로 바쁜 중에도 번역본의 전반적인 흐름에 대해 적극적인 조언과 감수를 맡아주었다. 또한 군산간호대학교 제자인 조하나와 이경은 학생은 간호 임상 실습으로 바쁜 중에도 원본 입력 작업과 교정에 도움을 주었다. 마지막으로 나의 소중한 가족은 번역 작업에 매달려 있었던 역자가 집중하도록 배려를 아끼지 않았다. 또한, 미국에서 의과 대학원(Medical School)에 진학을 생각 중인 큰 딸(고혜림, Annette A. Ko)은 내용을 읽고 아빠에게 의견을 개진했다. 이 모든 분들의 배려가 없었다면, 본 번역서는 빛을 보지 못했을 것이다. 도움을 주신 모든 분들의 앞날에 행복이 깃들기를 기원한다.

바다와 강이 만나는 풍요와 미래의 땅 군산에서
군산간호대학교 교수 고 대 원

서 문

2010년에 우리는 "간호사를 위한 전략계획수립"이라는 책을 집필했다. 그 이유는 간호사들이 변화하고자 하는 열망과 그러한 변화를 일으키는 능력의 차이를 절감했기 때문이었다. 이 책이 출간된 후 5년이 흘렀지만, 그러한 능력 차이는 아직도 존재한다.

왜 간호사들이 전략계획수립을 이해하고 그러한 전략계획수립 과정에 참여해야 하는가? 간호사들은 복잡한 기술, 출현하는 전염성 질병, 고령화 사회에서의 간호, 만성 증상의 핵심, 수명이 길어지는 데 따르는 문제점들을 이해하고 관리하는 것으로 충분하지 않을까? 과학과 산업의 발달로 거의 매일같이 새로운 증거와 보다 나은 장비가 개발됨에 따라 그 도구와 시스템이 지속적으로 변화하는 전문직 내에서 유능하게 역할만 잘 하면 충분하지 않을까?

중환자실 간호사들은 8시간의 교대근무 동안 각각의 환자에 대해 180개의 과제를 수행한다. 간호사들은 보건의료의 87%를 담당하면서도, 전세계적으로 간호사들이 더 빨리, 더 능숙하게 일해야 한다고 생각하고 있다. 미국에서는 1년 안에 5명 중 1명꼴로 간호사를 그만두고 있으며, 올해에도 25%의 간호사들이 간호직을 떠날 것으로 예측된다. 태국에서는 40%의 간호사들이 간호계를 떠날 것이며, 이러한 자료는 전세계적으로 유사하다. 우리 모두는 보건의료계가 점차 더 복잡해지고 있다는 데 동의한다.

간호사들이 제공하고자 하는 돌봄 서비스와 전세계가 바라는 돌봄 서비스 간에 격차가 존재한다. 전세계적으로 거의 3명 중 1명이 보건의료 사각지대에 놓여 있다. 예방이 가능한 사안임에도 불구하고 매 분마다 15명의 아이들이 사망한다. 세계인권선언문(1948) 제25조에 따르면, 건강권은 인권이라고 하였다. 전세계적인 이슈는 각국이 전국민 건강보험을 지향하도록 촉구한다. 간호사와 조산사는 여성들이 일하는 가장 큰 직종이며, 전세계적으로 3천 5백만 명이나 종사하는 가장 큰 보건의료 인력이다. 과학이자 예술인 간호직군 앞에 놓인 윤리적 도전과제는 분명하다.

2011년에 미국의학연구소(IOM)는 "변화를 선도하고 건강을 증진하는 간호의 미래(The Future of Nursing: Leading Change and Advancing Health)"[1] 라는 기념비적인 보고서를 발간하였다. 4가지의 메시지 중에서 환자부터 행정부처 직원, 정책 결정자, 다른 보건의료 전문직 종사자 그리고 지도자들에 이르기까지의 모든 사람들이 간호사를 어떻게 보는가가 분명하게 나타났다. 이 모든 사람들은 간호사를 충분히 정보를 가지고 의사결정을 내리며, 교육, 증거, 경험에 근거하여 독립적인 행동을 하는 "사려 깊은 전략가(thoughtful strategist)"라기 보다는 단지 과제를 수행하고, 타인의 지시를 이행하는 "기능 행위자(functional doer)"로만 여긴다는 것이다(pg. 223, para 3, IOM, 2011). 다시 말하면, 다른 사람들은 교육, 증거, 경험에 기반하여 결정을 내리는 데 비해, 간호사들은 들은 대로만 일한다는 것이다. 즉 간호는 단지 직능직(vocation)이지 전문직(profession)이 아니라는 것이다.

전세계적으로 보건의료에서 가장 큰 전문직군인 간호사들은 보건의료에서의 사람들의 필요, 재무적인 수요, 기술의 발달 그리고 윤리적인 도전과제들에 직면해서, 의사결정 테이블에 참석하지 못하고 있다. 우리 간호사들이 과거 우리의 역할에만 집착한다면 미래에 간호사들은 뒤쳐지게 될 것이다. 간호사들이 기능 행위자(functional doers)의 직능 역할(vocational role)을 넘어서려면, 간호학사 학위를 취득해야 간호사가 될 수 있도록 하여 간호 기술과 지식을 늘리는 것만으로는 충분치 않다. 간호사들은 오늘날 글로벌 보건의료계에서 충분히 역량을 발휘할 수 있는 기술과 지식을 갖추어야 한다. 직능 지향자들은 기능 행위자(functional doers)가 되지만, 전문직 종사자(professional)는 지속적으로 학습하고, 주변 여건을 검토하고, 질개선, 과정관리, 변화관리에 지적이고 능숙하게 참여한다.

힘있는 파트너이자 팀구성원으로 활동하려면, 간호사들은 자신들을 새로운 시각에서 보아야 한다. 만약 우리가 삶의 질과 수명을 증진시키고자 한다면, 간호사들보다 누가 더 환자들에 대해 더 많이 알고 있는가? 보건의료 인력 중 최대 전문직으로서 우리는 과거의 "기능 행위자(functional doer)"라는 인식에서 탈피하여, 간호 전문직으로서의 정체성과 의사결정 테이블에 참여할 수 있는 능력을 확대하고, 보건의료에서의 불평등을 줄이고, 보건의료계가 직면한 난제와 딜레마를 극복하고, 간호계의 프로페셔널리즘을 실현할 수

---

1) http://www.iom.edu/Reports/2010/The-Future-of-Nursing-Leading-Change-Advancing-Health.aspx

있도록 기술, 지식 그리고 그러한 속성을 갖춤으로써 힘있는 파트너가 되는 것이 우리의 책임이다.

전략계획수립은 효과적인 변화관리를 위한 근본적인 도구이다. 전세계 최대의 보건의료 전문직인 간호사들로부터 잘 계획된 변화관리 리더십이 없다면, 전세계적으로 90초마다 한 여성이 분만과정에서 사망하고, 후천성면역결핍증과는 무관한 폐결핵으로 인해 8만 명의 아이들이 올해에도 희생될 것이고, 과도한 사망과 장애로 인해 인간의 존엄성이 저하될 것이다.

간호사들이여! 당신이 이루고자 하는 그 변화가 침상 옆의 임상이든, 전세계 아동을 위한 것이든지 간에 그 변화에 영향을 줄 수 있도록 학습하라. 간호 이외에는 관심이 없는 간호사 중심주의(nurse-cetrism)를 넘어 뻗어나가시오. 보건의료에서 힘있는 파트너가 되시오.

간호사 당신들이 건강증진을 위해 변화를 선도하기에, 당신의 간호경력에 축복이 있기를 기원합니다.

Michele V. Sare, MSN, RN
Director, Nurses for Nurses International Foundation, Inc.
Hall, MT, USA
http://nfnif.org

LeAnn Ogilvie, MSN, RN, NE-BC
Regional Program Director for Telehealth
Providence Healthcare System

감사의 글

전문직 간호사로 일해오는 동안, 우리는 간호직 종사자들로부터 많은 혜택을 입었다. 간호보조원(nurse aides), 면허실무간호사(LPN), 등록간호사(RN), 그리고 상급전문간호사(APN)들이 우리가 개인적인 삶과 전문직 종사자로서의 삶을 어떻게 보는가에 대해 많은 영향을 주었다. 학생 간호사들의 도전적인 질문에 토론하면서, 서로 울타리가 되어 주면서 우리는 성장할 수 있었다. 이 책의 가장 핵심은 간호사 자신들의 입지를 강화해야 한다는 우리의 열망이다. 우리는 돌봄 서비스 전문직을 선택하였다는 따스하고 밝은 마음을 영광으로 생각하고, 자부심을 느낀다. 간호의 여건을 향상시키는 것은 헌신, 열정, 공감, 기술 그리고 방대한 지식이다. 우리와 작업을 함께했던 모든 보건의료인들에게 감사의 뜻을 전한다.

Michelle의 자매인, Susan Hodges는 교정을 봐주었고, 은유적인 표현을 최소로 하도록 조언해주었다. 등록간호사 리더들인 Peggy Stevens, Julie Serstad, Carrie Stensrud, 그리고 Cindy Jimmerson은 전략계획수립이 자신들의 전문적인 실무에 어떠한 도움을 주었는지에 대한 사례를 제공해 주었다. 다수의 동료들이 격려를 해주었고, 아이디어를 검토해주었으며, 비즈니스 분야를 탐색하는 데 도움을 줄 수 있는 책의 필요성을 언급하였다. 우리는 아주 탁월한 간호 조언자인 Karen Hill에게 특별히 감사하고자 한다. Michelle의 아들인 Jesse는 컴퓨터를 잘 다루었으며, 본 작업이 잘 진행되도록 도움을 주었다. LeAnn의 가족 역시 그녀의 긴 하루 일과와 컴퓨터 작업을 도와주었다. 모두에게 감사드린다.

우리의 작업을 책으로 만드는 데에 많은 분들이 도움을 주었다. 우리는 이번 프로젝트 동안에 인내심을 가지고 친절하게 우리를 이끌어준 Jones & Bartlett 출판사에서 편집과 출간을 담당했던 Emily Ekle, Rachel Shuster, Katie Spiegel, Julie McLaughlin, 그리고 팀의 다른 모든 사람들에게도 감사를 드린다.

Michele V. Sare와 LeAnn Ogilvie

이 책의 사용법

이 책은 3부와 11개의 장으로 구성되어 있으며, 독자들이 전략계획수립을 왜 그렇게 하는가? 어떻게 하는가? 그 다음은 무엇인가? 하는 문제 제기를 통해 전략계획수립을 간호환경에 적용할 수 있도록 하였다.

제 1 부 간호와 새로운 경계: 전략계획수립에 대한 필요성
제 2 부 전략계획수립의 원리와 기초
제 3 부 설계자, 변화매개자, 의사소통자

본서의 제1, 2, 3부는 각각 별도로 공부할 수 있다. 하지만, 3가지를 함께 공부한다면, 독자에게 오늘날 간호에 긍정적인 변화를 야기시킬 수 있는 전략계획수립 과정을 어떻게 접목시키는지를 알려주는 본 교재의 목적을 분명하게 알 수 있다. 본서는 전략계획수립의 구성개념을 설명하고, 간호에 적용되는 전략계획수립 과정에 대해 알려주며, 전략계획을 활용할 수 있게 함으로써 간호에 권한을 부여할 수 있는 접근방식과 기법을 독자들에게 안내해 준다.

본서는 한 강좌로서, 리더십, 경영, 비즈니스 교육과정 혹은 자습서로 활용될 수 있다. 본서의 모든 장은 학습 목표로부터 시작되며, 자기 주도적 학습평가를 할 수 있다. 교육자들에 대한 강의 지침서는 Jones and Batlett 출판사를 통해서 살펴볼 수 있다. http://www.jbpub.com/nursing에서 교사용 자료를 내려받기 바란다.

기여한 사람들

Cindy Jimmerson, RN
Lean Healthcare West
Bonner, Montana

Julie Serstad, MSN, RN
Director of Health Services, Missoula City-County Health Department
Missoula, Montana

Carrie Stensrud, BSN, RN, CCRN-CSC
Saint Patrick Health Science Center
Missoula, Montana

Peggy Stevens, BSN, RN
Lead Public Health Official
Mineral County, Montana

차 례

제 1 부

간호와 새로운 경계: 전략계획수립에 대한 필요성

제1장

간호에 왜 전략계획수립이 필요한가? 새 시대에 요구되는 간호전문직에 대한 권한부여

학습목표

1. 간호에 영향을 미치는 환경적, 구조적 과정에서의 변화를 규정한다.
2. 예상되는 심각한 간호인력 부족을 야기한 이슈에 대해 논의한다.
3. 간호전문직에서 벤치마킹(benchmarking), 현황판(dashboard), 역량(competency)을 구분한다.
4. 간호전문직(profession of nursing)에 영향을 주는 다양한 동인(drivers)들을 규정한다.
5. 전략계획수립이 간호사에게 어떻게 권한을 부여할 수 있는지 설명한다.
6. 간호전문직에 영향을 주는 과학적인 연구를 열거한다.

"행동함에 있어서는 기본에 충실해야 하고, 앞날을 예견할 때는 전략가가 되어야 한다."
– 르네 차, (René Cha, 1907–1988)

전략계획수립(strategic planning)이란 기업에서 긍정적인 변화를 일으키는 데 사용되는 유용한 도구이다. 전략계획수립은 문제를 해결하기도 하고, 의사결정에 지침이 되는 훌륭한 틀(framework)을 제공한다. 전략계획수립은 간호실무의 모든 계층에 유용한 과정도구이다. 간호사들은 간호과정(nursing process)을 이해하고 있고, 전략계획수립을 특정 프로젝트, 문제, 어떤 종류의 과정에 적용되는 간호과정의 연장으로 생각하고 있다. 전략계획수립은 현재를 평가하고 미래를 예측함으로써 어느 집단 혹은 조직의 미래 방향에 지침을 준다.

전략계획수립도 만능은 아니다. 아마도 당신은 제대로 시작도 하지 못하고 실패한 전략계획 혹은 시작했다 해도 실패한 전략계획에 대해 들어본 적이 있을 것이다. 더욱 심하게는 전략계획이 "당신이 이것을 할거야"라는 식으로 당신에게 강요된 것일 수도 있다. 전략계획수립은 여러 가지를 필요로 한다. 사람들이 하겠다고 한 것은 실천해야 하고, 무엇보다 중요한 것은, 그 계획이 실제로 무엇인지 알아야 하며, 그 계획을 신뢰하는 것이 필요하다. 당신은 멋진 가족 휴가를 계획했지만, 결국 당신의 아이들, 배우자 혹은 누구라도 그 가족 휴가가 아주 형편없었다고 생각하고, 해변에 가기까지 내내 불평만 하는 것을 경험한 적이 있는가? 물론 전략계획수립이 그럴 수 있지만, 그 휴가 계획이 모든 사람이 좋아하는 일생일대의 가족 휴가가 될 수도 있다.

전략계획수립에 대한 대부분의 문헌들은 고객센터, 마케팅 팀, 영업 목표 같은 간호와는 별 상관 없는 듯한 개념들을 제시하고 있다. 하지만, 사실 간호사들은 비즈니스 환경에서 근무하고 있고, 관리부서에서는 고객센터가 어디에 있는지, 마케팅 팀에 누가 있는지, 그리고 영업 목표가 무엇인지 알고 있다. 보건의료 비즈니스 영역에는 보건의료 기관의 시장 지위를 확보하려는 전략계획이라는 경쟁 전략이 깊이 스며들어 있다. 비즈니스에 대한 개념을 잘 이해하지 못하고 있다면 간호업무 역시 잘 수행할 수 없다. 비즈니스 기술뿐만 아니라 전략계획수립은 흥미가 있고, 간호의 지위를 신장시켜주며, 이러한 기초적인 비즈니스 지식을 숙지한다면 간호사와 간호에 매우 유익할 것이다.

1. 간호와 전략계획수립을 연결하기

"간호사를 위한 전략계획수립: 보건의료에서의 변화 관리"라는 이 책은 전략계획수립의 원리를 간호에 적용했다. 이 책은 간호에 대한 판에 박은 듯한 전략계획수립 모델은 아니고, 간호의 현실과 문화, 그리고 간호사에게 적합한 원리들을 모아놓은 것이다.

분명한 것은 다른 사람들이 자신들의 일을 어떻게 보며, 어떻게 비즈니스를 영위하며, 어떻게 간호가 비즈니스의 어느 부분인가 하는 것을 이해하는 것이다. 보건의료는 비즈니스이다.

우리는 과거에 "비즈니스와 보건의료는 섞일 수 없다"라고 말했던 사람들이었다. 우리는 여전히 타인의 불행을 통해 돈을 버는 것에 대해 심각한 의문을 던지고 있고, "고객"과 "보건의료 제공자"가 서로 상반된 입장에 있다는 원칙에 동의할 수 없다. 현재의 미국의 보건의료 패러다임은 인간적이지 않다. 최근까지, 다수 병원들의 강령은 그 주요 목적이 주주들의 부를 극대화하는 것이라고 명시하였다. 보건의료는 지금 쇼를 진행하고 있는 비즈니스와는 모순된다. 연단에 서서 반칙이라고 선언해봐야 아무 소용 없다. 그건 피해의식이다. 간호는 영향력을 확대하고, 간호전문직의 힘을 증대시키고, 보건의료의 질을 개선시키기 위해 보건의료 비즈니스에 합류해야 한다.

간호사들은 우수한 간호 서비스를 제공하면서, 비즈니스 모델 내에서 어떻게 효과적으로 생존하고 번영하는지에 대해서 이해할 필요가 있다. 지금이 간호를 가두고 억눌러 왔던 빗장을 없앨 때이다. 그것은 유리 천장이 아니다. 주주의 부를 극대화하면서 우수한 간호 서비스를 제공하는 것, 시장에서 우월한 지위를 유지하면서 우수한 간호 서비스를 제공하는 것, 관리의 패러다임과 우수한 간호 서비스라는 모순된 패러다임으로 엮어진 천장이다. 우리가 인력 개발을 강조한다면, 간호전문직의 강점과 건전성을 저해하는 부분을 강조해야 한다. 우리가 "연계(linkage)"에 대해서 논의한다면, 우리는 실제 세계의 필요와 항상 이루어졌던 것 이상의 교육과 실무를 연계해야 한다. 보건의료는 비즈니스이다. 간호사는 비즈니스 조직에서 일하고 있고, 모든 간호사에게 비즈니스 지식이 필요하다.

간호계는 큰 조직이다. 조직이 하는 일은 다음과 같다. 조직은 공유된 가치를 위해 더 효율적이고 더 효과적으로 일하기 위해서 학습하고, 기술을 연마한다. 의도하지는 않았겠지만, 아마도 간호사를 위한 전략계획수립에 대한 책에 대한 가장 큰 후원군은 간호와 조산 프로그램에 대한 세계보건기구(WHO)의 표어인 "전략적으로 생각하고, 전 세계를 대상으로 행동하라!"일 것이다(WHO, 2005).

2. 간호의 위기

당신은 휴게실에서 많은 사례를 들면서 각종 문제를 자세하게 이야기하는 동료와 같이 있어본 적이 있는가? 하루의 고된 과제에서 벗어나고픈 사람들은 더 무거운 짐을 지고, 다음에 남은 교대근무 동안 일에 대해 활력을 찾지 못한 채로 휴게실을 나온다. 그것은 단순히 휴게실에서만 이루어지지 않는다. 그러한 대화는 간호전문지, 의학전문지, 세계보건기구 매체, 회의실, 신문, 텔레비전, 미국공중보건 및 인력서비스부(U.S. Department of Public Health and Human Services, DPHHS[1])의 매체, 전미간호연맹(National League of Nursing, NLN)과 미국간호사협회(American Nurses Association, ANA) 등 어디에서나 일어난다. 정치인들은 그러한 주제를 정치 캠페인의 도구로 활용한다. "간호가 위기에 처했다"라는 것을 알지 못하는 사람이 있는가? 만약 당신이 "우리가 무엇이든지 해야 한다"라는 떠들썩한 수십년 간의 흐름에 편승하지 않았다

1) 역자주. 미국공중보건 및 인력서비스부(Department of Public Health and Human Services, DPHHS)란 미국 내 모든 주와 연방의 보건 프로그램과 발의안(initiatives)을 주관하는 부서이다.

면, 다음의 딜레마를 살펴보도록 하자.

- 2000년 미국 간호사의 평균 나이는 44.5세이다(Center for Nursing Advocacy, 2008).
- 현재의 추세가 지속된다면 미국 간호사의 평균 연령은 2020년에는 50세가 될 것이다(Center for Nursing Advocacy, 2008).
- 병원과 요양시설에서 근무하는 간호사의 20~35%가 직무에 만족하지 못하고 있다(Biviano, 2003).
- 미국에서 2020년까지 808,416명의 간호인력 부족이 예상된다(Health Resources and Services Administration, HRSA, 2002).
- 미국에서의 간호인력 부족은 2020년까지 29%에 이를 것이다(Biviano, 2003).
- 다수의 간호직무 만족도 조사에 의하면, 간호사들이 간호계에 남아있지 못하는 3가지 주요 변수는 자율권이 없고, 결정과정에서 거의 협조가 이루어지지 않으며, 간호사의 영역이라고 할 수 있는 돌봄 서비스에 대해서도 자율권이 없다는 것이다.
- 세계보건기구(WHO)의 2005년도 통계에 따르면, 전세계적으로 14,465,439명의 간호사가 있고, 간호 서비스를 가장 필요로 하는 국가들에서 4백 3십만 명의 간호사가 부족하다(WHO, 2005). 간호인력 부족은 전세계적인 문제이다.
- "전세계적으로, 5천 9백만 명의 보건의료 인력이 있지만, 국가 간, 그리고 한 국가 내에서도 균등하게 분포되어 있지 않았다. 보건의료 인력은 주로 보건의료 서비스가 상대적으로 덜 심각한 부유한 지역에 집중되어 있다. 그 보건의료 인력 숫자는 부족 인력이 4백 3십만 명이라는 통계에서 보듯이 보건의료 수요를 충족시키기에는 턱없이 부족하다"(WHO, 2006, p.15).
- 간호교수 인력도 많지 않기에 간호대학에 입학하는 것도 쉽지 않다.
- 간호사의 이직률이 12~15%에 이르기에 간호인력의 유지율도 매우 낮은 수준을 보인다(Doiron & Jones, 2006).
- 3개 주(state)의 시설 중 31%는 최소 등록간호사 보유요건도 충족시키지 못하고 있다(Government Accounting Office, GAO, 2001).
- 인구통계학적 요인으로 인해 돌봄 서비스를 필요로 하는 사람들과 돌봄 서비스를 받는 사람들의 차이가 벌어지고 있다(Government Accounting Office, GAO, 2001).
- "간호인력 부족은 끝이 없어 보인다"(Government Accounting Office, GAO, 2001).

- "실질적으로 모든 미국인들은 생애의 어느 시기에는 간호 돌봄 서비스를 필요로 할 것이다"(University-Wide Health Sciences Committee, 2004, p.1).

간호의 위기라고 불리는 난제를 강조하고 해결하려는 다수의 방침과 방법론에 대한 문헌들은 많다. 2005년에 간호조직연대(Nursing Organization Alliance, NOA)는 간호 인력의 높은 이직률을 낮추기 위해서 9가지 원칙(표 1-1)을 설정했다(Runy, 2005). 이 원칙들은 그 시작은 매우 좋았으나, 이 패러다임에 아주 중요한 것이 빠져 있었다. 즉 이 모든 해결책은 "다른 사람들"이 간호의 위기를 해결해 주고, 상명하달식의 의사결정체계에 의존한다는 것이다. 대부분의 해결책들은 "고위" 관리층, 인적자원 관리부, 정치인, 규제 및 자문기구, 대학, 그리고 간호와 이해관계가 있는 조직(예컨대 보험회사)과 학계의 관리자와 지도자들로부터 나온 것이었다.

지금이 간호에 근본적인 변화가 필요한 시기이다. 미래의 간호 리더들은 간호 조직에서 나와야 하고, 학계 혹은 관리층에서 나올 필요가 없다. 해결책을 찾는 데 일조하려면, 간호사들이 비즈니스의 기본 원리를 이해해야 한다. 즉 전략계획수립 과정에 대해 이해하는 것이 좋은 출발점이다.

3. 벤치마크, 역량, 연계, 그리고 우수성: 간호는 계획이 필요하다

당신은 간호계에 얼마나 종사했는가? 만약 당신이 간호를 배우는 사람이라면, 보건의료계에 얼마나 오래 있었는가? 새로운 약물치료, 새로운 질병, 심각한 질병, 수년 전에는

표 1-1 간호조직연대(NOA)의 9가지 원칙

1. 동료 간에 상호 존중하는 의사소통
2. 의사소통이 원활한 조직 문화
3. 책임감이 있는 조직 문화(서로를 비난하지 않기)
4. 적정 수준(인원)의 유능한 간호사(직장과 가정의 균형을 위해서)
5. 전문적이고, 믿을 만한, 가시적인 리더십
6. 모든 수준에서의 의사결정 공유
7. 전문적인 실무, 성장과 발전을 권장
8. 간호사가 기여하는 가치에 대한 인정
9. 간호실무에 의미있는 기여를 한다는 간호사들의 인식

자료출처: Runy, 2005, pp.1-2.

없었던 환경의 위협, 생물학 무기를 사용한 테러와 같은 인간으로 인한 새로운 위협, 새로운 대량 파괴무기와 같은 어떤 변화를 보았는가? 새로운 학위나 자격 인증에 대한 변화를 인식했는가?

당신은 수퍼바이저의 이름표 끝에 있는 이해하기 어려운 단어들이 무엇인지 알고 있는가? 당신의 유니폼은 다른가? 그것이 다른 새로운 전자 의료기록인가? 누가 뉴욕 시 소방서의 모든 경보기보다 더 많은 경보음을 울리는 새로운 정맥주사(IV) 펌프를 사왔는가? 정보기술(IT)이란 무엇인가? 그것은 새로운 관리자인가? 그들이 다시 강령을 바꾸었는가? 얼마나 많은 강좌를 수강해야 하는가? 누구의 교대근무이고, 얼마나 많은 시간을 커버해야 하는가? 당신은 내가 얼마나 많은 회의를 무보수로 참석하기를 바라는가? 좀 익숙한 말들인가? 이것은 간호사가 일상에서 겪는 것이다.

보건의료, 간호, 금융의 세계는 변화한다. 오늘날의 세계 환경과 미래의 세계에는 논쟁의 여지가 없는 한 가지의 변하지 않는 것이 있다. 바로 그것은 변화라는 것이다. 간호사와 간호에 영향을 주는 변수들과 함께, 변화는 항상 존재한다. 하지만, 끝이 아니다. 균열, 오류, 부족, 불만족, 소송, "소비자 신뢰", 소비자 만족. 하루가 끝나갈 무렵, 변화와 동인이 소용돌이 치는 문화와 함께, 중요한 것은 고객의 성과이다. 너무도 많은 이해관계가 간호 서비스를 조각내고 있기에 우리는 이러한 고객의 성과를 잘 달성하지 못한다.

생각의 속도로 변화하면서, 간호의 이해관계자들은 다수의 해결책을 제시하였다. 이러한 해결책들은 실무에서 벤치마크(benchmark), 현황판(dashboard), 증거기반 간호(evidence-based nursing), 역량(competency), 연계(linkage), 매그넷 지위(Magnet Status), 품질개선(Quality Improvement Initiative), 우수한 성과(performance excellence)라 불리는 동인들로부터 도출된다.

간호실무의 주요 개념과 동인을 이해하기 위해 개념을 정의하기로 한다.

동인(driver)이란 작동하고 지시하는 세력(force)을 말한다. 우리는 어떻게 자동차를 운전하는지 알고 있다. 우리가 좌회전, 우회전, 후진 등 모든 의사결정을 한다. 간호에는 운전사(동인)가 너무도 많아서 간호전문직이 종종 어느 방향으로 향하고 있는지에 대한 실마리조차 가지고 있지 못하다. 어떤 운전자들은 경험이 부족하거나, 독재적이거나, 간호 돌봄에 대해 감을 잡지 못하고 있다. 간호의 동인(driver)은 수퍼바이저, 관리층, 면허국, 감독 당국, 지배조직, 협회, 단체, 정치조직, 법적 단체, 간호 위계구조, 그리고 무엇보다도, 고객, 환자, 레지던트, 소비자이다. 주요 동인 중 하나인 간호사는 조직적으로 그 목소리를 내지 못했다.

벤치마크(benchmark) 벤치마크는 하나의 표준이다. 벤치마크라는 단어는 다른 모든 측정단위가 만들어진 지점으로부터 하나의 고정된 지점을 규정하는 데 사용되었던 엔지니어링 단어이다. 1970년대에는 벤치마크라는 말이 "우월한 성과를 달성하게 하는 최상의 실무관행, 혁신적인 아이디어, 그리고 매우 효과적인 운영절차를 탐색하는 체계적인 과정"이라고 정의되었다(Blakeman, 2002, p.1). 간호에서 벤치마킹이라 함은 종종 "최선의 실무관행" 혹은 "증거에 기반을 둔 실무관행"을 말한다. 즉 이것은 당시에 우리가 알고 있는 가장 최선의 방식이다. 벤치마크는 새로운 지식이 발견되면 변하게 되고, 모든 실무 영역에서 수많은 실무관행 벤치마크 사례가 나타난다.

현황판(dashboard) 현황판이란 어떤 것이 진행되고 있고 어떻게 행해지고 있는지를 기록하는 스코어 카드이다. 우리는 이것을 자동차의 계기판으로 생각하고 있다. 1846년에, 대시 보드(dash board, 두 단어)란 말이 끄는 마차에 여행자들에게 먼지가 튀지 않도록 방지해주는 안장에 올려진 가죽 에이프런 혹은 목재판을 의미했다. 오늘날에는, 현황판(dashboard, 한 단어)이라 함은 기업에서 측정하고 기록하는 도구이다.

증거기반 간호(evidence-based nursing) 간호사들은 "항상 그렇게 해왔던 것"을 하지는 않는다. 간호 실무는 당시에 가장 최선의 가능한 정보를 바탕으로 하여 이루어진다. 예를 들면, 우리는 모든 사람이 오래도록 침대에서 좋은 상태로 누워 있을 것이라고 생각하곤 했다. 하지만, 우리는 이제 움직일 수 없다는 것에 대한 위험성을 깨달았다. 간호사들은 가장 최선의 증거에 기반해서 간호 서비스를 계획해야 한다. 다른 방식으로 이야기한다면, "최선의 실무관행"이다.

역량(competency) 역량이란 능력 혹은 법적 능력이다. 역량이라는 단어는 평가의 도구로서 하버드 대학 심리학 교수인 데이비드 맥클랜드(David McClelland)가 직무 성과를 측정하는 모형을 개발한 1960년대부터 사용되기 시작했다. 1990년대에 이르러서야 그 아이디어가 관심을 얻기 시작했다. 관리 시스템에서 "역량"이란 상대적으로 새로운 도구이며, 비즈니스의 세계에서 흐름을 모으는 개념이다. 미국간호사협회(ANA)와 전미간호연맹(NLN)은 역량 기준으로 성과를 측정하는 데 기반을 둔 아이디어를 사용하였다. 새로운 급여 시스템이 간호 분야에서 언급되고 있다. "행위별 수가제(pay for performance)" 체계가 간호의 영역에서 생겨날 것이다.

연계(linkage) 연계란 어느 하나를 다른 것과 연결시키는 것이다. 간호에서 연계란 교육과 실무, 간호 서비스와 환자에게서 나타나는 성과, 간호과정과 그 결과를 잇는 것이다. 연계위원회(Council on Linkages)는 교육과 공중 보건실무를 연결시켜주고, 북미간호진단협회(North American Nursing Diagnosis Association, NANDA)와 그 성과를 연결해 준다. 연계(linkage)는 정렬(alignment)에 대한 것이다.

매그넷 지위(Magnet Status) 간호인력 부족 현상으로 인해 마치 자석처럼 간호사들이 일하고 싶어하는 병원에 대한 개념이 생겨났다. 미국간호사협회(ANA)의 미국 간호사인증 센터(American Nurses Credentialing Center, ANCC, 2009)는 매그넷 지위를 부여할 수 있는 14가지의 기준을 만들었다. "간호사들이 가장 일하고 싶어하는 직장"(환자 간호와 서비스가 우수한 직장)이라는 최고의 기준을 만드는 신조를 "자력주의(magnetism)"라고 부른다.

품질개선 운동(Quality Improvement Initiative, QII) 오늘날 총체적 질개선(Total Quality Improvement, TQI), 품질지표(Quality Indicator, QI), 지속적 품질개선(Continuous Quality Improvement, CQI)과 품질평가(Quality Assessment, QA)에서 나온 것이다. 즉 어떻게 하면 시간을 덜 들이고, 더 낮은 원가로, 더 적은 자원을 활용해서, 더 좋은 것을 만들 것인가 하는 것이다. 총체적 질개선과 지속적 품질개선은 모든 자원(인적자원, 시간, 재무적 자원, 재료, 수송 수단, 시설, 운영 비용과 기술, 재능과 지식)을 가장 효과적으로 사용하는 과정이다.

우수성(excellence) 우수성이란 "뛰어난 품질"(Oxford Desk Dictionary, 1995)을 의미한다. 우수성이란 모호한 단어로서 그 자체로 계량화하기 힘들다. 간호에 있어서 우수성이라 함은 벤치마크, 증거기반 실무, 그리고 결과물로서의 품질개선(Quality Improvement, QI)으로 측정된다. 모든 분야에서 간호 서비스의 질이 탁월한 기관(centers of excellence)들이 존재한다. 그 사례가 매그넷 지위(Magnet Status)이다.

간호분야에 많은 동인이 있고, 간호를 평가하는 다양한 방법이 있기에, 간호사가 의사결정 과정에 참여하는 것은 매우 중요하다. 그렇지 않다면, 간호사와 간호는 다른 사람의 장단에 맞추어 춤을 추는 것에 불과할 것이다. 간호사들은 간호전문직을 대표하는 조직에 합류해야 한다. 하지만, 단지 회비만 낸다면, 그 목소리는 간호사들로부터 나온 것이 아니라 간호의 방향을 결정하는 사람들로부터 나온 것이다. 간호사들은 매우 효과적인 조직을 가지고 있으나, 그 구성원들이 조직화 과정, 즉 비즈니스 과정에 참여할 수 있는 분명한 기술을 필요로 한다.

4. 권한박탈(Disempowerment)에 대한 제언

간호에서는 권한박탈(disempowerment)이 가장 만연한 악습이라고 할 수 있는데, 권한박탈(disempowerment)이라 함은 능력과 권한을 빼앗는 것을 말한다. 간호사의 주요 불만사항은 자율성이 결여되었다는 것이다. 이에는 여러 가지 원인이 있고, 간호의 줄을 당기는 여러 가지의 꼭두각시 인형을 움직이는 사람들로 구성된 거미집과 같다. 어느 간호사도 이사회에 참여하지 못하였고, 다만, 모든 간호사들이 돌봄 서비스의 원인과 그 원인 내에서 그저 영리하게 일하는 것을 배울 뿐이다.

이렇듯 권한이 결여된 현상을 치유하려면, 간호사들이 산업 시대 간호 직업과 지식 시대의 간호전문직에 대한 새로운 기술, 새로운 패러다임, 그리고 새로운 사고방식을 익혀야 한다. 둘 다 필요하다. 모두 간호를 규정하고, 치유하고, 간호를 위기로부터 구해주는 데 필수적이다. 다른 사람의 처방약을 가지고 완전히 나은 사람을 본 적이 있는가? 간호사들은 고객들이 담배를 끊고, 체중을 줄이고, 운동을 시작하고, 건강을 되찾기 위해 다른 필요한 모든 것을 하기에 앞서 고객들이 회복하기를 원하고, 고객 스스로 자신들의 건강을 조절할 수 있어야 한다고 알고 있다. 전문직 역시 다르지 않다. 권한박탈(disempowerment)이라는 문제가 간호 위기의 중심부에 있다. 따라서 권한부여(empowerment)만이 간호 위기의 유일한 해결책이다.

권한부여(empowerment)라는 말은 간호 실무 범주 내에서 역량을 달성하는 것만을 이야기하는 것은 아니다. 권한부여(empowerment)란 역량의 범주에 근거해서 긍정적인 변화를 야기할 수 있는 능력에서 나온다. 모든 간호사들이 비즈니스의 기술, 지식과 과정을 배운다면, 이사회에서 보다 강화된 지위를 갖고, 의사결정에서 보다 분명한 목소리를 내고, 고객, 소비자, 환자, 혹은 레지던트의 옹호자로서, 보다 강력한 목소리를 낼 수 있다. 세계보건기구(WHO)의 2005년도 통계에 의하면, 전세계 14,465,439명의 간호사들이 있고, 그들은 매우 강력한 목소리를 낼 수 있는 잠재력이 있지만, 그 목소리를 제대로 표출하지 못했다. 전략계획수립의 원리를 이해한다면, 간호전문직의 권한을 강화시키는 출발점이 될 것이다. 비즈니스 기술과 지식은 간호사와 간호전문직에게 중요하고, 시의적절하며, 필수적이다. 우리는 그러한 계획이 필요하고, 계획이 어떻게 작용하는지 알 필요가 있고, 계획수립 과정에 참여해야 한다.

5. 간호학의 동인: 표준, 지침, 윤리

간호사들은 간호의 동인이 무엇인지 이해할 필요가 있다. 그러한 동인들은 자신의 일, 면허, 그리고 대개는, 간호사로서의 미래에 영향을 미치는 결정을 내린다. 간호 돌봄에 대한 관리는 간호의 영역이다. 의료 서비스 제공자의 영역은 의학적 관리이고, 물리치료사의 관리범위는 환자들을 다시 활동할 수 있게 하는 것이고, 호흡기 치료는 호흡 기능을 개선시키고, 간호사들은 돌봄 서비스를 제공한다. 꽤 간단해 보이지만, 다수의 다양한 이해관계가 있는 요리사들이 각자의 보건의료라는 파이의 조각을 차지하려고 보건의료라는 항아리를 휘젓고 있기에, 개별적인 전문직의 이해관계는 희석되었다. 의사결정과정에 참여하지 않은 전문 직종들은 귀찮은 일을 떠맡게 되었다. 장기 요양, 중환자실(ICU), 학교 및 직장 보건, 외상증후군 치료와 같은 다양한 간호 분야가 있고, 각각의 간호 하위 분야에는 각자의 고유한 동인이 있다.

플로렌스 나이팅게일(Florence Nightingale) 시대 이후, 간호는 싫은 일을 떠맡는 것과 같았다. 크림 전쟁 당시 봉사했던 39명의 간호사들을 누구도 원하지 않았다는 것을 당신은 알고 있었는가? 의사들이 일할 때 간호사들이 근처에 있는 것을 허락하지 않아서 간호사들은 밤에만 일할 수 밖에 없었다. "램프의 여인(Lady of the Lamp)"[2)]이라는 말은 여기에서 유래했다. 설상가상으로, 간호에 대해 통제권을 행사하는 다수의 규율 및 감독 기구가 있었다. 종종 당신이 어디로 가는지 모른다면, 누군가가 당신을 거기로 데려갈 것이다. 불운하게도, 이것이 간호사가 자율성이 없다는 생각이 들게 되는 주요 요인이다. 병원행정부서에서 간호부를 야생 거위 사냥으로 유도하고 있다는 듯이 느껴본 적이 있는가? 아마도 당신은 간호 서비스에서 길을 잃고, 돌봄의 과학과 이론에 정면으로 배치되는 어떤 패러다임으로부터 벗어나려는 간호부장을 알고 있을 것이다. 하지만, 당신은 그 흐름을 바꿀만한 힘을 가진 사람이 아니다. 받아들이기는 슬프지만, 간호 서비스의 핵심에조차 가까이 있지 못한 어떤 형태의 불안감에 사로잡힌 간호사들도 있으며, 이들은 처음에 그 전문직으로 이끌었던 가치와 비전을 잊은 간호사들이다.

6. 전문적이고 선진적인 훈련과 지적 능력을 요구하는 전문직

간호 보드(board)와 주(state)의 여러 기관들이 시험을 실시하고 간호 면허를 부여하는 일을 맡고 있다. 전미국 주(state)간호보드 위원회(National Council of State Boards of Nursing, NCSBN)는 각 주의 간호보드(board)에 조언을 해주고 등록간호사(Registered Nurses, RNs) 혹은 실무간호사(Practical Nurses, PNs)에 대한 미국간호사시험(National Council Licensure EXamination, NCLEX)을 개발한다. 미국간호사협회(ANA)는 각 주에 위치한 관련 기관을 통해서 간호 표준, 지침, 윤리를 배포함으로써 각 주의 간호보드(board)에 조언을 해준다. 전미간호연맹(NLN)은 간호교육 표준을 제정한다. ANA와 NLN 모두는 NCSBN과 각 주 간호보드(board)에 영향을 준다.

대부분의 모든 전문 간호분야에도 감독 기구가 존재한다. 전문분야 이외에도, 표준, 지침, 윤리를 규정하는 규제 및 자문기구를 가진 하위 전문분야가 존재한다. 실무간호사들은 전문 실무 일반분야에 대해 조직을 가지고 있으나, 전문실무간호사(Nurse Practitioner, NP[3)])와 상급전문간호사(Advanced Practitioner, AP)의 하위 전문분야

---

2) 역자주. F. Nightingale을 달리 부르는 말로 나이팅게일이 밤에 램프를 들고 병원을 돌아본 데서 유래.

3) 역자주. NP(nurse practitioner)는 국내에는 아직 도입되지 않은 것으로 '전문실무간호사'로 번역하기로 한

에 대한 조직도 있다. 예컨대, 미국전문실무간호사학회(American Academy of Nurse Practitioners, AANP)와 미국마취전문간호사협회(American Association of Nurse Anesthetists, AANA)이다. 단순한 온라인 검색으로도 105개의 간호 조직을 찾아낼 수 있다. 즉 특징적인 의제(agenda)를 가진 많은 간호 이해관계자들이 있다는 것이다. 아직 당신에게 명확하지 않다면, 이 점 하나만으로도 간호와 간호전문직이 공동의 조화로운 주장을 할 수 있는 중요한 비즈니스 기술을 숙지할 필요가 있다는 것을 잘 나타내 준다.

7. 간호는 과학이고 과학은 연구에 근거한다

간호학은 전문적인 과학이고, 그렇기에 간호학은 과학적인 논증과 원칙에 근거를 두어야 한다. 벤치마크, 증거기반 실무와 우수성은 미국공중보건 및 인력서비스부(DPHHS)와 그 산하 기구를 통한 지속적인 간호연구를 통해 이루어졌다. 질병통제 및 예방센터(Centers for Disease Control and Prevention, CDC), 간호연구국가연구소(National Institute of Nursing Research, NINR)와 건강한 국민 발의안(Healthy People Initiatives)이 자금 지원과 입법조치를 촉진시켰다. 연구는 학계로부터도 이루어졌는데, 이는 대학교수들이 연구업적을 발표하지 않으면 정년을 보장받을 수 없기 때문이다. 재단이나 연구 자금을 받아서 사설기관에서도 연구가 이루어졌다. 어떤 연구는 제약회사 같이 간호기관이 아닌 곳에서 이루어졌고, 어떤 연구는 물리치료 혹은 의학기관과 같은 보건의료 기관에서 이루어졌다.

간호학은 언제나 정적인 것이 아니다. 연구는 본질적으로 모두에게 최상의 일관적인 결과를 추구하는 것이다. 최소한, 모든 간호사들이 정기적으로 연구를 함으로써 자신의 전문적인 발전을 계획하는 것이 필요하다. 연구를 통해 모든 간호사에게 그들이 전문적으로 가려고 하는 분야와 그 전문직 내에서 자신들이 전략적으로 지위를 확보할 수 있다. 간호학에서의 변화는 침을 쏘아대는 화난 벌들의 무리와 같다. 당신도 추측했듯이, 바른 전략을 가지고 있으면, 간호사들은 지속되는 변화와 벤치마크와 최고의 실무라는 이동하는 표적에 쏘일 필요가 없다. 전략적인 계획을 세운다면, 개별 간호사와 간호전문직에게 새로운 길이 열릴 것이다.

다. 미국전문실무간호사학회(American Academy of Nurse Practitioners)에 따르면, 전문실무간호사(Nurse Practitioners, NPs)는 미국에서 50여년간 모든 연령 및 각계각층의 환자들에게 1차, 응급, 그리고 전문적인 보건의료 서비스를 제공하고 있다. 전문실무간호사는 환자를 사정(assess)하고, 진단적 검사를 지시하고 해석하며, 진단을 내리고, 처방을 포함한 환자 치료 계획을 관리한다(www.aapn.org).

8. 균열 – 21세기 간호의 도전과제: 분명하고 효과적인 해결책이 필요한 심각한 문제들

우리는 간호에 대한 도전과제에 대해 검토해보았다. 커다란 주홍글씨처럼 간호전문직은 '위기'를 맞고 있다. 미국의학연구소(Institute of Medicine, IOM)는 과학과 기술 분야에 대해서 정부에 자문을 해주도록 1863년도에 링컨 대통령에 의해 만들어진 국립학회(National Academics) 산하의 3개의 다른 기관들과는 자매지간이다. 정부기관은 아니지만, 미국의학연구소(IOM)는 미국공중보건 및 인력서비스부(DPHHS)와 다른 정부 이해관계자들의 지시를 받고 있으며, 그 연구 업적물들은 모든 보건의료계 이해관계자들에게 큰 영향을 준다. 1990년대 이래로, 미국의학연구소는 오늘날 보건의료 시스템과 보건의료의 괴리에 대한 고뇌, 즉 위기를 언급하는 다수의 문서를 출간하였다.

미국의학연구소(IOM)는 그 문제를 단순히 배열해 놓은 것이 아니라, 미국의학연구소의 출판물을 통해 그 도전과제에 대한 해결책을 제시하고 있다. 미국의학연구소의 문서들은 여러 전문직 종사자와 전문가들에 의해 편집된다. 연구의 모든 결과물과 제안된 해결책을 요약하는 것은 본서의 범위를 벗어나기에 관심있는 독자는 http://www.iom.edu/? id=7468에 방문하여 1970년 이후 출간된 미국의학연구소(IOM)의 연구 업적물을 살펴보라. 왜 간호에서 전략계획수립이 필요한지를 알게 될 것이다.

9. 간호에도 미국의학연구소(IOM)와 같은 분명한 비전이 있는가?

> *"우리 시대의 고충은 미래가 과거에 해왔던 것과는 다르다는 것이다."*
> – 폴 발레리, 1871–1945

21세기 보건의료에서 필요한 변화의 폭은 분명하다. 세계는 불과 20년 전에는 상상할 수 없었을 만큼 여러모로 연결되어 있고, 미래에는 더욱 그럴 것이다. 변화를 생각하고 변화를 계획하는 전략가들은 미국공중보건 및 인력서비스부(DPHHS), 미국의학연구소(IOM)와 간호연구국가연구소(NINR) 같은 곳에 있다.

지금은 대부분의 모든 보건의료 발의안들이 생물학 무기를 이용한 테러, 대량 파괴무기, SARS, 유행성 독감, 그리고 완벽한 항생물질이라고 생각했던 것에 대한 저항력을 지닌 미생물 등 2001년에 우리의 레이더에는 잡히지 않았던 개념들에 의해 영향을 받고 있다. 변화를 촉진하는 두뇌집단들이 있었지만, 너무도 자주 간호사들은 수동적으로 반응하는 위치에 있었을 뿐 이런 두뇌집단을 받아줄 만한 위치에 있지 못하였다. 간호사로서, 당신은 5년, 10년, 20년 후 당신과 간호라는 전문직에 대해 무엇을 전망하는가? 당신은 미국의학연구소(IOM), 미국공중보건 및 인력서비스부(DPHHS)와 간호연구국가연구소(NINR)의 전망을 알고 있는가?

미국공중보건 및 인력서비스부(DPHHS)는 우리에게 "건강한 국민 2010(Healthy People 2010)"을 통해 미국 전체 보건의료 체계에 대한 전략계획을 언급하는 훌륭한 정보를 요약해주고 있다. 이러한 정보는 http://www.healthypeople.gov에서 찾아볼 수 있다. 2008년 가을에 '도시와 카운티 보건공무원 전국연합회'(National Association of City and County Health Officials, NACCHO)는 '주(州)보건공무원협회'(Association of State and Territorial Health Officials, ASTHO)와 함께 전국적인 회의를 개최하였다. 그 회의의 주제는 "더 건강한 세계에서 가장 건강한 국가가 되자"였다. '의료의 질 균열을 극복하는 21세기를 향한 새로운 보건의료 체계(Crossing the Quality Chasm: A New Health System for the 21st Century)'라는 주제는 의료의 질에서의 균열를 메우는 근본적인 변화를 촉구하고 있고, 미국의 보건의료체계를 재설계할 것을 권고하고 있으며, 정책결정자, 보건의료 리더들, 임상의사들, 규제기관들, 의료 구매자들 그리고 기타 다른 관계자들에 대해 특정 방향에 대한 포괄적인 원칙을 제시하고 있다(IOM, 2001). 이러한 발의안에 어떻게 참여하는지 아는가? 당신은 참여할 수단이 있는가?

간호연구국가연구소(NINR)는 보건을 증진시키고, 질병을 예방하며, 삶의 질을 개선시키고, 건강 불균형을 제거하고, 삶을 마감하는 연구에 대한 방침을 설정하는 전략계획을 가지고 있다(관심있는 독자는 다음의 사이트를 방문하라. http://www.ninr.nih.gov/AboutNINR/NINRMissionandStrategicPlan). 당신은 이러한 전략의 부분으로서 당신을 어떻게 보는가? "일상적인" 간호사들이 어떻게 이러한 행동을 요하는 발의안에 동참하는가?

이것은 단순히 간호전문직 도처에 있는 전략계획수립의 샘플에 불과하다. 당신이 근무하고 있는 기관은 전략계획을 가지고 있다. 이사회에서 전략계획을 가지고 있고, 소유주나 주식보유자들도 전략계획을 가지고 있다. 그럼, 당신은 전략계획을 가지고 있는가? 당신은 전략계획에 관계된 팀에 어떻게 합류하는지 알고 있는가? 당신은 그 과정에 효과적이고 효율적으로 관여할 수 있는가? 대다수의 간호사들은 그럴 수 없다. 우리는 간호과학에 근거하지 않은 역량에 대해서 고려해보지 않았다. 간호가 권한박탈(disempowerment)이라는 멍에를 극복하려면 비즈니스의 패러다임과 비즈니스 거래의 중요한 도구를 이해할 줄 알아야 하며, 간호사들은 자신이 보건의료 비즈니스의 일원이라고 인식해야 한다.

우리는 간호에 영향을 미치는 동인과 지속적인 변화가 필요하다고 하였다. 우리는 궁극적인 동인과 변화매개자인 환자, 소비자, 혹은 레지던트에 대해 언급하지 않았다. 세계의 천오백만 간호사들은 전세계를 대상으로 돌봄 서비스라는 막중한 의무를 짊어지고 있다. 간호 서비스의 다양한 조건, 환경, 규제, 장애요인, 그리고 동인과 함께, 간호와 간호사들에게 권한을 부여할 수 있는 도구가 필요하다.

제2장은 보건의료 환경과 지식 근로자의 새로운 시대에 대해 살펴볼 것이다. 우리는 간호계의 미래를 예측하는 능력과 변화를 이루는 방법을 알게될 것이다.

복습 질문

1. 어떻게 테러리즘이 간호전문 직종에 영향과 변화를 주었는가?
2. 벤치마킹(benchmarking), 현황판(dashboard), 증거 기반(evidence-based), 그리고 역량(competency)의 차이를 기술하라.
3. "동인(driver)"이라는 것이 무엇을 뜻하는가?
4. 간호조직연대(NOA)가 간호사의 이직률을 억제하고자 2005년에 규정한 9가지 원칙들은 무엇인가?
5. 품질개선 운동(QII)과 우수성(excellence)간의 차이는 무엇인가?
6. 간호사와 과학적인 연구 간의 관계에 있어서 전략계획수립이 어떤 역할을 하는가?

참고문헌

American Nurses Credentialing Center (ANCC) (2009) Magnet Recognition Program®. Retrieved June 1, 2009, from http:// www.nursecredentialing.org/ Magnet.aspx

Biviano, M(2003, April 23) The nursing crisis: Improving job satisfaction and quality of care. *Agency for Healthcare Research and Quality, National Center for Health Workforce Analysis*. Retrieved April 6, 2009, from http:// www.ahrq.gov/ news/ ulp/ workforctel/ sess1/ bivianotxt.htm

Blakeman, J(June, 2002) Benchmarking: *Definitions and overview*. Retrieved April 6, 2009, from http:// www.uwm.edu/ Dept/ CUTS/ bench/ bm-desc.htm

Center for Nursing Advocacy(2008, January) *How many nurses are there? And other facts*. Retrieved April 5, 2009, from http:// www.nursingadvocacy.org/ faq/ rn_facts.html

Doiron, D., & Jones, G(2006) Nurses' retention and hospital characteristics in New South

Wales. *Economic Record*, 82(256), 11– 29.

Excellence(1995) In Oxford *Desk Dictionary American Edition*. New York: Oxford University Press.

Government Accounting Office (GAO) (2001, May 17) *Nursing workforce recruitment and retention of nurses and nurse aids is a growing concern*. Retrieved April 6, 2009, from http:// www.gao.gov/ new.items/ d01750t.pdf

Health Resources and Services Administration (HRSA) (2002, July) *Projected supply, demand, and shortages of registered nurses: 2000–2020*. Retrieved April 6, 2009, from http:// www.ahca.org/ research/ rnsupply_demand.pdf

Huff, C(1997, October 23) Job satisfaction: Why your job isn't a bowl of cherries. *Nurseweek/Healthweek*. Retrieved April 6, 2009, from http:// www.nurseweek.com/ features/ 97– 10/ jobsatis.html

Institute of Medicine (IOM) (2001) *Crossing the quality chasm: A new health system for the 21st century*. Washington, DC: National Academies Press.

National League for Nursing (NLN) (2005, May 9) *Position statements*. Retrieved April 6, 2009, from http:// www.nln.org/ aboutnln/ PositionStatements/ index.htm

National League for Nursing (NLN) (2008) *Mission and goals*. Retrieved April 6, 2009, from http:// www.nln.org/ aboutnln/ ourmission.htm

Runy, L. A(2005) Nurse retention. *Hospitals & Health Networks*. Retrieved April 6, 2009, from http:// www.hhnmag.com/ hhnmag_app/ jsp/ articledisplay.jsp? dcrpath = HHNMAG/ Article/ data/ 11NOV2008/ 0811HHN_FEA_ Gatefold& domain = HHNMAG

University-Wide Health Sciences Committee(2004) *Nursing education and the University of California*. Retrieved April 6, 2009, from http:// www.ucop.edu/ hss/ documents/ nursing.pdf

World Health Organization (WHO) (2005) *The nursing and midwifery programme at WHO*. Retrieved April 6, 2009, from http:// www.who.int/ hrh/ nursing_programme/ en

World Health Organization (WHO) (2006) *Working together for health: The World Report 2006*. Retrieved April 6, 2009, from http:// www.who.int/ whr/ 2006/ whr06_en.pdf

제2장

보건의료 환경: 진화하는 간호의 본거지

학습목표

1. 간호 돌봄 서비스에서의 경향(행위별 수가제, 역량 모델, 매그넷 지위)이 간호전문직에 어떤 영향을 미치는지 설명한다.
2. 산업 시대의 간호사와 지식 시대의 간호사의 관계를 설명한다.
3. 탈간호화(denursification)라는 용어를 규정하고 논의한다.
4. 보건의료에서 품질관리의 기원과 영향을 설명한다.
5. 간호의 미래에서 당신의 역할을 파악함으로써 전문직 목적의 중요성을 이해한다.
6. 미국의학연구소(IOM), 세계보건기구(WHO), 국제간호협의회(ICN)의 전략계획을 검토한다.
7. 미국과 전세계에서 간호사의 미래와 보건의료계에 대한 금융권의 영향을 검토한다.

산업화 시대는 비즈니스, 세계 경제, 작업환경의 여러 분야의 지평에서 사라지고 있다. 오늘날의 작업환경은 대다수의 사람들이 과거에는 상상도 못하던 방식으로 연결되어 있다. 이는 새로운 세계적 경계라고 명명되었다. 이렇게 변화하는 패러다임은 누가 작업을 어디에서 완성시키는 것뿐만 아니라 작업이 이루어지는 방식을 지속적으로 변화시키는 동인을 가지고 있다. 간호는 이러한 전세계적인 변화의 물결에 동참해야 하고, 그렇지 않다면 뒤처질 수 있다.

변화하는 보건의료 환경이 전략계획수립과 무슨 관계가 있는가? 돌봄 서비스 환경이 어떻게 변화해왔는지를 생각해 보라. 당신의 병원에는 투약실이 있는가? 컴퓨터에 기반한 약물처리 시스템은 있는가? 최초의 중환자실(Intensive Care Units, ICUs)은 1950년대에 나타났으나, 관상동맥중환자실(Coronary Care Units, CCUs)은 1960년대까지는 나타나지 않았다. 오늘날의 중환자실(ICUs)과 관상동맥중환자실(CCUs)은 1980년대의 것과는 전혀 다른 모습이고, 화상전문 치료센터는 오늘날 매우 전문화되어 있다. 격리실 외부에 놓여있던 다양한 색깔과 유형의 격리 용품들은 기억하는가? 야간 근무 간호사들은 더 이상 비누거품 관장용액을 만들지 않아도 된다. 간호 생태계인 보건의료 환경은 병동과 변기에서 이동식 병동과 휴대용 X-ray까지 급격하게 변화하였다.

21세기에 우리는 보건의료에서 더 많은 변화를 예상할 수 있다. 독립된 수술센터가 전에는 병원 내에서 이루어졌던 수술 서비스의 상당 부분을 대체했다는 점에서 이러한 변화는 이미 일어났다. 보건의료 부띠끄(boutiques)와 관리형 의료(concierge medicine: executive healthcare 혹은 platinum practices라고도 불리는 것으로 보건의료 수임료를 받고 특정 고객에 대해서만 의료 서비스를 제공하는 최상급 의료 서비스)는 부유한 지역에서 나타났다. 원격의료, 원격보건, 원격간호는 간호환경을 변화시키고 있다. 전자의료기록(Electric Medical Records, EMRs)과 문서양식의 변화는 어떠한가? 이런 것들이 모든 방에 연결된 컴퓨터 네트워크를 통해 간호환경을 바꾸었는가? 혹자는 전통적인 병원의 역할이 시야에서 사라지고 새롭게 설계된 지역공동체 기반 돌봄 서비스로 대체될 것이라고 예상하기도 한다.

대다수의 보건의료 비용이 급성환자 진료에 지출되면서, 보험회사와 같은 보건의료 비용을 지불하는 조직들은 급성환자 진료에 대한 지급액 지출을 줄이거나 억제할 필요가 있다(질병 예방과 건강 증진 노력이 보건의료 지급액 중에 가장 적었다). 2007년에, 미국은 보건의료에 2조 2천 6백억 달러를 지출할 것으로 예측되었으며, 이는 1인당 7,439 달러이며, 이는 매년 6.7%씩 증가할 것으로 예상되었다. 이는 경제 전반적인 성장률(4.9%)과 인플레이션률(2.4%)보다도 높은 수치이다(Centers for Medicare & Medicaid Services CMS[1], 2008). 미국인은 1인당 의료비를 다른 어느 나라보다 더 많이 지출하고 있으며, 의료비 지출은 국내총생산(GDP)의 가장 큰 비중(16%)을 차지하고 있다(CMS, 2008). 2006년 현재 보건의료 산업은 미국 내 가장 큰 산업으로서, 1천 4백만 명 이상이 일하고 있으며, 이 중 2백 5십만 명은 등록간호사(Registered Nurse, RN)이고, 병원 근로자들 중 59%가 등록간호사이다. 미국노동부 통계에 따르면, 보건의료직은 미국 내 빠르게 성장하는 20개의 직종 중에서 7번째이다(Bureau of Labor Statistics, BLS,

1) 역자주. Medicare는 미국에서 65세 이상 노인들에 대한 국가 건강보험이고, Medicaid는 미국의 저소득층 대상 국가 건강보험이기에 CMS(Centers for Medicare & Medicaid Services)를 '미국 노인 및 저소득층 국가 건강보험 센터'로 번역할 수 있으나, 본서에서는 원어 CMS로 쓰기로 한다.

2008a). 2006년에서 2016년까지 보건의료 산업은 지속적으로 신규 일자리를 창출하는 면허실무간호사(Licensed Practical Nurse, LPN)를 포함한 간호직 등 3백만 개의 일자리를 창출할 것으로 보인다. 미국노동통계국(BLS)에 의하면, 필요한 신규 등록간호사(RN)의 수요는 587,000명(23% 증가), 면허실무간호사(LPN)의 수요는 105,000명(14% 증가; BLS 2008b)으로 증가할 것으로 예측된다. 미국 내 등록간호사와 면허실무간호사에 대한 수요 증가율은 다른 어느 분야보다도 빠르다(BLS, 2008c).

당신은 국토안전부(Department of Homeland Security, DHS)와 연방긴급사태관리청(Federal Emergency Management Agency, FEMA)이 10년 전에는 무엇이었는지 알고 있는가? 당신은 항생제에 내성이 있는 미생물 변종이 간호 실무를 어떻게 변화시켰는지 보았는가? 최근까지도 바이오테러리즘(bioterrorism)이란 단어는 철자 검색기가 인식하는 단어가 아니었다. 세계화라는 단어는 경제학과 세계은행 같은 금융 혹은 정치적인 조직체의 영역으로 여겨져 왔다.

이것은 세계적인 보건의료 환경에서 단지 빙산의 일각이다. 간호 환경은 변해왔고, 향후에도 변화할 것이다. 모든 비즈니스에서 발생하는 하나의 보편적인 변화는 산업 시대에서 지식 시대로의 이동이다. 21세기의 비즈니스, 세계 경제, 그리고 작업 환경 등 다양한 방면에서 산업 시대로부터의 이동은 새로운 가능성을 창조하였다. 이러한 영향을 이해해야 변화를 이끌 수 있고, 전략계획수립을 통해 21세기 보건의료 환경에 참여하고 효과적이고 긍정적인 변화를 유도할 수 있다.

1. 새로운 시대의 지식 근로자

모든 전문분야는 정보화 시대와 지식 근로자 시대를 인식하고, 이에 맞게 진화하였다. 간호는 자동차 산업과 마찬가지로 기술 위주 산업화 시대에서 성장해 왔다. 엔지니어, 의사, 현장관리자는 필요와 계획에 근거하여 결정하고, 단순기능 근로자는 조립공정 혹은 요양 계획을 수행하는 작업을 할 것이다. 산업 시대의 근로자들은 대체로 전체 계획을 알지 못했다. 즉 그저 B라는 고정 나사에 A라는 볼트를 조이든지, 혹은 B라는 환자에게 A관장제를 투여한다든지 하는 과업만을 수행하였다.

기술, 과학, 문화에 대한 기대가 매우 빠른 속도로 변화하면서 간호는 한 발은 산업 시대에, 다른 한발은 지식 시대에 둔, 그야말로 두 가지 시스템, 두 가지 문화, 두 가지 패러다임에 걸쳐 있다. 간호 이해관계자들은 잠재적으로 단절되어 있는 소용돌이 속에 있다. 두 가지의 필요, 체계, 문화를 받아들이는 대신에, 간호전문직은 기운이 빠지고 일관성이 없었고, 이에 따라 전문직 간의 경쟁, 질시, 엘리트주의를 초래했으며, 급기야는 "고

참이 어린 신참을 희생(eat its young[2])"시키는 직종으로 알려지게 되었다. 이는 간호 돌봄을 수행하는 전문직의 인성으로서 얼마나 이율배반적인가!

지식 근로자(knowledge worker)와 산업 근로자(industry worker)의 차이는 무엇인가? 양자 모두 교육도 받았고, 기술이 있어야 하며, 역량을 갖추고 있어야 한다. 물론 그 단어들 간의 차이가 상급전문간호사(Advanced Practitioner, AP)이냐, 등록간호사(Registered Nurse, RN)이냐, 면허실무간호사(Licensed Practiacl Nurse, LPN)이냐를 구분하는 말이긴 하지만, 지식 근로자와 산업 근로자의 차이는 전문적(professional)이냐, 준전문적(paraprofessional)이냐, 직능적(vocational)이냐에 있는 것이 아니다. "간호"라고 하는 전문직에 직능(vocational) 대 전문성(professional)의 딱지를 붙이는 것은 전문적인 간호 계층 간의 오해와 긴장을 야기하는 주된 요인이었다.

2005년판 옥스포드 사전에는 전문적인(professional)에 대한 정의가 "특정 전문직(profession)의, 전문직에 속한, 전문직에 연관된; 숙련된; 전문적인 행위에 가치있는; 혹은 사람이 주된 보수를 받는 직업으로서 세부적인 활동에 관계되는"이라고 되어 있다. 전문직(profession)이란 단어는 옥스포드 사전에서 "전문적이고, 고등 교육훈련을 요하는 직군(work requiring specialized advanced training)"이라고 되어 있다. 이러한 개념정의는 면허실무간호사(LPN)로부터, 상급전문간호사(AP)까지에 이르는 모든 단계의 간호를 포함한다. 2005년에 미국간호사협회(ANA)는 전문간호(professional nursing)라는 개념정의를 만들었는데, 이는 "건강을 촉진시키고, 보호하며, 최적의 수준을 유지하도록 하는 것; 질병과 부상을 예방하는 것; 인체 반응을 진단하고 처방함으로써 고통을 경감시켜주는 것; 그리고 환자 개인, 환자 가족, 공동체, 그리고 전체 사람들의 돌봄 서비스를 옹호하는 것"이다(ANA, 2005).

간호의 계층별 차이를 규명하기 위한 최선의 방법은 "그 산업"에서 "기술에 근거한 단순 기능노동" 수준에 숙련된 간호사들과 "지식 근로자" 수준으로 숙련된 간호사들에 대한 전문적인 필요성에 대해 살펴보는 것이라고 제안한다. 한편으로 간호사는 고등 훈련과 교육을 요하는 직접적인 기능에 근거한 돌봄 서비스를 제공하기도 하고, 다른 편에서 간호사들은 지적인 노력에 근거한 전문성을 추구하며, 보다 앞선 교육 훈련을 받아야 한다. 면허실무간호사(LPN)으로부터 상급전문간호사(AP)의 모든 간호사들은 전문적인 자기계발을 해야 한다. 간호사들이 주로 산업 근로자로 일하든, 지식 근로자로 일하든, 지

2) 역자주. "eat its young"이란 간호계에서 고참이 신참을 잘 대해주지 않아서 신규 간호사들의 이직이 일어나는 현상을 말한다. 자세한 내용은 Fredrick Hippeli, *Nursing: Does It Still Eat Its Young, or Have We Progressed Beyond This?* Nursing Forum, 44(3) 2009 참조.

속적이고 전 생애에 걸친 학습이 간호에 중요하다. 모든 간호사들은 인간의 반응을 진단하는 것을 기초로 하여 돌봄 서비스를 제공한다.

모든 간호사들은 모든 계층에 있어서 전문가들이어야 한다. 즉 그 차이는 "전문적(professional)"이냐 "직능적(vocational)"(옥스포드 사전에 정의된 것처럼 직능(trade), 혹은 숙련된 기교(skilled craft))이냐에 있지 않다. 간호는 모든 계층 수준에서 돌봄 서비스이다. 상급전문간호사(AP)는 면허실무간호사(LPN)와 동일한 기능과 지식 수준으로 유치도뇨관을 삽입한다. 의료처치 원리는 간호계층에 따라 다르지 않다. 치료적 의사소통은 치료적 의사소통이다. 그 연속선상에서 주로 누가 산업 근로자처럼 단순 기능 노동을 하는 것부터 지식 근로자처럼 주로 지적인 노력에 관여하느냐가 구별되는 것이다. 기능 근로자이거나 지식 근로자 수준이든 모든 계층의 간호사들이 간호라고 규정된 전문직의 핵심이다.

간호에는 다양한 방식이 있다. 산업 근로자 혹은 지식 근로자에 관계없이 계속 학습과 책임감은 보편적이다. 보건의료계는 산업 근로자를 필요로 한다. 2006년에 주(state)에서 인가받은 1500개 이상의 실무간호 프로그램이 운영되고 있고, 면허실무간호사(LPN)의 26%(194,740명)가 병원에 근무한다(BLS, 2008a). 동시에 보건의료계는 지식 근로자의 비율이 높아질 것을 요구한다. 각 분야에서 어떻게 비즈니스가 이루어지는지 패러다임의 변화는 분명하다. 원격 보건의료(tele-health)의 출현으로 인해 간호 돌봄은 지식에 기반을 둔 서비스를 지향해야 한다.

오늘날은 간호는 산업 시대와 지식 시대라는 두 가지 시스템, 두 가지 문화, 두 가지 패러다임으로 구성되어 있다. 우리는 둘 다 필요하다. 현재 간호에 필요한 것은 산업 근로자로서의 가치와 필요성을 배제하거나 비하하지 않으면서, 더 많은 지식, 활력, 그리고 주도권을 행사할 수 있는 새로운 변화와 동인들을 포용하는 것이다. 전략계획수립을 통해 이러한 주요 기능과 독특한 실무 범위를 규정하고, 산업 근로자와 지식 근로자를 포괄하는 과정을 촉진하고, 현재와 미래의 간호의 사명, 목적, 목표를 명확히 할 수 있다.

2. 국민간호사, 행위별 수가제, 매그넷 지위

오리건 주 포틀랜드 소재 포틀랜드 지역 전문대학의 간호교육자인 테리 밀즈(Teri Mills)는 2005년 5월 뉴욕타임즈 신문에 '의무감(Surgeon General)'이 아니라 '국민간호사(National Nurse)'를 제안했다. 그 신문 기사는 파문을 일으켰으며, 2006년 3월에 미국하원에서 HR 4903법안을 입안하는 데 중요한 역할을 하였다. 국민간호사의 목적은 다음과 같다.

- 간호전문직과 일반 대중들이 인식할 수 있도록 미국공중보건서비스(United States Public Health Service, USPHS)에 최고 간호책임자(Chief Nurse Officer, CNO)를 승격시키고, 권한을 강화함으로써 상징적으로 전국적인 리더십을 구축한다.
- 미국 의무감(Surgeon General)의 업무를 보완한다.
- 지역 공동체의 보건과 안전을 향상시키기 위해 의료예비군(Medical Reserve Corps[3])이 보다 더 관여할 수 있도록 한다.
- 보다 나은 예방을 위해서 증거에 기반한 공중보건 교육을 실시한다(Mills, 2007).

본 법안은 2006년 3월 17일에 보건소위원회에 이송되었다. 지역 전문대학의 한 간호교육자로 인해 전국적인 사무소에 대한 우리의 사고방식에 중요한 변화를 가져왔다. 다른 간호교육자로부터의 어떠한 효과적인 전략계획과 실행이 그러한 원인에 도움을 주었는지 상상해보라. 강력하고 긍정적인 힘이 우리의 사고방식에 충격을 주었다.

2-1 행위별 수가제도(Pay for Performance)

당신은 역량(competency)에 근거하여 평가받은 적이 있는가? 당신은 역량이 측정가능하고, 명확하며, 현실적이라고 느끼는가? 당신은 역량에 대한 기준을 개발했는가? 없다면, 누가 했는가? 역량 모델에 근거해서 어떤 사람을 평가한 적이 있는가? 기능에 근거한 역량은 측정하기 쉬운데, 이는 피평가자가 새로운 약물주입 펌프를 효과적이고 효율적으로 잘 작동시키느냐 아니냐에 따라 평가가 이루어지기 때문이다. 당신은 다양한 환자들과 효과적으로 일하느냐 혹은 공감대를 형성하고 유지하느냐와 같은 주관적인 역량에 근거해서 평가받은 적이 있는가? 당신이 어느 사람을 주관적인 변수로써 평가할 때 어떤가? 중요한 질문이 많을 것이다. 우리는 역량에 기반하여 보수를 받는데, 이를 "행위별 수가제(pay for performance)"라고 한다.

역량 모델(competency model)은 1960년대 하버드 대학 심리학 교수인 데이비드 맥클랜드(David McClelland)에 의해 만들어졌다. "최고 성취자(top performers)"와 표준 이하의 성과를 낸 사람들 간의 차이를 쉽게 인식할 수 있도록 하는 것이었다. 이러한 방식이 수용되는 데 시간이 걸렸으며, 역량 기반 평가는 1990년대에 되어서야 각광을 받았다. 이미 몇몇 분야에서는 역량에 따른 보수체계를 채택하였다.

---

3) 역자주. 미국에서 지역사회 보건을 증진시키고자 하는 자원봉사자들의 전국적 단체.

간호분야에서도 보건 리더십, 간호 리더십, 다양성 역량 모델, 테네시 역량 모델, 미국 신장전문 간호사협회 역량 모델, 애리조나 간호보드 역량 모델 등 다수의 역량 모델이 있다. 더욱이 미국간호사협회는 일반적인 역량을 결정하는 9가지의 실무 표준을 설정했다. 돌봄의 동인들과 함께 간호 전문직을 수행하는 다양한 실무여건하에서, 다양한 "역량"들이 존재하고 진화하고 있다.

미국간호사협회가 발간하는 American Nursing Today의 2008년 5월호에서, 미국간호사협회 회장인 레베카 패튼(Rebecca Patton)은 소비자 보고서의 가치에 대해서 언급했다. 그녀는 보건의료 서비스를 구매하는 것을 새로운 자동차를 구매하는 것에 비교했다. 즉 누구도 안전에 대한 기록이나 평가를 검토하지 않고는 차를 사지 않을 것이다. 패튼(Patton) 회장은 의료비 청구에 대해 단순히 소극적으로 지급하는 기관에서 돌봄 서비스를 적극적으로 구매하는 기관으로 메디케어(Medicare)를 변환시키면서 질향상운동을 주도하는 것이 CMS의 목표라고 인용했다(ANA, 2008).

메디케어(Medicare)를 받을 수 있는 사람들의 돌봄 서비스에 대한 가장 큰 지급자로서, CMS는 보건의료 서비스에 대한 지불방식 추세를 정한다. 행위별 수가제는 의료서비스 향상을 권장하는 CMS 시책 중 하나이다. CMS는 의료 서비스 향상을 위해서 다양한 행위별 수가제를 개발하고 실시하고 있다. 2007년에는 '2005년 적자감축법안(Deficit Reduction Act of 2005)'의 일부로서 CMS는 "지불이 불가한 경우" 혹은 "향후에는 지불하지 않을 예정인 예방 가능한 경우"를 규정하였다(표 2-1).

표 2-1 CMS 2005년 적자감축법안(Deficit Reduction Act of 2005) – 예방 가능한 사안들

- 수술 후 남아있는 물건
- 예방할 수 있는 심각한 사안 – 공기 색전증
- 예방할 수 있는 심각한 사안 – 혈액 부적합
- 도뇨관 관련 요로 감염증
- 압박궤양(욕창궤양)
- 혈관 도관관련 감염
- 수술부위 감염 – 관상동맥 우회이식술 이후 종격염
- 병원에서의 부상 – 골절, 탈구, 두개골 내부 손상, 압궤 손상, 화상, 그리고 기타 다른 원인들로 인한 부상

자료출처: UAB Health System, 2007. 당신은 위의 어느 경우에 대해 알고 있는가? 간호계에 영향을 주는 CMS의 "행위별수가제 품질개선 발의안(P4P Quality Initiative)"에 대해 관심있는 독자는 다음 웹사이트를 참고하라. http://www.cms.hhs.gov/apps/media/press/release.asp?counter=1343

간호 서비스가 역량으로만 평가되어야 하는가? 그 문제는 아직 결정나지 않았지만, 수가계산을 위한 어떤 방식의 역량평가 모델로 가는 듯하다. 인증기관에서는 이미 역량 기반 평가 모델을 도입하였다. 역량 측정이 공동위원회(Joint Commission)의 필수 사항이다.

전략계획수립에는 자원활용에 대한 지속적인 평가처럼 자원관리가 필수적이다. 가장 비용이 많이 들고, 관리하기 힘든 것이 인적 자원이다. 간호가 위기라고 한 것을 상기해 보라. 기능과 지식 수준과 능력만이 표준과 비교하여 측정될 수 있다. 보편적으로 이해할 수 있는 측정 기준을 만들기 위해서는 그러한 표준들이 역량으로 표현되어야 한다.

이론적으로는 모든 기관들이 독특한 역량을 만들 수 있다. 비간호인들이 간호에 대해서 좌지우지하는 것은 바람직하지 않다. 예컨대, 간호에 대해서 어떻게 측정하는지에 대해서 관리부서에서 결정해서는 안 되고 간호부에서 해야 한다. 간호 내부에서 전략계획을 세워야 역량 모델에 대해서 간호부서가 힘을 가질 수 있다.

1998년에 샌프란시스코 대학 산하 퓨 보건의료전문직 위원회(Pew Health Professional Commission)는 21세기 보건의료 근로자들의 21가지 역량을 설정하였다(표 2-2).

> "새로운 세기의 보건전문 실무 재창조(Recreating Health Professional Practice for a New Century)"라는 보고서를 보려면 다음의 사이트를 참조하라. http://www.futurehealth.ucsf.edu/Content/29/1998-12_Recreating_Health_Professional_Practice_for_a_New_Century_The_Fourth_Report_of_the_Pew_Health_Professions_Commission.pdf. 이것은 보건의료 분야에서 일반적인 역량이고, 간호역량 모델에도 포함되어 있다.

미국간호사협회는 지속적으로 전문적 간호역량 과정을 개발하였다(Whittaker, Smolneski, & Carson, 2000). 인터넷 잡지인 'Issues in Nursing'에서 캐리 렌버그(Carrie Lenburg)는 "최근에 보건의료와 다른 분야에서의 사회 지도자들, 정책 입안자들, 게이트 키퍼들(gate keepers), 이해관계자들이 일반 대중들의 이익과 글로벌 경쟁에 있어서 역량 문제에 대해 토론하는 것에 보다 많은 관심을 가지고 있고, 토론할 준비가 되어 있다"고 하였다. 역량 모델은 계속 존재해야 하고, 간호사들은 실무 동인으로서 역량 모델에 적극적으로 관여해야 한다.

2001년 '간호전문직 지도자에 대한 요청(Call to the Nursing Profession Summit)'에서 60개의 전국적 간호조직의 리더들이 '미래 간호학의 의제'라는 자세한 전략계획을

표 2-2 퓨 보건의료전문직 위원회가 설정한 보건의료인의 역량

1. 사회적인 책임과 서비스에 대한 개인적 윤리를 포함한다.
2. 모든 전문적인 행위에 대해 윤리적인 행위가 무엇인지 예시한다.
3. 증거에 기반한, 능숙한 임상 돌봄 서비스를 제공한다.
4. 임상 돌봄 서비스에 있어서 건강에 대한 다양한 결정요인을 포함한다.
5. 새로운 과학 지식을 적용한다.
6. 비판적인 사고와 문제해결 기술을 보여준다.
7. 일차진료(primary care)의 역할을 이해한다.
8. 예방 보건 서비스를 엄격하게 실시한다.
9. 인구에 기반한 돌봄 서비스(population-based care)를 실무에 적용한다.
10. 보건의료 서비스가 제대로 이루어지지 못한 사람들에 대해 보건의료 접근성을 높인다.
11. 개인과 가족들과 함께 관계 중심 돌봄 서비스를 실시한다.
12. 다양한 사회에 문화적 측면을 고려한 돌봄 서비스를 시행한다.
13. 보건의료 결정에 있어서 지역사회 공동체와 동반자 관계를 이룬다.
14. 정보통신 기술을 효과적이고 적절하게 사용한다.
15. 다양한 전문분야의 사람들과 팀을 이루어 일한다.
16. 개인적, 전문적, 시스템적 그리고 사회적 필요를 조화시킨 돌봄 서비스를 제공한다.
17. 리더십을 기른다.
18. 모든 수준에서 돌봄 서비스와 보건의료 결과물에 대해 책임을 진다.
19. 보건의료 시스템의 지속적인 개선작업에 기여한다.
20. 일반 대중의 건강을 증진시키고 보호하는 공공정책을 옹호한다.
21. 지속적으로 학습하고, 다른 사람들이 학습하도록 돕는다.

자료출처: http:// www.futurehealth.ucsf.edu/pewcomm/competen.html

세웠다(Nursing World, 2002). 그들은 2010년에 간호의 비전을 만들었고, 그 문서는 10개의 분야로 이루어졌다. 리더십과 계획, 경제적 가치, 전달체계/전달 모델, 작업환경, 입법/규제/정책, 홍보 및 의사소통, 전문적 간호문화, 교육, 채용 및 유지 그리고 문화적 다양성이다. 이 전략계획은 다수의 간호 조직들에 전달되었다. 당신은 그 전략계획이 무엇을 말하고 있고, 2010년의 비전에 관련하여 간호가 어디에 있는지 알고 있는가?

> 전략계획을 보려면 다음의 링크를 참조하세요.
> http://www.nursingworld.org/MainMenuCategories/HealthcareandPolicyIssues/Reports/AgendafortheFuture.aspx

돌봄 서비스의 균열(chasm)과 간호의 위기에 대한 부분적인 해결책이 역량 모델인 행위별 수가제를 통해 이루어질 수 있다고 미국 보건의료계에서 논의되고 있다. 그러한 작업의 범위가 매우 복잡하기에 간호계가 그러한 대화의 선두에 서야 한다. 전략계획수립에 대한 지식을 갖추어야 그러한 논의와 의사결정 과정에 참여할 수 있다. 간호계는 최상의 돌봄의 기준이 서비스 품질이라고 알고 있다. 하지만, 간호계는 그러한 품질에 대한 장애요인을 극복하는 방법을 알고 있지 못했다.

> 권한부여(empowerment)란 실무 범위 내에서 단순히 역량을 달성하는 것이 아니라, 역량의 범위 내에서 긍정적인 변화를 야기할 수 있는 능력으로부터 시작됨을 기억하라. 간호사들이 의사결정 과정에 깊이 관여하지 않는다면 간호는 변방에만 머물고 말 것이다.

2-2 매그넷 지위(Magnet Status)

당신은 마치 자석과도 같이 당신의 병원에 끌리는가? 작업환경, 품질지표, 간호 리더십이 훌륭해서 바로 여기가 가장 일하기 좋은 장소인가? 매그넷 지위(Magnet Status)란 "간호사들이 가장 일하고 싶어하는 병원"을 정하는 일련의 기준을 말한다. 1983년에 미국간호학회(Americal Academy of Nursing, AAN)에서 수행한 연구를 통해 "14가지 자력주의 세력(14 forces of magnetism)"이 도출되었다. 이 기준을 통해 "전문적인" 간호사들이 일하고 싶어하도록 하는 정도에 따라 매그넷 지위가 부여된다.

매그넷 지위 인증 개발 다음 단계는 미국간호사협회(ANA)를 통해서 1990년에 미국간호사인증센터(American Nurses Credentialing Center, ANCC)가 설립되었을 때였다. 미국간호인증센터의 기념비적인 사업은 1983년도 미국간호학회의 연구결과에 근거한 "탁월한 간호 서비스에 대한 매그넷 병원 인정 프로그램(Magnet Hospital Recognition Program for Excellence in Nursing)" 개발이었다. 1997년에 프로그램 이름이 "매그넷 간호 서비스 인정 프로그램(Magnet Nursing Services Recognition Program)"으로 변경되었다. 그 프로그램은 "미국간호사협회의 간호행정 실무의 표준 및 절차(ANA's Scope and Standards of Practice for Nursing Administrators)"에 기반을 두었다. 2007년에 본 표준에 대한 수정안(2차 수정안)이 공개되었다. 이러한 인증이 '매그넷 지위(Magnet Status)'라고 한다.

그럼, 이러한 변화가 당신, 당신의 학생들, 동료들, 부하직원들 그리고 간호 전문직

(profession) 전체의 실무에 어떠한 영향을 줄 것인가? 이러한 운동이 간호의 미래에 어떠한 의미를 지니는가? 매그넷 병원의 특징은 그 병원이 "전문(professional)" 간호사들에게 인기가 있다는 것이다. 그렇다면 "비전문(nonprofessional)" 간호사들은 다른 곳에서 일한단 말인가? 자력주의(magnetism)라는 말은 찬란하고 멋지다. 하지만, 과연 간호사들이 일하는 모든 곳에서 간호인증센터(ANCC)의 기준이 잘 들어맞는가? 만약 어느 보건의료 기관이 매그넷 지위를 충족시키지 못한다면, 이는 거기서 일하는 간호사들이 매그넷 지정 병원에서 일하는 간호사들보다 못한 간호사들이란 말인가? 어느 간호사가 우수한 기관에서 일해야 하고, 어느 간호사가 우수하지 못한 기관에서 일해야 하는가?

매그넷 지위 인증 과정은 대부분의 장기요양기관, 개인병원, 공중 보건 및 지역공동체, 학교, 중소병원에서 일하는 간호사들, 심지어는 목회 간호사들까지도 배제하고 있다. 업계 현실적으로 경제적으로 가장 부유한 의료기관들을 제외하고는 매그넷 지위를 얻을 수 없다.

이제, 간호사들에게 인기가 있고, 간호사들이 이탈하지 않고 잘 근무하도록 하는 데 가장 큰 도전과제에 직면해있는 보건의료에 대해 매그넷 모델을 개념화하는 전략계획을 상상해 보자. 장기요양 시설에 일하는 간호사들보다 어느 누가 더 과로로 인한 불만, 높은 이직률, 그리고 간호 서비스 품질의 균열에 대해 더 많이 이해하고 있는가? 하지만, 인구통계학적 변화와 추세에 따라 노인간호 분야가 매우 중요하며, 이는 위기이다. 오늘날 자력주의(magnetism)는 이미 특혜를 받고 있는 보건의료 기관들에게 유리하다. 따라서, 건전한 전략계획은 모든 실무환경을 포함할 수 있도록 비전을 넓혀야 한다.

> 매그넷 지위에 대한 자료는 다음의 링크를 참조하라.
> http:// www.nursecredentialing.org

3. 새로운 세계적인 경계: 새로운 탐색을 할 것인가, 현실에 안주할 것인가?

30여 년 전만 하더라도 간호사들은 흰 옷을 입었다. 대체로 하얀 드레스, 하얀 양말에, 줄무늬가 새겨진 모자를 썼고, 자랑스럽게 자신이 졸업한 학교의 핀을 달았다. 몇몇 간호사들은 아직도 붉은색 라이닝이 들어간 청색 망토를 입는다. 풀먹인 모자에, 드레스는 무릎까지 내려오고, 긴 소매에 하이칼라 복장이다. 신발을 매일 닦는지 손톱이 짧은지 긴지 여부와 위생상태를 검사했다. 졸업식에는 나이팅게일 선서, 촛불 점화, 램프의 여인(Lady of the Lamp)이라는 것을 형상화하기 위해 한 세대에서 다른 세대로 불꽃을 전달하는 의식이 포함되었다. 명예와 특권을 상징하듯 거창한 의식은 그야말로 장관이었다.

하지만, 간호계는 과거 30년간 언젠가부터 그 정체성을 확인하는 의식이 없어졌고, 그 문화 역시 다소 모호해졌다. 당시에는 간호계가 젊은 전문직이었고, 전문직이 성장하고, 성숙하고, 변화함에 따라 고통이 따른다.

간호사들이 동료들, 규제 당국, 그리고 시대의 조류에 따른 최신 유행을 따르지 않는 것은 놀랄 일이 아니다. 새로운 학습, 증거에 기반한 돌봄 서비스와 최상의 실무는 대단한 것이지만, 다수의 새로운 이론들, 관리스타일, 그리고 행정과 새로운 유행 기법들이 피곤하게 한다.

우리가 목격하고 있는 것은 글로벌 동인의 불협화음에서 간호의 정체성이 없어진다는 것이다. 이러한 간호계의 정체성 상실은 '램프의 여인' 그리고 간호사란 무엇인가로 요약되는 가치와 비전으로부터 이탈이다. 수잔 고든(Susan Gordon)은 '간호계의 위기: 보건의료계의 원가절감, 미디어에 비친 정형화된 이미지, 의료계의 자만심이 어떻게 간호사들의 위상을 추락시켰고 환자 간호의 질을 저하시켰는가' (2005)라는 그녀의 책[4)]에서 선진국의 탈간호화(denursification)에 대해 언급하였다.

탈간호화란 심각한 위기를 반영한다. 우리가 간호사로서 최선을 다하면서, 변화, 성장, 성숙, 그리고 보건의료 금융이라는 변화의 원인에 어떻게 대응하는가? 전략계획수립은 분명한 가치로부터 시작하고 분명한 비전을 실행하는 것에서 시작해야 한다. 탈간호화는 모호한 사고와 불분명한 비전의 결과이다.

탈간호화는 보편적으로 존재하지만, 간호계가 완전히 길을 잃은 것은 아니다. 물론 많은 변화의 동인이 존재하고, 간호계가 위기에 처해있다. 우리는 탈간호화를 느끼고, 간호의 핵심 가치와 비전으로부터 벗어났다. 몰려오는 환자, 부족한 간호인력, 빡빡한 예산과 복잡한 돌봄의 패러다임이 오늘날의 일상이다.

비즈니스는 간호계가 본 궤도를 벗어나게 하는 데 일조했지만, 다시 본 궤도로 돌아오게 할 수 있다. 우리가 풀먹인 흰 옷을 입은 천사로 돌아갈 수는 없지만, 우리는 간호의 정체성을 재정립하고, 비즈니스 조직의 의례처럼 명석하고, 책임감 있고, 조직적으로 건전하고 의미있는 21세기의 새로운 문화적 예식을 규정하고 창조할 수 있다.

---

4) 역자주. Susan Gordon, "Nursing against the Odds: How Health Care Cost Cutting, Media Stereotypes, and Medical Hubris Undermine Nurses and Patient Care" ILR Press (2005)

3-1 새로운 세계적인 경계

만약 간호계가 그 정체성을 잃었다면, 세계 보건의료계에서 그 역할을 어떻게 명확히 할 수 있는가? 비즈니스에서 정의된 새로운 세계적 경계라는 단어는 복잡한 세계 경제와 모든 자원으로 정의된다. 보건의료계는 글로벌한 요인에 영향을 받는다. 글로벌 경제에서 간호계가 정확히 어디에 전략적으로 적합한가? 보건의료계에서 과연 간호계는 어떤 위치인가? 별 볼일 없는 참여자인가, 중요 참여자인가, 의사결정자인가, 변화매개자인가, 리더인가, 관리자인가, 추종자인가, 아니면 최고경영자인가?

다음의 질문에 답하라.

- 21세기 세계적인 경계에서 간호계의 역할이 무엇이라고 생각하는가?
- 간호사로서 당신의 목적을 생각해보았는가?
- 자신을 어떻게 생각하는가? 별 볼일 없는 참여자, 중요한 참여자, 의사결정자, 변화매개자, 관리자, 추종자, 최고경영자 혹은 그밖에 다른 무엇?

위의 질문에 답하라. 분명한 목적을 가지고 시작해야 한다. 간호계의 정체성은 다소 모호해졌다. 우리는 명백한 산업 근로자도 아니고, 완전한 지식 근로자도 아니다. 간호계층 간에 영역 다툼이 있기에, 우리 모두 모든 계층의 간호가 필요하지만, 왜 각각이 여기에 있는지 분명히 해둘 필요가 있다. 만약 간호계가 보건의료의 중요한 구성원이라면 모든 간호사들이 돌봄 서비스의 의미와 의도에 대해서 분명한 확신이 있어야 한다.

예를 들면, 미셸의 사명 선언문(mission statement)은 다음과 같다. "세계인들을 치유하고, 세계 어린이들에게 평화와 가능성을 이루고, 돌봄의 최고의 비전을 실현시키기 위해 간호와 영양에 힘쓴다."

당신의 사명 선언문은 무엇인가? 간호의 목적이 무엇인가? 간호를 어떻게 정의하는가? 돌봄 서비스를 어떻게 정의하는가?

플로렌스 나이팅게일은 '간호비망록(Notes on Nursing)'에서 돌봄 서비스를 위생과 관찰이라고 했다. 그녀의 목적은 "타인의 건강을 책임지는 여자들의 사고방식에 힌트를 주는 것"이라고 했다(Nightingale, 1860/1960, p. xi). 1900년대에 매리 브렉킨리지(Mary Breckinridge)는 여성과 아이들을 돕는데 헌신했다. 그녀는 '변방간호 서비스(Frontier Nursing Service, FNS)'를 만들었고, 1939년에 '조산사 및 가정간호를 위한 변방간호 서비스 학교(FNS School of Midwifery and Family Nursing)'를 세웠다. 그녀의 목적은 모성과 아동 사망률이 가장 높은 변방 지역(frontier)에서 여성과 아동의 건강을 증진시키는 것이었다. 1900년대 초반 간호사였던 릴리안 왈드(Lillian Wald)는 간호를 "사랑을 실천하는 것(love in action)이라고 정의했고, 가정에서 가난하고 장애가 있는 자를 보살피는 것보다 이를 더 잘 표현하는 것은 없다"고 하였다(Wald, n.d.). 왈드(Wald)에 의해 처음으로 가정보건 모델(Home Healthcare Model)이 도입되었다. 분명한 비전과 목적을 지닌 간호사의 사례는 단지 3명 뿐이다. 이 3명의 용감한 간호사 여인들은 분명한 목적, 훌륭한 계획과 대단한 실행 능력이 있었다. 그들은 자신들이 수행한 과정을 "전략계획수립"이라고 부르지는 않았지만, 바로 그것이 그들이 처한 상황에서 원하는 바를 이루는 방식이었다.

새로운 세계적인 경계에서 나타나는 난제는 매우 벅찬 과제이다. 우리는 잠재적으로 골치 아픈 직종에서 하얀 색이 현명하지 못한 선택이라고 생각한다. 풀먹인 옷은 참 불편하다. 탈간호화 현상이 발생했고 현재에도 진행 중이다. 과거 간호계에는 몇몇 위대한 지도자들이 있었다. 현재의 리더들은 이론, 정치, 그리고 권력에만 관심이 있다. 즉 본거지에서 현실에 안주하고 있는 것이다. 누가 우리의 매리 브레킨리지(Mary Breckinridge)와 릴리안 왈드(Lillian Walds)인가? 어떻게 지지용 스타킹과 정맥주사관에 엉키지 않으면서 우리가 그들이 새로운 글로벌 난제를 극복할 수 있도록 도울 것인가? 분명한 가치에 기반을 둔 분명한 목적이 있어야 한다. 플로렌스 나이팅게일(Florence Nightingale), 매리 브레킨리지(Mary Breckinridge)와 릴리안 왈드(Lillian Wald)에게는 분명한 가치와 목적이 있었고, 그들은 모두 현실에 안주하지 않았다.

4. 21세기의 새로운 보건의료체계

미국의학연구소(IOM)는 보건의료에서 불평등 문제를 이해하고 소통하기 위해 캠페인을 전개했다. 이로부터 보건의료의 균열을 설명하는 다수의 자료가 만들어졌고, 지속적인 연구와 출판이 이루어졌다. 미국의학연구소가 발간한 "사람은 누구나 잘못할 수 있다: 보다 안전한 의료시스템의 구축(To Err is Human: Building a Safer Health System)"에 의하면, 매년 9만 8천명 가량이 병원에서 의료 과오로 사망한다고 보고했다(IOM, 2000). "환자의 안전 유지: 간호사의 근무 환경을 변화시켜라(Keeping Patients Safe: Transforming the Work Environment of Nurses)"에서 미국의학연구소(IOM)는 9만 8천 명의 죽음은 단지 병원에서 일어난 것이며, 요양병원, 가정(가정보건), 개인병원, 수술전문센터, 공중보건 시설, 가족계획 개인병원 등에서 발생한 사망 통계는 포함하지 않은 것이라고 하였다(IOM, 2004). 후천성면역결핍증, 자동차 사망사고, 유방암으로 인한 사망은 이러한 의료과오로 인한 사망 건수에 미치지 못했다. 돌봄 서비스를 책임지는 간호사들에게도 책임이 있다. 의료과오로 인해 사망하지는 않았지만, 심각한 부상을 당했거나, 만성적인 상태에 빠진 경우 역시 이 자료에 포함되지 않았다. 미국의학연구소(IOM)는 돌봄 서비스의 균열을 지적하는 8가지의 지표를 만들었다(표 2-3).

미국의학연구소는 품질을 "개인과 전체 인구에 대한 보건 서비스가 원하는 결과를 얻을 가능성을 높이고 현재의 전문적인 지식과 일관성이 있는 정도"라고 정의하였다(IOM, 2008). 이러한 용어 정의에 따라, 미국의학연구소는 서비스 품질개선을 위한 6가지 목표와 보건의료 제도를 재설계하는 10가지 원칙을 만들었다(표 2-4).

1999년에 의료계의 문제점에 대한 보고서가 출간된 이래로, 여러 다른 기관에서 보건의료 체계를 개선시키는 작업을 해왔다. 미국의학연구소(IOM)의 보고서에 근거해서 보건서비스의 품질 향상에는 3가지 수준이 있다. 보건의료가 환자와 접촉하는 수준에는 환경 수준, 보건의료 기관 수준, 개인병원 수준이다. 이러한 각각의 수준들은 보건의료 기관, 종업원들, 소비자들, 연구재단들, 정부기관들, 품질향상 기관들을 포함한다.

왜 매번 회의 때 마다 총체적 질관리(Total Quality Management, TQM), 지속적 질관리(Continuous Quality Management, CQM), 질개선(Quality Improvement, QI) 등

표 2-3 돌봄 서비스의 균열을 지적하는 미국의학연구소(IOM)의 지표

1. 미국에서 매년 4만 4천 명에서 9만 8천 명이 의료 과오로 사망한다.
2. 최근 무작위 샘플링을 통한 조사에서 55%의 성인만이 권장하는 보건의료 서비스를 받았으며, 이는 예방, 급성, 만성 처치와 별반 다름이 없다.
3. 입원환자에 대한 의료과오로 인한 비용은 매년 20억 달러에 이른다.
4. 총 4천 1백만 명의 건강보험 미가입자들은 건강보험 가입자들보다 의료혜택을 잘 받지 못하여, 일찍 사망할 위험이 높다.
5. 보다 효과적인 의료처치를 개발하는 것에서 이를 일상 임상 환자 실무에 활용하기까지는 17년이 걸린다.
6. 매년 총 1만 8천 명의 미국인들이 자격이 됨에도 불구하고, 예방 투약처치를 받지 못해 심장병으로 사망한다.
7. 의료과오로 인한 사망 건수가 암, 후천성면역결핍증, 혹은 교통사고로 인한 사망자 수보다 더 많다.
8. 당뇨병, 고혈압, 문신중독, 고지혈증, 울혈성 심부전증, 천식, 우울증, 만성심방세동 환자의 50% 이상이 적절한 관리를 받지 못하고 있다.

자료출처: IOM, 2008

표 2-4 미국의학연구소의 6가지 서비스 품질개선 운동과 그 달성을 위한 10가지 규칙

개선 운동

1. 안전성(safety)
2. 효과성(effectiveness)
3. 환자 중심(patient-centered)
4. 적시성(timely)
5. 효율성(efficient)
6. 형평성(equitable)

개선을 이루기 위한 규칙들

1. 돌봄 서비스는 지속적인 치유관계에 기반을 둔다.
2. 돌봄 서비스는 환자의 필요와 가치에 기반을 둔다.
3. 의료 서비스 관리는 환자 위주로 이루어져야 한다.
4. 지식이 공유되고, 정보교류가 자유로워야 한다.
5. 근거에 기반해서 의사결정이 이루어져야 한다.
6. 안전이 우선시 되어야 한다.
7. 투명성이 필요하다.
8. 환자의 필요를 예측해야 한다.
9. 낭비를 지속적으로 줄여야 한다.
10. 임상 의료진 간의 협조가 우선적으로 이루어져야 한다.

자료출처: IOM, 2001

"품질"과 관련된 이야기가 나오는지 의아하게 생각해본 적이 있는가? 이는 다른 기관의 연구결과도 마찬가지지만 미국의학연구소의 연구결과가 거의 10년간 보건의료금융을 이끌어오기 때문이다. 돈이 흐르는 곳에서 우선순위가 따르게 마련이다. 의료과오로 인해 소비자들이 매년 20억 달러 이상을 부담하고 있다(IOM, 2004). 간호사들이 돌봄 서비스의 60~90%를 제공하고 있기에(BLS, 2008b), 과오를 시정하고 예방하는 책임은 간호의 영역에 있다.

간호사들은 돌봄 서비스에 균열이 있다고 알고 있다. 미국의학연구소의 보고서가 나오기 전에도 간호사들은 안전을 위한 일정 수준의 간호인력을 단순한 소모품이 아닌 자산으로서 인정해줄 것을 요청했다. 1994년에 미국간호사협회(ANA)는 환자 돌봄 서비스와 환자 돌봄의 결과 간의 관계를 측정하기 위해 '안전과 품질운동(Safety and Quality Initiative)'을 전개했다.

이러한 작업을 통해 1995년에 '급성 돌봄 서비스에 대한 간호 보고서(Nursing Care Report Card for Acute Care)'가 출간되었다(http://nursebooks.org 참조). 이 보고서는 우수한 간호 서비스의 질과 "자격을 갖춘" 간호인력을 보유하고 있는 것과 연계된 돌봄 서비스를 측정하는 3가지 품질지표와 21가지 하위지표를 설정하였다(표 2-5 참조).

오늘날 간호사들은 21세기 보건의료 과제를 해결하기 위해 많은 노력을 하고 있

표 2-5 미국간호사협회가 제시한 돌봄 서비스 품질을 측정하는 21가지 기준

돌봄 서비스에 대한 미국간호사협회의 21가지 측정법
1. 환자 중심 지표 (6가지 하위지표)
사망률
입원기간
유해사례, 혹은 부작용
합병증
환자와 가족의 만족도
퇴원 계획에 대한 환자의 준수 여부
2. 돌봄 서비스 과정 지표 (8가지 하위지표)
간호사 만족도
환자 간호 사정 및 실행
통증 관리
피부 통합성 관리
환자 교육
퇴원 계획 수립
환자의 안전 확인
예기치 않은 환자 간호 필요에의 대응성
3. 돌봄 서비스 구조 지표 - 간호인력 유형 (7가지 하위지표)
환자 대비 간호사 비율
전체 간호사 중 등록간호사(RN) 비율
등록간호사(RN)의 자질
환자 당 전체 간호 시간
간호인력의 지속 근무 여부
등록간호사 초과 근무시간
간호 스태프의 상해율(injury rate)

다. 우리는 플로렌스 나이팅게일(Florence Nightingale), 매리 브렉킨리지(Mary Breckinridge)와 릴리안 왈드(Lillian Wald)가 미국의학연구소에 일하기를 바란다. 그들은 간호의 역할에 대해서 분명하게 알 것이고 분명한 전략을 가졌기 때문이다. 단순히 소수의 뛰어난 사람이 그 균열을 메우기를 바라거나 이에 의존하기보다는, 이러한 변화와 진화의 과정에 모든 간호사를 포함시키는 것이 더 나은 것이 아닐까? 간호사들은 과정 기술 없이는 함께 변화하고 우수성을 향한 요청에 효과적이고 효율적으로 작업하는 것을 기대할 수 없다. 간호사들은 이에 대해 할 일이 많다. 모든 간호사들이 변화 과정을 이해해야 하고 변화의 과정에 중요한 것은 전략계획수립을 이해하는 것이다.

5. 전세계적으로 4천 3백만 명의 간호인력 부족

우리는 미국 보건의료의 균열을 살펴보았다. 하지만, 그것은 전세계적인 난제, 균열, 불일치, 도전에 비하면 아무것도 아니다. 우리가 "현실에 안주하고 있다"라고 말하고 싶지 않듯이 미국 보건의료 딜레마에 대해 어떻게 반응하고, 글로벌 보건의료 문제에 대해서 우리가 어떻게 대응해야 하는가? 우리는 계획이 필요하다.

> 미국간호사협회 품질 측정 기준은 "간호 민감성 품질 측정"(nursing-sensitivity quality measures)에 근거한다(ANA, 1994). 이러한 측정 기준들은 전미간호품질지표 데이터베이스(National Database of Nursing Quality Indicators, NDNQI)를 구성하는 품질지표로 발전하였다. 이러한 기준을 준수, 달성, 유지하는 정보는 전미품질포럼(National Quality Forum, NQF)에 보고된다. http://www.nursingquality.org 혹은 http://qualityforum.org/nursing에서 간호 민감성 지표에 대해 보다 많은 정보를 얻을 수 있다.

세계보건기구(WHO)의 자료에 따르면, 전세계 보건인력의 37%가 미국에 있지만, 전세계 질병의 10%만이 미국에서 발생한다. 미국에서 인구 10만 명당 1천 명의 간호사가 있지만, 사하라 이남 지역에서는 10만 명당 10명의 간호사가 있다(ICN, 2004). 주로 아프리카와 아시아 지역의 57개 국가들은 아주 심각한 보건인력 부족을 겪고 있다. 전세계 6천 개의 간호 학교에서는 충분한 간호인력을 배출하지 못하고 있는데, 이는 간호인력이 매우 부족한 지역에서 더하다. 미국의 교육 훈련 센터들은 간호인력이 부족한 지역과 협력관계를 맺고 있지 않거나, 자원이 부족한 환경에서 살고 일할 수 있는 인력을 교육 훈련시키지 못한다. 세계보건기구는 2006년 자료에서 이러한 인력 수급 불균형을 해소하기 위해 "기술을 가진 근로자들을 적시에 바른 장소에 배치"하고 근로자와 고객 간의 사회적 양립성을 증진시키는 것이 필요하다고 했다.

전세계질병분담(Global Burden of Disease, GDB)과 보건의료 인력을 강조하기 위해 세계보건기구가 설정한 전략계획에 대해 보다 더 알고자 하는 사람은 다음의 링크를 참조하라. http://www.who.int/healthinfo/global_burden_disease/2004_report_update/en/index.html

아프리카와 아시아 지역에서 후천성면역결핍증(AIDS)이 창궐하고, 고아에 대한 이야기, 에볼라와 출혈성 질환, 독감, 유행성 독감, 새로이 출현하는 질병의 위협, 굶주림과 영양실조, 비위생적인 식수, 방치되어 있는 하수, 예방접종을 통해서 예방이 가능한 질병으로부터의 죽음, 지구 온난화와 그 영향, 변종 폐결핵균과 같은 항생제 저항 미생물의 증가, 극심한 가난, 전쟁의 매개체로 이용되는 어린이들, 의도적으로 후천성면역결핍증에 걸리고 전쟁의 무기로 이용되는 여성들, 식품매개 질병의 발발, 그리고 생화학 위협 등 끔찍한 일들이 일어난다. 무슨 "자료"가 당신을 놀라게 하는가? 미국 혹은 선진국의 간호사들이 이러한 국경 밖에서 벌어지는 보건의료의 균열에 대해 무엇을 해왔고, 할 수 있고, 해야만 하는가?

5-1 세계보건기구

세계보건기구(World Health Organization, WHO)는 1948년 4월 7일에 유엔 산하 단체로 만들어졌다(WHO, 2008). 세계보건기구는 유엔 내에서 보건문제를 이끌고 조정한다. 세계보건기구는 세계적인 보건문제를 이끌고, 보건분야 연구 의제를 설정하고, 규범과 표준을 제정하고, 증거에 기반한 정책 대안들을 발표하고, 각국에 기술 지원을 해주며, 보건관련 동향에 대해 관찰하고 평가한다. 21세기 보건문제에 대해서는 본질적인 돌봄 서비스에 대해 형평성 차원에서 접근하고 국경을 초월하는 위협에 공동으로 대응한다(WHO, 2008).

미국질병통제 및 예방센터(CDC)는 세계보건기구(WHO) 및 유엔아동기금(United Nations Children's Fund, UNICEF)과 같은 그 하위조직들과 협조관계를 맺고 있다. 유엔의 회원국으로서, 미국은 전세계적인 상호 의존성과 의무에 대해 법적 선언을 했고, 이는 공동의 책임을 의미한다.

5-2 국제간호협의회(ICN)

미국간호사협회(ANA)의 회원으로서 여러분은 국제간호협의회(International Council of Nurses, ICN)의 회원이기도 하다. 여러분은 그들이 현재 무엇을 하려는지 알고 있는가? 국제간호협의회의 전략계획이 무엇인가? 그 전략계획의 실행에 있어서 여러분의 분야는 무엇인가? 국제간호협의회(ICN) 산하에 국제간호실무협의회(International Council for Nursing Practice, ICNP)가 있다. 표 2-6의 국제간호실무협의회의 전략목표를 살펴보라.

2008년 국제간호협의회(ICN)는 간호를 "아프거나 건강한 상태이거나 모든 경우에 있어서, 모든 연령대의 개인들, 가족들, 집단들, 공동체들에 대해 자발적으로 협력하여 돌보는 것"으로 정의했다. 간호는 건강을 증진시키고, 질병을 예방하고, 아프고, 거동이 불편하고, 죽어가는 사람들에 대해 돌보는 것을 포함한다. 간호의 중요한 역할은 지지해주고, 안전한 환경을 만들어주고, 연구하고, 보건 정책을 만들고 환자와 보건 시스템을 관리하는 데 참여하고, 교육시키는 것이다.

당신은 국제간호협의회(ICN)가 규정한 정의에 따라 어떻게 실행할 것인가? 당신은 간호계가 국제간호협의회(ICN)가 규정한 정의에 따라 실행하는 것에 대해 어떻게 해야 한다고 생각하는가?

> 당신은 간호에 대한 국제적인 상징물이 모든 색깔을 포괄하는 하얀 하트(white heart)라는 것을 아는가? 흰색(white)은 간호사, 위생, 돌봄, 안락함을 의미하고, 하트(heart)는 인본주의와 우수한 간호 서비스를 하는 간호사의 역할을 상징하는가? 본서의 저자들은 모두 합해서 49년간 간호 실무와 간호교육에 종사해왔다. 하지만, 우리는 하얀 하트(white heart)에 대해서 최근까지도 잘 모르고 있었다. 모든 간호사들이 우리의 전문적인 상징물에 대해서 몰라서야 되겠는가? 어떻게 우리의 비전과 목적을 나타내는 그 상표를 널리 알릴까?

표 2-6 국제간호협의회(ICN)의 전략 목표

- 전세계적으로 보건과 보건의료에 간호계가 주도적으로 기여한다.
- 보건과 간호에 있어서 광범위하게 사용되는 분류기준 및 표준 집단과 조화를 이룬다.

자료출처: ICN, 2008.

역사적으로 고립주의는 그 결과가 좋지 않았다. 일을 설계하는 새로운 방식은 메타리더십(metaleadership)이라고 불린다. 간단히 말하면, 우리는 우리의 일을 하면서 다른 분야 사람들과 다른 간호사들과 동떨어져서 싸일로(silo) 안에서 일해서는 안 된다. 우리는 서로를 필요로 한다. 우리는 모잠비크에 있는 간호사도 필요하고, 남미 지역의 옥수수도 필요하며, 중국에서 기술과 부품도 필요하고, 협조하면서 이끌어 나가야 한다. 미국의학연구소, 세계보건기구, 미국간호사협회, 국제간호협의회, 그리고 다수의 선도 기관들이 보건의료계의 변화를 이끌고 있다. 간호사들은 이러한 계획된 변화를 필요로 하고, 그러한 계획된 변화에 동참해야 할 전문가로서의 의무가 있다.

간호사들은 돌봄 서비스에 책임이 있고, 보건의료 인력의 다수를 차지한다. 같은 논리로 말하면, 보건의료 균열에 대해서는 간호사도 어느 정도 책임이 있다. 우리의 지도적인 조직이 전략적 목적과 계획을 가지고 있다면, 우리는 간호문화와 간호전문직의 일원으로서 전략계획수립과 실행에 참여해야 한다. 제1단계는 우리 모두가 전략계획수립 과정과 조직 기술을 학습하는 것이다.

6. 원격연결, 원격간호, 원격으로 이루어지는 모든 것들

만일 당신이 전략계획수립이 간호와 돌봄 서비스에 왜 그리고 어떻게 적합한지 아직도 확실히 알지 못하겠다면, 간호계 내에서 새로이 대두되는 분야인 원격간호(tele-nursing)를 살펴보자. 이것은 정보기술, 간호정보학, 혹은 원격 보건이라고도 불린다.

원격간호(tele-nursing)는 빠르게 변화하는 보건의료의 큰 분야이다. 전세계적으로 농촌지역, 외딴 지역에 사는 사람들은 적시에 우수한 전문적인 의료 서비스를 받기 힘들다(Brown, 1995, p.1). 접근성과 원가면에서 원격보건이 이러한 경우에 해결책으로 대두되며, 간호 돌봄 서비스 환경을 변화시키고 있다.

우리가 원격의료(tele-medicine), 원격간호(tele-nursing), 원격보건(tele-health)을 상대적으로 새로운 개념으로 인식하고 있을지라도, 컴퓨터의 출현과 더불어서 이 개념 역시 꽤 오랜 세월 동안 우리 주변에 존재했었다. 심전도(ECG)의 아버지라고 불리고, 1924년에 노벨의학상을 수상한 Willem Einthoven은 1906년에 전화선을 이용해서 심전도 기록을 전송하는 실험을 처음으로 실시했다(Giovas, 2008).

전쟁은 항상 필요로부터 무엇인가를 창조하였다. 1914년부터 1918년까지 세계 제1차 대전은 대개 해전이었다. 이전에는 그처럼 출렁이는 갑판에서 대규모의 전투를 벌였던 적이 없었고, 모든 배에 외과의사가 충분히 있는 것이 아니었다. "라디오 의사(radio doctors)"가 해안가에 배치된 1920년대에 와서야 원격의료에 대한 해결책이 나타났다.

그 의사들의 임무는 선원들이 바다에서 의료응급 상황이 발생했을 때 도움을 주는 것이었다.

네브라스카 심리치료연구소가 최초로 폐쇄회로 TV를 활용하여 1955년에 환자 상태를 측정하고 관찰한 이래로 원격심리치료(telepsychiatry)가 이루어졌다. 원격의료(telemedicine) 중 하나는 1970년대 NASA의 지구 자원탐사 위성 Landsat과 함께 나타났는데, 알래스카의 외딴 지역과 대도시의 병원을 연결하여 응급의료 서비스를 제공하는 것이었다.

원격으로 하는 서비스가 그렇게 오랫동안 이루어졌다면, 왜 우리가 지금 실행하려고 하는가? 물론 사람들은 변화에 적응하는 데 느리고, 간호계가 "간호계 내의 컴퓨터 사용" 개념에 대해서 잘 이해하고 있지 못해서일 것이다. 왜냐하면 간호계는 정보기술, 간호정보학이 너무 복잡하고 창조성을 없애고, 생각하는 것을 저해한다고 믿기에 두려움을 가지고 있고, 이를 믿지 못하기 때문이다(Ronald, 2001).

정보기술(IT)을 활용해야 한다. 오늘날, 25개 이상의 학교에서 학부 혹은 대학원 과정에 간호정보학(nursing informatics) 혹은 원격간호(telenursing)에 대한 학위 과정을 개설하였다. 세계보건기구는 보건의료 근로자들이 교육 접근성을 증진시키는 데에 정보기술을 활용할 것을 제안하고 있다. 미국의학연구소 역시 보건정보 기술을 활용할 것을 권장하고 있다. 전미간호연맹(NLN)은 최근에 발간한 입장선언문(position statement), "기술 위주 환경에서 실무를 위해 차세대 간호사가 준비해야 할 것: 간호정보학 의제(Preparing the Next Generation of Nurses to Practice in a Technology-Rich Environment: An Informatics Agenda)"에서 "복잡하고, 기술적으로 발달한, 컴퓨터 중심의 글로벌 환경에서 21세기의 실무를 위한 지식과 기술"에 대한 역량의 중요성을 언급했다(NLN, 2008).

> 원문을 보려면, 다음의 링크를 참조하라. http://www.nln.org/aboutnln/PositionStatements/informatics_052808. pdf 간호와 기술에 대한 당신의 입장 선언문은 무엇인가? 당신은 기술이 간호계를 어떻게 변화시킨다고 보는가? 이러한 변화를 어떻게 (전략적으로 계획하고) 지휘해야 하는가?

7. 간호의 미래에 대한 기대

우리의 전문적인 조직들로부터 보건의료계의 세계 지도자들까지 돌봄 서비스의 동인은 많다. 새로운 세계적인 경계와 매주 새롭게 발전하는 기술로 인해, 간호 환경은 빠르게 변하고 있다. 보건의료에 대해 미래를 예견하는 미래학자는 많다. 하지만, 간호의 비전과 지향성이 간호 계층 간에 서로 공유되지 않는다면, 과거 수십 년간처럼, 변화는 산발적이고, 혼란스러우며, 원성만을 낳을 것이다.

우리는 간호계가 어떻게 변화해왔고, 앞으로 지속적으로 변할 것이라고 개략적으로 살펴보았다. 아마도 당신은 우리가 간과한 변화도 생각할 수 있을 것이다. 전략계획수립 과정을 통해 당신은 "분명하게 왜 우리가 여기에 있는지"에 대한 중요성을 이해할 것이다. 따라서, 우리가 당신에게 21세기의 보건의료 환경이 어떠할 것이다라고 이야기하는 것보다는, 당신 스스로의 비전을 만들어가는 과정을 시작해보도록 권한다.

계획을 세우지 않는 것은 실패하기 위한 계획이다. 혹은 적어도 중간에 끼어서 오도가도 못하거나 중요한 의사결정을 간과하게 된다. 간호사들은 문제해결 과정에서 주도적인 리더이어야 한다. 그렇지 않을 경우 간호사들은 다른 분야 사람들이 설계하고 지시하는 결과로 인한 희생자가 된다. 당신이 원하는 간호계의 미래를 창조하라. 마하트마 간디가 자주 쓰는 말을 인용한다. "세계에서 당신이 보고자 하는 변화가 되라."

여기 자신이 고려해 볼만한 몇 가지 질문은 다음과 같다. 간호에 대해 가지고 있는 현재, 미래의 분명한 비전을 상상하라.

(1) 당신은 오늘날 간호사의 근무환경이 어떻다고 보는가? (임금; 지역적 위치; 같이 일하는 동료들; 근무시간, 근무일수, 교대근무; 만족도; 승진 혹은 수평이동의 대안들; 당신의 주된 임무와 당신이 근무시간 중에서 가장 많은 시간을 어떻게 보내는지; 작업설계; 관리 스타일; 리더십; 결과의 질; 그리고 현재 근무에 대해 느끼는 기타 모든 것)
(2) 당신은 5년 후에 간호사의 근무환경이 어떻게 될 것이라고 보는가?
(3) 당신은 20년 후에 간호사의 근무환경이 어떻게 될 것이라고 보는가? 100년 후에는?
(4) 당신이 생각하기에 간호사의 가장 이상적인 근무환경을 기술하라.

우리는 위의 질문에 대한 당신의 응답을 알고자 합니다. 당신의 응답을 다음 이메일로 보내 주세요. michele@ nursesfornursesinternational.com or leann@ nursesfornursesinternational.com.

복습 질문

1. 테리 밀즈(Teri Mills)가 주장한 국민간호사(National Nurse)의 목적이 무엇인가?
2. 행위별 수가제(pay for performance)라는 것이 무엇인가?
3. 누가 매그넷 병원 지위를 인증해주는가?
4. 탈간호화(denursification)를 설명하라.
5. 새로운 세계적인 경계(new global frontier)란 무엇인가?
6. 세계보건기구(WHO)의 목적은 무엇인가?
7. 산업 시대와 지식 시대가 간호에 어떻게 영향을 미치는지에 대해 기술하라.

참고문헌

American Nurses Association (ANA) (1994) *The National Databas*e NDNQI ® *history*. Retrieved April 6, 2009, from http://www.nursingworld.org/MainMenuCategories/ThePracticeofProfessionalNursing/PatientSafetyQuality/Research-Measurement/ The-National-Database.aspx

American Nurses Association (ANA) (2005) *Definition of professional nursing*. Silver Spring, MD: Nursebooks.org.

American Nurses Association (ANA) (2008) Scope and standards of practice for nursing administrators. Retrieved April 6, 2009, from http://nursingworld.org/books/pdescr.cfm?CNum = 9

Brown, N(1995) *A brief history of telemedicine*. Retrieved April 6, 2009, from http://tie.telemed.org/articles/article.asp?path=articles&article=tmhistory_nb_tie95. xml

Bureau of Labor Statistics (BLS) (2008a) Health care. Retrieved April 6, 2009, from http://www.bls.gov/oco/ cg/cgs035. htm

Bureau of Labor Statistics (BLS) (2008b) *Licensed practical and licensed vocational nurses*. Retrieved April 6, 2009, from http://www.bls.gov/oco/ocos102.htm

Bureau of Labor Statistics (BLS) (2008c) *Registered nurses*. Retrieved April 6, 2009, from http://www.bls.gov/oco/ocos083. htm

Centers for Medicaid and Medicare Services (CMS) (2005) *Medicare pay-for-performance (P4P) initiatives*. CMS Office of Public Affairs. Retrieved April 6, 2009, from http://www.cms.hhs.gov/apps/media/press/release.asp?counter=1343

Centers for Medicaid and Medicare Services (CMS) (2008) *National health expenditure data*. Retrieved April 6, 2009, from http://www.cms.hhs.gov/nationalhealthexpenddata

Giovas, P(2008) *Telemedicine*. Retrieved April 6, 2009, from http://users.forthnet.gr/ath/

giovas/telemed

Gordon, S(2005) *Nursing against the odds: How health care cost cutting, media stereotypes, and medical hubris undermine nursing and patient care.* Ithaca, NY: Cornell University Press.

H.R. 4903: National Nurse Act of 2006, 109th Congress(2006) *Govtrack.us.* Retrieved April 10, 2009, from http://www.govtrack.us/congress/bill.xpd?bill=h109-4903

Institute of Medicine (IOM) (2000) *To err is human: Building a safer health system.* Washington, DC: National Academies Press.

Institute of Medicine (IOM) (2001) *Crossing the quality chasm: A new health system for the 21st century.* Washington, DC: National Academies Press.

Institute of Medicine (IOM) (2004) *Keeping patients safe: Transforming the work environment for nurses.* Washington, DC: National Academies Press.

Institute of Medicine (IOM) (2008) *The chasm in quality: Select indicators from recent reports.* Washington, DC: National Academies Press.

International Council of Nurses (ICN) (2004) *The global shortage of registered nurses: An overview of issues and actions.* Retrieved April 6, 2009, from http://www.icn.ch/global/shortage.pdf

International Council of Nurses (ICN) (2008) *Strategic goals.* Retrieved April 30, 2009, from http://www.icn.ch/icnp.htm

Lenburg, C(1999) Redesigning expectations for initial and continuing competence for contemporary nursing practice. *Online Journal of Issues in Nursing,* 4(2) Retrieved November 11, 2008, from http://www.nursingworld.org/MainMenuCategories/ANAMarketplace/ANAPeriodicals/OJIN/TableofContents/Volume41999/ No2Sep1999/RedesigningExpectationsforInitialand ContinuingCompetence.aspx

Mills, T(2007, August 1) *Latest version of policy to create an Office of the National Nurse.* Retrieved April 6, 2009, from http://nationalnurse3.blogspot.com

National League for Nursing (NLN) (2008) *Preparing the next generation of nurses to practice in a technology-rich environment: An informatics agenda.* Retrieved April 6, 2009, from http://www.nln.org/aboutnln/PositionStatements/informatics_052808.pdf

Nightingale, F(1960) *Notes on nursing: What it is and what it is not.* Toronto, Canada: Dover(Original work published 1860)

Nursing World(2002) *Nursing's agenda for the future: A call to the nation.* Retrieved April 6, 2009, From http://www.nursingworld.org/MainMenuCategories/HealthcareandPolicyIssues/Reports/AgendafortheFuture.aspx

Patton, R(2008, May) From your ANA president. PR, P4R, P4P, VBP. Connecting the dots— with all of the "P's." *American Nurse Today,* 3(5), 1. Retrieved April 6, 2009, from http://www.americannursetoday.com/Media/PublicationsArticle/ana5-Patton-423.pdf

Professional(2005) In *Oxford Desk Dictionary American Edition.* New York: Oxford University Press.

Ronald, J(2001) *Evolution of nursing informatics education.* Retrieved April 6, 2009, from http://www2. amia.org/history/presentations/EvolutionOfInformatics.pdf

UAB Health System(2007) . CMS to halt payment for "never events." *UAB Synopsis, 26*(36) Retrieved April 6, 2009, from http://www.uabhealth.org/33800

Wald, L. D(n.d.) *Profiles in caring: Lillian D. Wald 1867–1940.* Retrieved April 9, 2009, from http://www.nahc.org/NAHC/Val/Columns/SC10-4.html

Whittaker, S., Smolenski, M. C., & Carson, W(2000, June 30) Assuring continued competence—Policy questions and approaches: How should the profession respond? *Online Journal of Issues in Nursing, 5*(3) Retrieved April 6, 2009, from www.nursingworld.org/MainMenuCategories/ANAMarketplace/ANAPeriodicals/OJIN/ TableofContents/ Volume52000/ No3Sept00/ ArticlePreviousTopic/ContinuedCompetence.aspx

World Health Organization (WHO) (2006) *The World Health Report 2006: Working together for health.* Geneva, Switzerland: Author.

World Health Organization (WHO) (2008) *History of WHO.* Retrieved April 6, 2009, from http://www.who.int/ about/history/en/index.html

제3장

간호가 속한 비즈니스 영역

학습목표

1. 1997년 균형예산법(Balanced Budget Act, BBA)의 입법의도에 대해서 설명한다.
2. 메디케어(Medicare)와 메디케이드(Medicaid)의 출현과 목적을 설명한다.
3. 허위가치체계(false value system)가 간호사들이 보상받는 방식에 어떤 영향을 주었는지 분석한다.
4. 영리 보건의료 기관, 비영리 보건의료 기관, 그리고 정부 보건의료 기관들을 구분한다.
5. 지속적으로 증가하는 보건의료 비용과 간호인건비에 영향을 주는 동인들에 대해 논의한다.
6. 보건의료에서의 2가지 중요한 소비자들을 규정한다.
7. 지역사회 기반 전문직에서 병원 기반 전문직으로까지의 간호의 변화를 설명한다.

1. 간호가 속한 비즈니스 영역

누가 산업과 시장의 변화를 파악하는가? 누가 간호사의 가치를 계산하는가? 비즈니스 원리가 간호 실무에 어떻게 적용되는가? 어떻게 간호 서비스가 촉진되고, 상표가 붙여지고, 판매되는가? 무엇이 간호의 "시장 지위" 혹은 "전략적 지위"인가? 우리가 어느 하나를 원하는가? 제3장에서는 이러한 질문들에 대한 해결책을 제시한다. 이는 간호가 수행하는 모든 것에 중요한 영향을 주는 비즈니스 시각에서 찾을 수 있다.

비즈니스란 ____________이다(공란을 채우시오). 우리는 간호사인데, 우리가 비즈니스에 대해서 무엇을 안다는 말인가? 우리 간호사들은 실제 비즈니스 기술과 지식을 갖추지 못했고, 단지, 간호 기술과 지식을 가지고 있을 뿐이다. 당신이 대학원 이상의 교육을 받은 간호사라면, 우리는 당신이 보건의료 재무관리 강좌를 들었고 아마도 경영학 한 두 과목을 수강했을 것으로 생각하지, 하버드 대학에서의 경영학 학위를 받았을 것으로 생각하지는 않는다. 몇몇 경영학 관련 과목들을 수강한다고, 당신 혹은 어느 간호사들이 보건의료 비즈니스에서 일할 준비가 될 수 있는가? 만약 우리 모두가 원하는 것이 사소한 의사결정이라면, 준비가 가능할 것이다. 하지만, 우리의 직무는 결국 돌봄 서비스이지 현금 흐름을 예측하는 것이 아니다.

> 본서의 저자들은 2개의 성공적인 비즈니스를 시작했고, 또 다른 것은 창업 단계이다. 하지만 저자들은 비즈니스 전문가가 아니다. 따라서, 독자들은 제3장의 본 내용을 시작하기에 앞서서 월간지인 Harvard Business Review를 구독하거나, http://discussionleader.com를 방문하여, 비즈니스 리더들이 21세기 패러다임에 대해 이야기하는 것을 파악하기 바란다. 기억하라. 보건의료, 돌봄 서비스는 비즈니스이다.

당신의 전문직에 긍정적으로 영향을 미치는 좋은 아이디어는 많다. 우리는 우리 모두가 하버드 대학의 경영학 석사학위(Harvard MBA)를 필요로 한다는 것이 아니고, 비즈니스 예측자, 추세설정자, 그리고 돌봄이라는 전문직에 영향을 주는 비즈니스 원리를 이해해야 한다는 것이다. 우리는 비즈니스 과정의 용어, 기본 개념, 그리고 비즈니스 과정의 규칙을 이해해야 한다.

간호계 종사자들은 비즈니스와 돌봄 서비스가 다른 것이라고 알고 있다. 하지만 간호사들이 수행하는 비즈니스인 돌봄 서비스에는 모든 간호사들이 어느 정도의 비즈니스에 대한 근본적인 이해와 비즈니스에 대한 기초적인 역량이 필요하다. 우리 간호사들은 비즈니스와 돌봄 서비스가 상충관계라고 생각해왔지만, 현실적으로 우리는 보수를 받고, 각종 복리후생을 누리며, 경력 개발을 선호한다. 바로 이러한 점이 2008년도 미국노동통계국(BLS) 통계치에 의하면 1천 4백만 명이 종사하고 있는 미국에서 가장 큰 산업에 종사하고 있는 간호사들이 "비즈니스" 영역에 있다는 것을 말한다. Kennedy에 의하면 비즈니스에 대한 전통적인 개념정의는 "이윤을 얻기 위해서 시간, 노력, 자본을 들이는 조직"을 말한다(Kennedy, 2008). 비영리 조직도 청구서에 대해 지급하고, 종업원에게 급여를 지불하고, 활동할 장소가 있어야 한다. 비즈니스를 규정하고, 우리의 월세와 주택담보 대출이자를 내주는 실체를 어떻게 하면 잘 알 수 있는지 알아보자.

2. 보건의료와 비즈니스가 결합하게 된 배경

간호사들은 항상 어느 정도는 돌봄의 형태로 어느 정도는 기관에서 일해왔다. 돌봄 서비스 기관이라 함은 간호사들이 자신들의 직업과 전문직 실무를 수행하는 곳이다. 돌봄 서비스 기관은 여러 형태를 띄는데, 2008년 현재 미국 전체 등록간호사(RN)의 59%인 1,457,000명과 면허실무간호사(LPN)의 26%인 194,740명이 병원에 근무하고 있다(BLS, 2008). 다음으로 간호인력이 많이 일하는 곳은 장기 요양시설이며, 등록간호사(RN) 중 5%인 125,000명과 면허실무간호사(LPN)의 26%인 194,740명이 근무하고 있다(BLS, 2008). 개인병원들이 근소하게 3위를 차지하며, 289,880명의 간호인력이 종사하고 있다. 개인병원에는 등록간호사(RN)의 8%와 면허실무간호사(LPN)의 12%가 근무하고 있다(BLS, 2008). 또한, 간호인력은 지역공동체(예컨대, 공중보건, 보건교사, 가정보건), 소규모 병원, 외래전문센터, 정부산하기관, 사회지원기관에서도 일하고, 4%의 간호인력이 고용지원기관에 근무한다(BLS, 2008).

수세기에 걸쳐서 돌봄 서비스는 점진적으로 지역 공동체에 기반을 둔 전문직에서 주로 병원에 기반을 둔 전문직으로 변하였다. 최초의 돌봄 서비스는 고대 이집트에서 시작되었다. 피라미드는 "치료(cure)"의 장소였고, 미라에서 뇌 수술 후에 뼈를 치료한 흔적이 발견되기도 했다. 고대 그리스인들은 의술의 신인 아스클레피우스(Asclepius)를 믿었다. 당시 사람들에게 병원이란 사람들이 와서 꿈에서 의술의 신에게서 지침을 받으려고 기다리던 장소였다. 역사적으로 대부분의 병원들은 전쟁을 전후해서 만들어졌다. 간호사의 역할은, 특히 중세에는, 남자들의 몫이었다. 그 이유는 기사들의 다리를 자르는 동안 기사들을 꽉 붙잡고 있을 정도로 힘이 강해야 했기 때문이다. 기절하는 등의 여성적인 특징 같은 것이 없었고, 환자들이 옷을 벗고 있는 것을 여성들이 보는 것 역시 적절하지 않았기 때문이다. 빈민과 병들고 약한 자를 위한 거처("Poor Houses")는 종교단체들과 자원봉사자들에 의해 운영되었다. 우리가 말하는 병원이란 단어는 라틴어로 "초대하여 대접하다"라는 "hospes"에서 유래했는데, 이는 다수의 초기 병원들이 일반인들이 원하지 않았거나 돌보기를 꺼려했던 사람들을 "초대하여 대접"했기 때문이었다. 세계에서 가장 오래된 병원의 유적이 스리랑카에 있으며, 서기 전 4세기경으로 추정된다.

오늘날 보건의료 분야의 다양성과 오랜 돌봄 서비스의 역사를 생각해보면, 모든 유형의 돌봄 서비스와 간호실무가 어떻게 이루어지는지를 자세히 설명하는 것은 쉽지 않다. 간호사들은 군대에서의 외상치료로부터 직장에서의 예방적인 보건과 안전, 교육, 농업에서의 보건과 안전에 이르기까지 여러 형태의 돌봄 서비스를 제공한다. 간호사들이 일할 수 있는 여건은 일일이 설명하기 힘들다. 간호사들은 공장에서, 학교에서, 군대에서, 지역 공동체 사회에서, 교도소에서, 교회에서, 의사당에서, 혹은 서부 로스엔젤레스의 스페인어 사용자 거주지역에서 일할 수 있다. 모두가 간호사이며, 모두 간호보드(board)의 승인을 받아야 하며, 돌봄 서비스를 제공하고 있다.

사람들은 오랫동안 돌봄 서비스 비즈니스를 제공해왔지만, 바뀐 것은 돌봄 서비스가 제공되는 구조이다. 한때는 이타심과 자선이 돌봄 서비스의 주체였지만, 지금은 비즈니스가 그 주체이다. 비즈니스 모델은 그리 오래되지 않았다. 과거 30여년 동안, 보건의료계는 의료비 지불모델(reimbursement model)에 따라 진화해 왔다. 가장 영향이 큰 동인은 1965년의 메디케어(Medicare)와 메디케이드(Medicaid)였고, 1997년의 균형예산법(Balanced Budget Act, BBA)이었다.

3. 보건의료 비즈니스 모델

오늘날의 보건의료 비즈니스 모델이 어떤지에 대해 살펴보자. 우리는 이를 통해 그간 발전해온 과정, 참여자들, 그리고, 보건의료 영역에 대해 보다 더 잘 이해할 수 있고, 이러한 과정을 통해 간호가 속한 비즈니스를 더 발전시킬 수 있다.

메디케어(Medicare)와 메디케이드(Medicaid)는 '사회보장법(Social Security Act)'의 Title XVIII와 Title XIX로 1965년부터 시작되었다. 그 법안의 목적은 65세 이상 미국인들에게 건강보험 적용을 확대하고, 부모의 지원을 받지 못하는 저소득층 어린이들과 어린이들을 돌보는 사람, 친척, 노인들, 맹인들, 장애인들에게 보건의료 서비스를 제공하는 것이다. 노인층은 지속적으로 빈곤층일 가능성이 높다. 1966년 7월 1일까지, 1천9백만 명 이상이 메디케어에 등록하였다. 1972년에는 65세 이하라도 장기적으로 장애가 있거나 말기 신장질환자인 경우에는 메디케어가 적용 가능하도록 하였다. 같은 해에 노인, 맹인, 장애인에 대해 메디케이드가 적용될 수 있도록 '추가적인 사회보장프로그램(Supplemental Social Security Program)'이 입법되었다. 1973년에 연방 표준에 근거하여 포괄적인 혜택을 제공하는 보건관리기구(Health Maintenance Organization, HMO)가 도입되었고, 자격요건을 갖춘 HMO들은 메디케어와 메디케이드에 대한 지불기관으로서 시장에서 우대조치를 받았다. 1977년에는 보건금융국(Health Care Financing Administration, HCFA)이 설립되었다. 2001년에는 보건금융국(HCFA)이 사용자가 편하게 이용할 수 있는 이미지가 아닌 부정과 남용을 방지한다는 목적하에 연방 자금을 구두쇠처럼 축적한다는 과거 24년간의 이미지를 벗고, CMS(Centers for Medicare and Medicaid Services)로 명칭을 바꾸었다(Stoil, 2001). 1983년에는 원가에 기반한 지급방식 대신 포괄수가제(Diagnosis Related Group, DRG)를 시행하였다. 1988년에는 메디케어가 커버하는 범위를 크게 확대시킨 '메디케어 재난법(Medicare Catastrophic Act)'의 도입과 함께 중요한 변화가 있었으며, 1989년에 폐지되어 메디케어 수수료 방식으로 대체되었다.

1996년에 시행된 '건강보험 이동성 및 책임법(Health Insurance Portability and Accountability Act, HIPAA)'의 도입으로 환자의 정보보호와 이를 위반시 책임이 따르게 되었다. CMS의 특징은 1997년 균형예산법(BBA)의 도입과 함께 나타났다. 이는 지불구조에 대한 대대적인 점검이었다. 가장 큰 결과는 CMS가 입원 환자 서비스, 재활병원 서비스, 가정보건 서비스, 병원 외래환자 서비스, 외래 재활 서비스에 대해서 메디케어가 지불하는 방식을 규정하는 다섯 가지의 새로운 지불방식을 개발하고 시행하는 것이었다(CMS, 2008).

1980년대 불황기에 클린턴 행정부의 처방은 균형예산법(BBA)이었다. 1997년에 균형예산법은 보건의료의 표면, 마케팅 계획, 수익예측 방법, 격차분석, 돌봄 서비스에 대한 지불모델에 변화를 가져왔다. 이 계획은 5개년(1998−2002)에 걸쳐 시행되었고, 장애인과 노인 환자를 돌보는 보건의료 제공자들에게 적용되었다. 대략 급성환자의 36%가 65세 이상이다(Nagamine, Jaing, & Merrill, 2006). 1997년에 메디케어와 메디케이드가 모든 입원환자들에 대해 54% 가량을 지불했고(Nagamine et al., 2006), 요양원에 지불된 금액 중 61%를 차지했다(Harrington, 2007). 노인과 장애인에 대한 돌봄 서비스 비용이 계속 오르고 있는 것은 보건의료 서비스에 대한 지불 방식(5개년 간 1,160억 달러의 메디케어와 110억 달러의 메디케이드 지출을 절감하고자 했던 복잡한 새로운 시스템을 통한 지불방식)이 복잡한 데 따른 것이다.

당신은 1998년부터 2002년까지 얼마나 많은 가정간호 서비스 기관(home health agencies), 재활기관(rehabilitation units), 외래환자 서비스(outpatient services)가 없어졌는지 알고 있는가? 당신은 의료 서비스 비용을 받기 위해 서류 및 증빙 작업이 늘어난 것을 아는가? 왜 CMS가 보건의료 금융분야에서 많은 통제를 하는 것인가? 그 이유는 보건의료비 지불 방식의 기준으로 CMS가 가는 곳마다, 제3자 기관(보험회사)들이 따라가기 때문이다. 1997년에 병원의 청구금액 중 54%, 요양원 비용 중 61%가 CMS를 통해서 지급되었다.

메디케어와 함께 1967년에 도입된 포괄수가제(DRG)가 존재했으나, 보건금융국(HCFA)이 1983년에 포괄수가제를 전폭적으로 채택하고 나서야, 제대로 시행되었다. 포괄수가제 방식은 Fetter 박사(2001)와 예일대학의 연구팀에 의해 만들어졌고, 그 목적은 메디케어와 메디케이드 지급액을 삭감함으로써 급성 돌봄 서비스에 대한 의료비 지출을 억제하려는 것이었다. 완벽한 시스템을 지향한 것은 아니었고, 부분적인 해결책이었다.

하지만, 다른 모델이 존재하지 않았기에, 완벽하지 않았지만 포괄수가제가 채택되었고, 현재에도 진화 중이다.

포괄수가제 모델에 따라 지불방식을 결정하는 몇몇 코드들은 엄격한 심사를 거쳤다. 예컨대, 의사들이 사용하는 코드(Current Procedural Terminology, CPT)는 공중보건과 인력 서비스부 장관인 톰슨에 의해서 2002년에 독점으로 되었고, 법정 논쟁의 양념거리가 되었다(코드 체계는 매년 수십억 달러가 지급기관과 환자들로부터 의료제공자에게 지급되기에 매우 중요하고, 따라서 이러한 코드를 통제하는 것는 매우 큰 일이다. CPT는 미국의학협회(American Medical Association, AMA)의 등록된 상표이다). 다수의 의료기관이 메디케어 환자를 받으려고 하지 않기에 메디케어 전환요인들에 관한 논쟁은 계속된다. 지불방식이라는 시계추는 1965년 이래로 크게 출렁였고, 조만간 그 출렁이는 속도가 줄어들 것 같아 보이지는 않는다.

노인과 장애인에 대한 의료비 지불 방식이 복잡하지만, Title XXI인 아동건강보험프로그램(Childern Health Insurance Program, CHIP)은 균형예산법(BBA)과 함께 아동에 대한 보건의료의 접근성을 증진시키기 위해 제정되었다. 아동은 지속적으로 보건의료 서비스를 받을 필요가 있다. 예컨대, 몬태나(Montana)주의 경우 아동의 44%가 보험혜택을 받지 못한다. 18세 이하 아동의 경우, 빈곤율이 2002년 16.7%에서 2003년에는 17.6%로 증가했다(U.S. Census Bureau, 2004). 2002년에서 2003까지의 기간 중, 빈곤층 인구는 1천 2백만 1천 명에서 1천 2백만 9천 명으로 증가했다.

우연의 일치인지, 미국 인구통계 측면에서 무슨 일이 일어나고 있는가? 미국은 늙어가는 나라이다. 이러한 인구통계학적 추세는 "고령화하는 미국"으로 여겨지며, 만약 당신이 이러한 추세에 놀랐다면, 당신은 아마도 이를 "고령화 쓰나미"라고 불렀을 것이다. 보건의료의 양쪽 끝에서, 그 시스템에 자금을 대주기 위해 만들어진 보건의료와 지불 방식은 지속적으로 진화하고, 변화하고, 재창조될 것이다. 간호계는 이러한 과정에 밀접하게 관여하고 있고, 보건의료 금융방식을 계획하고 도전해 나가는 데 깊이 관여해야 한다.

4. 간호 상품인 돌봄 서비스에 가격표를 매기다

간호사가 시간, 노력, 자본을 들여서 생산해내는 것은 돌봄 서비스이다. 간호사가 되려는 가장 중요한 이유 중 하나는 국경, 성별, 나이를 불문하고 여러 가지 방식으로 그러한 돌봄 서비스를 할 수 있는 기회를 가진다는 것이다. 돌봄 서비스는 강의실, 수술실, 가정, 혹은 침대 옆에서도 베풀어질 수 있다. 시간, 노력, 자본을 결합하여 경제적 이득과 일치하도록 하는 돌봄 서비스가 간호의 가격을 결정한다. 상대가 얻는 이득이 클수록, 돌봄 서비스의 가격도 높아진다. 즉 보상의 원리이다. 즉 충분한 사람들이 당신이 제공하는 것, 즉 돌봄 서비스를 원할 때 이익이 발생한다는 것이다.

우리는 어느 한 유형의 간호사가 다른 유형의 간호사보다 더 가치가 있다고 생각하지 않지만, 병원 간호사들이 평균보다 높은 급여를 받는다. 예컨대, 병원에서 근무하는 등록간호사들이 장기 요양시설에서 근무하는 등록간호사들보다 평균적으로 시간당 3.57달러 많이 받는다(BLS, 2008). 장기 요양시설에 근무하는 간호사들은 많게는 40명의 환자를 돌보기도 하고 직급은 간호부장인 경우도 있고, 더 열심히 일하고, 보다 더 숙달되었지만 말이다.

간호계에서 어떻게 여겨지고 있든지, 어떤 상황의 간호사가 다른 상황의 간호사에 비해 더 낫다라는 것과는 상관없다. 대개의 간호사들은 중환자실 간호사가 장기 요양시설 간호사보다 낫고, 중환자실 간호사가 다른 간호사들보다 더 전문적인 영향력이 있다고 말할 것이다. 보건의료 비즈니스는 돌봄 전문직에 대해서 무작위적으로 가격을 매긴다. 그 가격표는 전문직에 의해 가슴에 새겨졌으며, 허위 가치 체계(false value system)가 채택되었다.

간호사의 "가치"를 결정하는 것은 외부에 있는 비즈니스 세력이다. 그 가치는 간호사가 돌봄 서비스를 수행하는 방식에 따르지 않는다. 이것을 이해하는 것이 매우 중요하다. 간호사가 일하는 영역에서 가치(기술과 지식)가 있느냐 없느냐에 따라 간호사의 가치가 매겨지는 것이 아닌, 누가 어디서 일하느냐에 따라 가치가 매겨지는 허위 가치 체계(false value system)가 간호직에 적용되었다. 즉 가치논쟁은 어디서 돈이 나오느냐에 따라 결정되었다. 그 전문분야가 돈벌이가 되는 분야인지 아닌지의 문제였다. 잠재적 매출이 큰(우연의 일치이지만, 책임질 일도 많은) 분야에서 일하는 간호사들의 보수가 높았다. 돈을 많이 번다는 것은 영향력도 그만큼 크다는 것이다. 영향력이 크다는 것은 인지된 가치가 크다는 것이고, 사이클은 계속된다. 간호문화를 고려하지 않았다면, 혹은 당신이 돈을 많이 버는 분야 밖에 있지 않다면, 이는 그리 나쁜 것은 아니다. 그 부족분이 어디에서 가장 크게 느껴지는가? 특히 노인분야, 시골, 변방, 저소득층 주거지역에 간호인력 부족이 심하다. 간호인력이 가장 부족한 곳이 잠재적 소득이 낮고 안정적이지 않은 지역인 것은 우연이 아니다. 연방 주정부가 더 많은 예산을 지원을 통해 노인학 연구를 확대하고 있지만, 등록간호사들이 장기 요양시설 등에 더 많이 유입되고 있지는 않다.

이러한 토론은 중환자실 간호사들이 가져야만 하는 뛰어난 기술, 재능, 지식을 폄하하자는 것이 아니고, 중환자실 간호사들이 더 많이 보수를 받아야 하는 이유를 생각해보자는 것이다. 중환자실 간호사들은 자신들이 하는 일에 대해서 아주 뛰어나지만, 기본적으로 그들이 일하는 장소가 병원의 매출에 큰 비중을 차지하기 때문이다. 모든 간호사들이 자신이 하는 일에서 매우 뛰어나야 한다. 그게 시장의 표준이다. 동전의 다른 면을 보면, 2002년에 뉴욕타임즈 신문은 10개 중 9개의 요양원은 충분한 간호인력을 보유하지 못한 것으로 보도했다(Pear, 2002). 부시 행정부는 관련 비용을 인용하면서, "요양원에 대해 간호인력 최저 보유 요건을 설정할 계획이 없다고 하였고, 대신에 그 문제는 시장 기능을 통해 해결할 수 있기를 기대한다"고 했다(Pear, 2002). 시장 기능이란 무엇인가? 시간+노력+자본 = 이윤 = 비즈니스라는 것을 잊었는가? 장기 요양시설은 그 개념정의에 맞지 않는다.

간호 역시 경제적 방법에 근거하여 가치가 측정이 되기에, 간호사가 무엇을 어디서 하는지가 매우 중요하다. 간호사의 경제적 가치는 간호사가 일하는 환경에 따른다. 등록간호사의 59%는 병원에서 일하고, 41%는 다른 곳에서 일한다. 대다수의 연구, 계속 교육, 표준, 지침, 소통과 간호 서비스 향상을 위한 조직적인 노력은 병원 간호에 초점을 두고 있다. 그 이유는 모든 노력이 돈이 나오는 곳으로부터 흐르기 때문이다. 어느 비즈니스이든지, 당신은 경제적인 혜택을 먼저 고려하는 것을 보게 될 것이다. 예컨대, Burger Queen와 같은 햄버거 체인점은 일정 수준의 햄버거를 팔 수 있는 인구 규모가 있어야 그 지역에 진출할 것이다. 종합병원과 개인병원도 마찬가지로 보험으로 커버되거나, 환자의 경제수준이 어느 정도 되는 충분한 인구규모가 있어야 그 지역에 병원을 지을 것이다.

5. 간호사들은 어떻게 보상을 받는가?

병원들이나 모든 보건의료 기관들은 영리기관, 정부기관, 비영리기관의 3가지 종류로 나누어진다. 영리기관이 전국적으로 대부분이며, 매니지드 케어(managed care)와 보건관리기구(HMO)와 같은 수익모델을 점검해왔다. 교육 및 대학관련 병원들은 대개 영리모델 범주에 든다. 재향군인관리국(Veterans Administration)은 가장 큰 정부 병원 시스템이다. "무료" 개인병원, 종합병원, 지역사회 병원들은 연방 정부 및 주정부의 지원, 혹은 지역에서의 기부금을 통해서 자금을 조달한다. Shriners Hospitals for Children이나 St. Jude Children's Research Hospital과 같은 비영리 의료기관들은 종종 종교 단체나 자선 단체가 소유하고 있다.

다수의 보건의료 기관들은 영리와 비영리 모델을 그 강령에 넣음으로써 자선이라는 설립 취지를 유지하려고 하고 있다. 이러한 자선과 영리의 결합이 신용카드 업계에서도 발견된다. "미국인들이 보다 더 자선활동에 적극적으로 되고 있다"(Steuerle, 2007). 이는 다수의 보건의료 기관이 채택하고 있는 모델이다. 2005년에 미지급 의료비 청구액이 288억 달러였다는 것을 고려하면(Wall, 2007), 미국세법 501(c)에 따라 여러 공제와 혜택을 받을 수 있는 자선 모델(charitable model)이 재무측면에서 보다 상식적일 것이다.[1] 일반적인 예측과는 달리, 2007년 Wall의 연구에 의하면, 전국적으로 부실 채권이 늘지 않고 있다고 보고했는데, 이는 병원들이 받지 못한 의료비 청구액에 대해 "자선행위(charity)"로 분류했기 때문이다(Wall, 2007).

의료비 지불 방식은 큰 주제이다. 간호사들이 보수를 받는 것은 병원 행정처에서 월급을 줄 만큼 충분히 청구된 의료비를 받을 수 있기 때문이다. 만약 2005년에 288억 달러가 미수채권으로 남아있었다면, 오늘날 어떠했을지 상상해보라. 보험료는 치솟고, 의료비에 대한 개인 부담분(deductible)이 커질 것이고, 의료보험 혜택을 받는 사람은 더욱 적어질 것이다. 당신은 의료비 회수기관들의 가혹한 책략을 알고 있는가? 그들은 단지 "부실 채권" 중 10% 정도만 회수할 만큼 별로 효과적이지 못하다. 사람들이 건강보험에 가입할 수 없다면, 어떻게 그들이 오늘날의 의료비를 지불할 수 있겠는가? 2000년에 Journal of the American College of Surgeons에 실린 한 논문에 의하면, 평균 병원 입원비는 $17,734였다(Taheri, Butz, & Greenfield, 2000). 의료비는 기술발전에 대한 비용, 과실책임에 대한 비용, 보험료, 지불방식 모델, 새로운 질병과 저항성 균주, 약품제조 비용과 생활비의 지속적인 증가로 인해 계속 오르고 있다. 2005년에서 2006년 동안 건강보험에 가입하지 못한 사람의 수는 2백 2십만 명 증가했고, 이는 전체 인구의 15.3%에서 15.8%로 4천 7백만 명에 이른다(National Coalition on Health Care, 2006). 만약 그 숫자가 현재 예측한 대로 증가한다면, 2010년까지 전체 미국 인구의 18% 혹은 5천 5백만 명이 건강보험에 가입하지 못한다. 이러한 예측치와 관련한 또 다른 나쁜 소식은 건강보험에 가입하지 못한 사람 중 다수는 어린이와 청년층이라는 것이다.

> 이것을 앞에서 살펴본 Burger Queen 사례의 시각에서 보자. 종업원에게 급여를 주기 위해서는 간접비(간접비란 사업을 영위하는데 필요한 장비, 재료, 그리고 전기, 임차료, 전화/인터넷, 보험, 임금, 세금 등 서비스에 대한 비용을 말한다)를 커버해야 하고 수익을 올려야 한다(비즈니스란 시간, 노력, 자본을 들여서 이윤을 얻는 것임을 상기하라). 즉 Burger Queen이 매주 $2씩 햄버거를 100개씩 팔아야 한다. 만약 Burger Queen이 수표로 대금을 받고, 20%의 수표는

---

1) 역자주. 미국국세청규정((IRC Solcc)(1)~(29))은 미국연방소득세법상 면세(exemption)를 신청할 수 있는 29가지의 비영리자선기관(nonprofit charitable organization) 유형을 규정하고 있다.

> 부도수표라고 한다면, Burger Queen은 20%에 해당하는 부도수표를 커버하기 위해 120개를 팔아야 하며, 추가로 그 부도수표로 인한 부분을 메우기 위해 24개를 더 팔아야 한다. 즉 총 144개를 팔아야 한다. 부도수표와 광우병, 물가상승, 경제지표 같은 시장 상황, 그리고 Burger Queen이 피클을 사용하느냐 마느냐에 따라 글로벌 경제가 어떻게 반응할지에 대한 통계분석 등을 고려해야 한다. 만약 Burger Queen이 100개 햄버거를 $2에 팔면서 신용카드를 받는다면, 이 또한 계산에 고려해야 한다. 부실채권(부도수표) 혹은 일부가 지불할 능력이 없는 경우에 대한 해결책은 다른 모든 사람들에게 가격을 올리는 것이고, 이것이 바로 보건의료계에서 일어나는 현상이다.

이것이 바로 보험회사와 CMS가 보건의료 비용의 적정 수준을 결정하는 것이 단순하지 않은 이유이다. 1983년 이전에는 대부분의 의료비가 행위별 수가제로 청구되었다. 즉 보건의료 기관이 밴드애이드(band aid)를 사용하여 치료한 대가 $10를 CMS에 청구하고, CMS는 $10를 지불하였다. 오늘날에는 밴드애이드가 얼마일지에 대해 최고액을 정해두었다. 수요는 제한되지 않았는데 공급은 제한되었으며, 바로 이 점이 의료제공자들이 그 차이에 묶여있는 것이다.

우리 Burger Queen 사례에서 100개의 햄버거를 1개당 $2에 팔아야 간접비를 커버하고도 이윤을 남긴다. 부실채권이 있다면, 144개를 팔아야 한다. 즉 종업원들에게 주어진 같은 시간에 더 많이 생산하라고 독려해야 한다. 따라서 효율적인 전문가가 필요하다. 물가상승, 자재배달에 따른 연료비, 보험료(예컨대, 경쟁자인 Burger Prince가 아이스크림 콘 때문에 동상을 입은 고객으로부터 소송을 당해서 Burger Queen의 보험료 역시 올랐다) 등 다른 비용들은 고려하면, 이제는 Burger Queen이 더 이상 간접비를 증가시키지 않고, 175개를 팔아야 한다고 하자. 따라서, 효율적인 전문가를 데려와야 한다. 즉 같은 종업원들이 같은 시간에 더 많은 햄버거를 생산해야 한다.

우리의 고객인 CMS씨는 예산이 제한되어 있고, 햄버거 한 개당 $2를 지불하려고 하니, 우리는 햄버거 가격을 올릴 수는 없다. 우리는 오늘날 경제에서 살아남기 위해 인력과 간접비를 유지하면서 더 많은 햄버거를 만들 수 밖에 없다. 여기에 공급과 수요의 경제학 이론이 개입된다. 공급량이란 Burger Queen이 특정 가격에서 공급할 수 있고, 공급하고자 하는 제품(햄버거)의 수량이고, 수요량이란 CMS씨가 1개당 $2에 살 수 있고, 사고자 하는 햄버거의 수량이다.

보험, 지불구조, 간호사가 보상받는 방식을 이해하는 것이 비즈니스를 이해하는 것이다. 임금 구조는 벌어들일 수 있는 수익에 영향을 받고, 작업, 기술, 지식에는 덜 영향 받는다. 만약 부시(Bush) 대통령이 언급했던 시장의 세력에 따라 장기 요양시설에 대한 수요가 갑자기 나타나고, 청구된 의료비가 잘 지급되고, 시장에서 잘 거래가 된다면, 장기 요양시설에 근무하는 간호사의 임금이 오를 것이다. 임금-작업 비율이 증가한다는 진정한 지표는 보상원리이다. 그 제품이 필요와 욕구를 충족시키며, 제공된 제품이 뛰어나야 하고, 그 제품에 대한 마케팅이 원활하게 이루어져야 한다.

이제 조금 복잡한 문제이다. 누가 돌봄이 필요한 보건의료의 고객인가? 누가 "우수성" 표준을 정하는가? 누가 마케팅 대상 고객인가? CMS 혹은 다른 지불기관인가 아니면, 환자인가?

우리의 Burger Queen 사례로 돌아와보자. CMS씨는 자식들을 데리고 햄버거를 사러 왔다. 햄버거를 팔려면 누구의 욕구와 필요를 충족시켜야 하는가? CMS씨의 아이들이 어디서 햄버거를 사느냐에 중요한 영향을 끼칠 것이고, 그렇다면 CMS씨 아이들이 당신의 고객이다. 하지만 CMS씨가 최종 결정을 할 것이기에 CMS씨 역시 당신의 고객이다. 보건의료에서는 두 명의 고객이 존재한다. 환자와 환자의 의료비를 지불해주는 자들이다. 규제상 작성해야만 하는 서류작업들을 생각해보라. 환자가 건강해질 것이기 때문에 당신이 그 서류 작업을 하는 것은 아니다. 단지 당신은 두 명의 고객을 두고 있기에 그럴 뿐이다. 하나는 당신이 보살피는 사람(환자)이고, 다른 하나는 그 돌봄 서비스 비용을 지불하는 사람(지불기관)이다. 바로 그 지불기관이 궁극적으로 당신의 급여 대부분을 주는 사람이다.

아마도 더 많은 간호사들이 이러한 역동적인 관계를 이해한다면, 서류작업으로 인한 저항이 덜할 것이다. 과거 수년간 그러한 서류작업은 변해왔다. 이는 1997년 균형예산법(BBA)과 의료비 과다지출에 대해 전국적으로 허리띠를 졸라매는 규제를 통해 이루어졌다.

보건의료분야는 2006년에 1천 4백만 명이 일하는 미국에서 가장 큰 산업이며, 2016년까지 3백만 명의 일자리가 더 있을 것으로 전망된다. 또한 미국 내에서 가장 빨리 성장하는 산업이다(BLS, 2008). 레빗(Levit) 등의 연구에 따르면 2001년에 총 보건의료비 지출은 1조 4천억 달러에 이르렀고, 이는 계속 증가할 것으로 보인다. 보건의료는 많은 사람들과 기관들이 보건의료계의 막대한 수익 흐름의 일부라도 떼어가기 위해 노력하는 거대한 산업이다. 어느 기관은 "선행을 베풀고"(비영리), 어느 기관은 "봉사하며"(정부기관), 어느 기관은 "이윤을 추구하며"(영리기관), 어느 기관은 이 세 가지 모두를 추구한다. 보건의료계는 우리가 일하는 복잡한 비즈니스이며, 이는 앞으로도 간호전문직의 본거지인 시스템에 영향력을 행사하려는 다수의 이해관계자들로 인해 그 복잡성이 한층 더

해질 전망이다. 만약 간호사들이 자신들이 제공하는 제품에 대한 가치가 얼마이고, 어떻게 보상을 받느냐에 대해 큰 목소리를 내고자 한다면, 간호사들은 누가 무엇을 왜 지불하는지 알아야 하고, 그 과정에 적극적이고 지성적으로 관여해야 한다. 간호사들이 계획단계에 관여해야 한다.

> 당신이 비즈니스와 보건의료에 대해 이해한 것을 축하합니다. 우리의 감성적 측면을 위해 잠시 쉬어갑시다. 우리 모두는 간호사이다. 토마스 린치(Thomas Lynch, 1987)가 쓴 "여성에 대한 선물"이라는 아름다운 문구는 간호사들에게도 적용된다. "거의 매일 나는 여성의(간호사의) 동반자라는 즐거움과 지적인 행복에 대해 고맙다는 장황한 설명을 되풀이 한다. 내 것과 나는 그 지식에 의해 구원받고, 위안을 받으며, 도전받고, 사랑받고, 개선된다."

비즈니스 관련 권장도서 목록

1. Drucker, P(2001) The Essential Drucker. New York: Harper Collins.
2. Csikszentmihalyi, M(2003) Good Business: Leadership, Flow, and the Making of Meaning. New York: Penguin Putnam Books.
3. Harvard Business Review, Boston, MA.
4. Assaraf, J., & Smith, M(2008) The Answer: Grow Any Business, Achieve Financial Freedom, and Live an Extraordinary Life. New York: Atria Books.
5. Kaplan, R., & Norton, D(1996) The Balanced Scorecard: Translating Strategy into Action. Boston: Harvard Business School Press.

복습 질문

1. 가장 오래된 병원의 흔적은 언제까지 거슬러 올라가는가?
2. 어떤 3가지 지불구조 모델이 보건의료에 무슨 중요한 영향을 미쳤는가?
3. 어느 지불구조가 보건의료에 포괄 수가제를 도입하도록 했는가?
4. 보건의료 비용이 증가하게 된 3가지 동인에 대해 열거하라.
5. 영리 보건의료 기관, 정부산하 보건의료 기관, 비영리 보건의료 기관의 예를 드시오.
6. 보건의료에서 두 종류의 고객은 누구인가?

참고문헌

Barakat, P(2000, October–December) Paying the price of the BBA. *Business and Economic Review. Retrieved* April 7, 2009, from http:// findarticles.com/ p/ articles/ mi_qa5313/ is_200010/ ai_n21461425

Bureau of Labor Statistics (BLS) (2008) *Career Guide to Industries, 2008-09 edition.* Retrieved April 7, 2009, from http:// www.bls.gov/ oco/ cg

Centers for Medicare and Medicaid Services (CMMS) (2008) *Key milestones in CMS programs.* Retrieved July 8, 2008, from http:// www.cms.hhs.gov/ History/ Downloads/ CMSProgramKey Milestones.pdf

Fetter, R(2001) *A guide to the Robert Barclay Fetter Papers.* Manuscripts and Archives, Yale University Library. Retrieved July 9, 2008, from http:// mssa.library.yale.edu/ findaids/ eadPDF/ mssa.ms. 1496. pdf

Harrington, C(2007) How to improve nursing homes: One expert's 30-year view. *Aging Today,* 28(5) Retrieved July 8, 2008, from http:// www.allhealth.org/ BriefingMaterials/ AgingToday-Harrington-985. pdf

Kenny, J(2008) *How to define business.* Retrieved July 21, 2008, from http:// ezinearticles. com/? How-to-Define-a-Business& id = 108146

Levit, K., Smith, C., Cowan, C., Lazenby, H., Sensenig, A., & Catlin, A(2003) Trends in U.S. health care spending, 2001. *Health Affairs,* 22(1), 154– 164.

Lynch, T(1987) *Skating with Heather Grace.* Retrieved April 7, 2009, from http:// www. thomaslynch.com/ skating.html (please visit Mr. Thomas's Web site for his collection of poetry)

Nagamine, H., Jaing, J., & Merrill, C. T(2006) *Statistical Brief #14: Trends in elderly hospitalizations, 1997–2004.* Retrieved July 18, 2008, from http:// www.ahrq.gov/ data/ hcup

National Coalition on Health Care(2006) *Facts on health insurance coverage.* Retrieved July 10, 2008, from http:// www.nchc.org/ fact/ coverage.shtml

Pear, R(2002, February 12) 9 of 10 nursing homes in U.S. lack adequate staff, a government study finds. *The New York Times.* Retrieved April 7, 2009, from http:// www.nytimes. com/ 2002/ 02/ 18/ us/ 9-of-10-nursing-homes-in-us-lack-adequate-staff-a-government-study-finds.html?scp = 1& sq = 9% 20of% 2010% 20nursing% 20homes% 20lack% 20adequate% 20staff, %20study% 20finds& st = cse

Steuerle, E(2007, October 8) Blurring the line between charities and businesses. *Washington Post,* p. D03. Retrieved April 7, 2009, from http:// www.washingtonpost.com/ wp-dyn/ content/ article/ 2007/ 10/ 07/ AR2007100701167. html

Stoil, M. J(2001) *Will CMS be everyone's friend?* Retrieved May 1, 2009, from http:// www.

thefreelibrary.com/ Will+ CMS + Be + Everyone's + Friend% 3f-a079355467

Taheri, P. A, Butz, D. A., & Greenfield, L. J(2000) Length of stay has minimal impact on the cost of hospital admission. *Journal of the American College of Surgeons,* 191(2), 123–130. Retrieved July 14, 2008, from http:// www.journalacs.org/ article/ S1072-7515(00) 00352-5/ fulltext

Thompson, T(2002) *From diagnosis to payment: The dynamics of coding systems for hospital, physician, and other health services.* Prepared by K. Matherlee for the Secretary of the U.S. Department of Health and Human Services, National Health Policy Forum. Retrieved April 7, 2009, from http:// www.nhpf.org/ library/ background-papers/ BP_Coding_1-02. pdf

U.S. Census Bureau(2004) *Population estimates.* Retrieved July 20, 2008, from http:// www.census.gov/ popest/ estimates.php

Wall, J. K(2007) *Senex grows as unpaid hospital bills take off.* Retrieved July 21, 2008, for http:// www.redorbit.com/ news/ health

제 2 부

전략계획수립의
원리와 기초

제4장

무엇이 전략계획수립인가?

학습목표

1. 전략계획수립(strategic planning)과 간호과정(nursing process)을 비교한다.
2. 전략계획수립(strategic planning)의 요소를 파악한다.
3. 비판적 사고(critical thinking)와 전략적 사고(strategic thinking)의 유사성을 인식한다.
4. 내부 요인(internal factors)과 외부 요인(external factors)을 구분한다.
5. 성과 목표(performance target)가 무엇을 의미하는지 설명한다.
6. 전략계획의 세 가지 주요 구성요건을 검토한다.
7. 누가 전략계획의 이해관계자인지를 알아본다.
8. 가치(value)와 비전(vision)을 명확히 한다.
9. 일상적인 목표(ordinary objectives)와 전략 목표(strategic objective)를 구분한다.

비즈니스에서는 일상적인 일이지만, 계획수립이란 가용자원하에서 과업의 우선 순위를 정하는 것을 말한다. 전략계획수립이란 비즈니스의 결과를 달성하기 위해 가용자원하에서 과업의 우선 순위를 정하기 위해서 생각하는 것을 말한다. 제4장에서는 전략계획수립 과정의 용어와 기본 원칙을 이해하도록 한다. 전략계획을 성공적으로 수행하기 위한 주요 요건과 원칙을 설명한다.

1. 전략(Strategy), 전략계획(Strategic Plan), 전략계획수립 과정(Strategic Planning Process)

본서의 원저자들은 간호계에 모두 합해서 49년을 일해왔다. 변화에 직면할 때, 간호계와 간호교육이 항상 원활하게 기능하지 않는다는 현실을 알았을 때에서야 우리가 복잡한 간호교육을 혁신시키는 특권과 도전과제를 가졌다고 생각했다. 간호계와 간호교육의 여러 세부분야는 비즈니스의 표준 원리를 따르지 않았다. 간호계와 간호교육은 비즈니스 과정 내에서는 원활하게 작동하지 않았다. 간호계의 문화는 우리가 하는 것과 우리가 어디에서 일하는가 간의 내부적인 차이를 만들어냈다. 이러한 차이로 인해 간호사의 지속적인 부족을 야기하고, 간호사들이 그 전문직종을 빠져나가는 주된 원인이 되는 단절을 가져왔다.

간호사는 돌봄 서비스를 제공한다. 제1부에서 다룬 바와 같이, 돌봄 서비스와 비즈니스는 두 가지의 특징적인 패러다임에서 작용한다. 그리고 전문직 측면에서도 매우 다른 기술과 지식을 배우고, 실무에 적용한다. 간호사들이 간호경력에서 과거 좌절, 고뇌, 그리고 불만족을 회상할 때, 대부분은 비즈니스와 돌봄 서비스 간의 근본적인 단절에서 시작된다. 간호사들이 전문직에서의 지식 부족을 인식한다면 우리가 무엇이 부족한지, 왜 간호계의 회합은 짜증나는지, 왜 관리부서에서는 우리의 걱정거리를 이해하지 못하고 별로 대수롭지 않게 여기는지, 그리고 변화, 혁신과 보다 권한이 부여된 전문직종을 수행한다는 책임의식을 촉진할 기술을 어떻게 하면 우리가 연마할 수 있는지를 이해할 수 있다. 본서는 간호사들이 이러한 균열(chasm)을 극복하고, 모든 간호사들이 전략계획을 인식하고, 계획하고, 실시하는 것을 도와주는 첫 단계이다.

전략계획수립에 들어가기에 앞서, 당신이 매일 간호실무에서 수행하는 간호과정(nursing process, NP)에 대해 생각해 보자. 사정(assessment), 진단(diagnosis), 계획수립(planning), 실행(implementation), 평가(evaluation)가 간호실무의 중요한 요소이다. 종종 간호과정은 어느 아이템이 북미간호진단협회(North American Nursing Diagnosis Association) 혹은 다른 간호진단 전문용어와 관련이 있는지 여부가 우리 고객의 돌봄 서비스 요구를 규정하고, 설명하는 목적에 잘 부합하는지를 알아내는 완고하고 따분한 과정으로 여겨진다. 우리가 전문용어의 세부사항과 장황함에 빠진다면, 우리는 곧 따분하게 느낄 것이고 전문적인 간호 의사소통을 표준화하는 과정을 효과적으로 수행할 수 없다. 간호용어가 복잡하고 난해하지만 우리가 그 목적, 즉 효과적인 의사소통과 돌봄 서비스의 결과를 향상시킨다는 그 본연의 목적을 생각한다면, 그 과정은 단순하다.

전략계획수립(strategic planning)과 간호과정(nursing process)은 많은 점이 닮았다. 양자 모두 그 결과가 향상되기를 바라며 모두 단순하고, 빠르고, 쉽게 실행에 옮길 수 있고, 모두 전문용어와 난해함에 빠져들 수 있고, 본연의 목적인 향상된 돌봄 서비스 달성을 위해 매일매일의 의사결정과 문화적 기대가 반영되어야 한다. 간호 서비스의 질을 개선하고, 이에 책임을 질 때마다 느끼는 좌절감과 무력감 대신에 우리는 이제 돌봄 서비스와 비즈니스의 결합을 통해 권한을 부여받았다. 비즈니스가 돌봄 서비스를 옹호하고 돌봄 서비스 능력을 강화시켜줄 것이다.

> 간단히 말하자면, 전략계획수립이란 다음과 같다.
>
> - 우리는 누구인가?
> - 우리가 필요로 하는 것, 원하는 것은 어디에 있는가?
> - 우리가 원하는 것을 찾으러 가는 가장 최선의 방법은 무엇인가?
> - 우리의 진도를 어떻게 평가할 것인가?

전략계획수립 과정을 이해하는 것은 품질 향상, 변화, 혁신에 동참하는 데 기초 지식을 제공한다. 당신 혹은 당신의 조직이 바라는 바를 이루는 "희망의 길"을 밝혀주는 도구이다. 따라서 다음의 용어정의와 함께 전략계획수립으로의 여행을 떠나자. 전략계획수립이란 분명한 비전과 구조화된 형식을 갖춘 계획수립을 말하며, 계획수립 과정의 세부적인 부분을 평가하고 정의하며, 오늘날의 비전이 미래의 현실이 되도록 하는 것이다.

1-1 용어 해설

전략계획수립(strategic planning): 전략계획수립이란 전략계획을 만들어가는 과정으로, 전략계획의 목표는 특정 미래에 조직을 이끌고, 성공에 대한 중요한 척도를 제공해주는 실무적인 도구를 개발하는 것이다(Burns, 1994, p.1). 전략계획수립을 통해 효율적이고 효과적인 운영이 가능하고, 일관되고 중점 분야에 집중하며, 의미있는 변화를 달성하고, 의사결정 과정을 간소화하는 문서화된 개요를 말한다. 간단히 말하면 매우 지적인 자원관리이다.

전략계획(strategic plan): 전략계획이란, 현재 당신의 위치에서 향후 당신이 원하는 수준으로 가는 계획된 변화 혹은 지도를 말한다. 이는 "어떻게 거기까지 가는가?"라는 식이며, 당신 차에 있는 지도와 같다. 당신 혹은 당신의 조직이 앞으로 나갈 수 있게 도와주는 목표에 기반을 두고 있다. 이러한 계획이 기업을 차별화 시키고, 품질 혹은 생산능력을 향상시킴으로써 경쟁우위를 가져다 준다. 전략계획은 여러 변수들을 검토하고, "최선"의 방향을 결정한다. 전략계획의 예로는, 의도적으로 당신의 아이디어, 당신의 실무, 당신의 조직, 혹은 당신의 비즈니스를 전향적으로 구동시키는 계획이다. 다음의 사례에서, 우리는 다양한 영향 요인을 고려하면서 돌봄과 비즈니스의 원리에 따라 간호사를 교육하고 훈련시키는 계획을 수립할 것이다. 이는 간호 프로그램에 수용될 수 있는 만큼 단순할 수도 있고, 간호 교과과정을 재설계해야 할 만큼 복잡할 수도 있다. 당신이 과거에 수립하고 실행했던 전략계획에 대해 생각해 보라.

____

____

전략(strategy): 전략이란 현재와 미래의 보건의료 분야에 기반해서 현재 당신의 위치에서 당신이 미래에 가고자 하는 수준까지 그리고 당신이 어디로 가고 있고, 왜 그렇게 하는지에 대한 실행 단계들을 말한다. 이러한 실행 단계들을 전략이라고 하며, 가장 가능한 방향으로 당신의 사명에 방향제시를 해준다. 전략의 예로는 (1) 책 계약을 이행하는 것, (2) 비즈니스와 돌봄 서비스의 간에 만들어진 시너지효과를 간호사들이 더 잘 이해할 수 있도록 전략계획수립에 대한 책을 쓰는 것 등이다. 당신의 비전과 사명을 실행에 옮길 수 있는 전략에 대해 생각해 보라.

____

____

전략계획수립 과정(strategic planning process): 전략계획수립 과정이란 간호과정에서의 사정(assessment) 및 진단(diagnosis)과 유사한 "전략 이전의 계획수립"이다. 계획이 어떻게 진행될지에 대한 틀을 짜는 조정과 체계적인 과정이다. 계속 변화하는 환경에 반응하여 미래 결과를 최적화시키기 위해 계획의 방향이 잡혀야 한다. 전략계획수립 과정은 전략검토(strategic review)라고 불리기도 한다. 전략계획수립 과정(전략검토)의 사례로는 필요성을 규정하고, 비전과 사명을 정하고, 우리가 바라는 바를 이룰 수 있도록 여러 방법(전략)을 도출하는 것이다. 예컨대, "최상의 간호 돌봄 서비스라는 비전을 실현함으로써 세계 어린이들에 대한 평화와 가능성"과 같은 우리의 목적을 달성하기 위해 우리가 고려할 수 있는 방법이 많이 있고, 우리가 누구인가, 우리가 선호하는 것과 선호하지 않는 것들, 우리의 재능 및 능력, 혹은 우리의 문화에 근거해서 우리에게 가장 좋은 과정을 선택해야 한다. 우리의 계획은 4가지 구성요인을 포함한다. 저술, 인터넷 기반 비즈니스, 훈련, 자문이다. 만약 우리가 계획을 성공적으로 계속 실행하려면, 각각의 구성요인들에 대한 전반적인 전략계획, 개별 계획과 전략이 필요하다는 것을 알게 될 것이다. 당신의 개인적, 전문적인 목적을 실현하기 위해서 전략계획에서는 어떤 구성요인이 필요할 것인지 생각해 보라.

전략적 사고(strategic thinking): “그것은 언제나 그렇게 해왔어요”라고 말하는 것은 전략적 사고와는 정반대이다. 전략적 사고는 비판적 사고(critical thinking)이라고 부르기도 하지만, 전략적 사고는 비판적 사고보다 더 많은 개념을 포함한다. 전략적 사고와 비판적 사고는 모두 질의, 증거, 창의성, 개방적 사고방식, 다양성에 대한 수용성, 그리고 진실 추구 학습에 근거한다. 전략적 사고는 비전, 지혜, 그리고 창의적 문제해결 방식이라는 3가지 주요 구성요소가 있다.

> 전략적 사고의 3가지 주요 구성요소
>
> 1. 비전 (혹은 그러한 비전을 만드는 것)
> 2. 지혜 (당신이 속한 전문직 혹은 비즈니스와 이에 영향을 미치는 참여자와 변수에 대한 명확한 인식)
> 3. 창의적인 문제해결 방법 (비전과 건전한 판단에 근거하여, 효과적인 해결책이 만들어지고, “고정 관념을 뛰어넘는 사고”(혹은 Corvey(1992)가 언급했듯이 “고정 관념을 깨는 사고”)가 최선의 해결책일 것이다.)

“어떤 것도 성공처럼 실패하지 않는다”라는 유명한 표현이 있다. 다른 말로 표현하면, “그것은 언제나 그렇게 해왔어요”라고 이야기하는 것이 지난 주, 지난 해에는 그럭저럭 잘 되었을 것이지만, 오늘날에는 도전에 직면해 있다. 우리는 새로운 증거와 학습방식을 가지고 있거나, 우리의 과업을 완수하는 더 나은 방식을 발견했을 수도 있다. 지금이 현재 우리의 지식과 내일, 다음 달, 5년 후에 대한 우리의 가장 지적인 “추측”을 기반으로 해서 다시 생각하고, 문제를 해결하고, 창출해낼 시기이다. 우리는 “전략적인(strategic)”이란 말을 “반응하는(responsive)”이란 단어와 동의어로 쓴다. 전략적 사고의 사례로, 우리의 비전은 최상의 간호 돌봄 서비스라는 비전을 실현함으로써 세계 어린이들에 대한 평화와 가능성을 추구한다. 우리의 “지혜”는 모두 합쳐서 49년 동안의 간호 경력과 계속 교육에 따른 “지혜”, 즉 창의적인 문제해결, “일상적인” 간호 영역에서 약간 벗어나서, 새로운 시각으로 간호계의 딜레마를 바라볼 수 있는 것이다. 당신이 어떻게 전략적인 사고를 활용하는지 하지 않는지, 당신의 조직에서 전략적 사고가 채택되는지 아닌지에 대해 생각해보라. 역으로 당신은 당신의 조직에서 전략적으로 생각하는 것에 대해 반대한 적이 있는가?

전략 설계자(strategy engineer): 전략 설계자란 계획의 진도를 기록하고, 조직화와 계획수립에 기여하고, 장기목표(goal)와 각각의 장기목표 내에서 세부 목표(objective)에 초점을 두면서 장기목표(goal)를 달성하기 위한 실행 단계를 모든 이해관계자들과 소통하는 연결자이다. 전략 설계자의 역할이 없을 때 계획수립 과정은 난항을 겪는다. 계획이라는 것이 다음 해에 간부 회의를 위해서 책장에 먼지에 쌓여있는 것이 아니라는 것을 분명히 해야 한다. 당신은 긍정적인 변화를 이루기 위해 모든 창의성과 열정을 바쳐 계획수립 과정에 참여하였지만, 정작 일을 하기 직전에는 모두 다 잊은 적이 있는가?

가치(value): 가치란 사고방식, 행동, 태도를 이끄는 원칙, 우선순위, 표준을 말한다. 가치의 사례로는, 간호사들에게 권한을 부여하는 것, 진실성, 타인에 대한 존경, 문화적 수용성, 평화, 어린이들을 위한 어린 시절, 우수성 등이 있다. 당신의 가장 중요한 3가지 가치를 열거해 보라.

비전(vision): 비전(vision)이란 가치(value)에 근거한 통찰력과 선견지명을 말한다. 가치는 종종 당신의 목적(purpose)이라고 불리기도 한다(즉 "왜 우리가 여기에 있는가"라는 식의 것이다). 비전의 예로는, 간호사들이 최상의 간호 돌봄 서비스를 실현시킴으로써 세계 어린이의 평화와 가능성을 이루는 것 등이다. 당신의 간호에 대한 비전과 간호사로서의 비전을 생각해 보라.

사명(mission): 사명(mission)이란 가치와 비전에 근거한 과업 혹은 목표를 말한다. 즉 표출된 가치와 비전을 실현시키기 위한 과업 혹은 목표를 말한다.

> 사명 선언문 (mission statement) 사례로는
>
> 1. 간호직종이 누구를 보살피는 분야이기에 "왜 우리가 여기에 있는가?"에 대해 분명하게 간호사를 교육, 훈련시킨다.
> 2. 비즈니스 원리에 맞추어 간호사를 교육, 훈련시킨다.

당신의 비전을 실현시킬 수 있는 하나의 미션을 생각해 보라.

지속적인 개선(continous improvement): 우리가 품질지표 혹은 어떤 것을 개선하려고 생각한다면, 우리는 개선할 것에 대한 준거점을 먼저 정해야 한다. 간호과정의 평가(evaluation)단계와 유사하게, 간호사들은 지속적으로 시행되는 치료법이 효과가 있는지를 지속적으로 평가해야 한다. 우리는 바라는 결과를 얻기 위해 돌봄 서비스를 향상시키려 지속적으로 살핀다. 약물이 올바로 처치되지 않는 등 환자 간호에 과오가 있을 수 있다는 것을 알고 있고, 이는 돌봄 서비스의 지속적인 향상이 필요하다는 것을 말해준다. 우리가 지속적인 질개선(CQI), 질개선(QI), 혹은 어느 다른 약어를 사용하든지 간에 우리는 문제가 있다는 것과 그 개선책을 파악한다. 그것은 지속적인 과정이다. 지속적인 개선의 사례로는 돌봄 서비스와 비즈니스 원칙 간의 차이를 정의하는 것 등이다. 우리는 지속적인 개선이 이루어져야 한다는 것을 인정한다. 당신이 개선이 필요하다고 규정한 분야에 대해 지속적인 개선의 개념을 어떻게 적용할 것인가를 생각해 보라.

기간 설정(time frame): 전략계획은 개인(개인의 전략계획), 조직, 혹은 비즈니스가 일정 기간 지속되는 시기를 기술한다. 규정된 필요와 문제에 따라서, 전략계획은 6개월, 1년, 혹은 5년 혹은 그 이상을 산정할 수 있다. 다수의 계획은 단기, 장기 계획과 바라는 바를 달성하는데 필요한 전략들을 포함한다. 기간 설정의 사례로는, 단기의 경우는 간호 프로그램 신청서를 기한 내에 제출하는 것, 장기의 경우는 간호 프로그램을 4년 안에 완수하는 것 등이 있다. 당신이 규정한 문제 해결에 필요한 기간을 생각해 보라.

단기:

장기:

장기계획수립(long-term planning)과 **전략계획수립(**strategic planning**):** 장기계획과 전략계획이라는 두 개념을 구분할 필요가 있다. 장기계획은 종종 수년간의 장기간에 걸친 목표를 설정하는 데 사용된다. 장기계획의 사례로는 10년간 나는 학교 대출금을 상환하고, 새로운 차를 사기 위해 저축하는 것이다. 반면에 전략계획은 내가 어떻게 학교 대출금을 상환하고 어떤 차를 살 것인지에 대해 계산해주는 것뿐만 아니라, 내가 그 목표를 이루는 가장 좋은 전략을 도출하고, 그 목표에 영향을 주는 변수들과 그러한 변수들에 어떻게 대처하는 방식을 규정한다.

상황 분석(situation analysis): 개인 혹은 조직은 자기들이 원하는 상황과 주변 환경에 대해서 자신의 현 위치를 꼼꼼하게 점검해야 한다. 이러한 전략계획 과정은 당신이 현재 있는 위치에 당신이 왜 있는지 그 배경에 대해 검토해야 한다. 그리고 현실도 직시하고, 전략검토의 일부로서 일상적인 “다음 단계”를 결정해야 한다. 이러한 상황 분석의 사례로는, 간호사가 현재 준학사 학위를 가지고 있기에, 승진 기회가 제한되어 있다고 느낀다면, 현재 취업 기회에 영향을 주는 모든 적절한 요인들을 고려해 보는 것이다. 현재의 개인적인 전문적인 상황을 생각해보고, 상황분석을 실시해 보라. 즉 당신이 어디에 있었고, 현재 어디에 있으며, 어디로 가고자 하는지에 대해 생각해 보라.

경쟁우위(competitive advantage): 무엇이 당신과 당신의 조직을 다른 사람 혹은 다른 조직들과 구별되게 하는가? 분명한 것은, 당신이 중요하다고 여기는 모든 것에서 당신은 좋은 품질을 원한다. 돌봄 서비스라는 것은 그 슬로건이 “절약하면서 더 좋은 삶을 살자(Save money, live better)”라는 월마트(Wal-Mart)와 같지는 않다. 물론 이러한 슬로건을 좋아하는 병원장이 있을 수는 있다. 이는 “틈새 시장(market niche)”으로 당신 혹은 당신의 조직이 제공하는 것이 독특하고, 다른 사람 혹은 조직이 제공하는 것보다 더 낫거나 비교할 수 없는 것을 말한다. 몇몇 병원들은 신생아 전문병원, 심장 전문센터라고 불린다. 이것은 우연이 아니다. 그 병원들은 전략적으로 필요를 규정하였고 그 시장을 얻기 위해 노력했다(물론 우리는 신생아 의료 시장 점유율을 확보한다고 하는 것에 불편함을 느끼지만, 그게 오늘날의 현실이다). 또한 매그넷 인증 프로그램 브랜드와 왜 병원들이 그 지정을 받고자 하는지 생각해 보자. 경쟁우위의 사례: 우리는 권한이 부여된 시너지효과의 표출로서 돌봄 서비스에의 차이에 대해 논의하지 않았다고 규정했다. 간호의 전 계층에서 비즈니스 과정을 통해 간호의 역할을 강화함으로써 간호 돌봄 서비스를 강화시키는 것은 전문 실무 및 관리에만 해당되는 것은 아니다. 당신과 당신의 조직이 경쟁사에 비해 어떻게 경쟁우위를 창출하는지 생각해 보라.

내부 요인 혹은 내부 환경(internal factors or environment): 이것은 당신이 어디에서 당신 혹은 당신 조직의 강점 혹은 약점을 규정하는지의 문제이다. 내부 요인 혹은 내부 환경은 다양한 “자원”의 형태를 띤다. 즉 재무자원(당신은 충분한 자금이 있는가? 당

신은 그 자금을 최적으로 관리할 수 있는가?), 시설(사무실 공간, 장비, 입지, 건물의 난방 등), 인적 자원(충분한 사람, 적절한 자질과 능력, 이러한 가치있는 사람들을 관리하는 방식 등), 정책과 절차(당신은 모든 것을 처음부터 만들기 시작해야 하는가, 모든 사람이 누가, 무엇을, 그리고 왜 하는지 알고 있는가?), 그리고 중요한 것들, 시간(시간관리 및 충분한 시간이 있는지 여부) 등이다. 내부 요인인 강점과 약점이 SWOT 분석에서 첫 두 가지의 구성요소이다.

내부 요인의 사례:

- 재무자원: 책을 쓴다는 것(authoring)은 시간을 투입하는 것으로 막대한 재무 자원을 요하지는 않는다.
- 시설: 우리는 책을 쓸 수 있는 충분한 공간과 기자재를 가지고 있다.
- 인적 자원: 우리는 같이 책을 쓰는(coauthoring) 과정에서 우리의 독특한 능력과 재능을 최대로 발휘해야 한다.
- 정책과 절차: 우리는 우리의 책을 집필하는 것에 대해 필요한 정책과 절차에 대해 규정하고 합의하였다.
- 시간: 우리는 집필 일정을 세웠으나 시간관리가 쉽지 않음을 인식하였다.

재무자원, 시설, 인적자원, 정책과 절차 그리고 시간이라는 구성요인들을 활용해서 당신의 강점, 약점에 대해 간단한 평가를 해보라.

____

____

외부 요인 혹은 외부 환경(external factors or environment): 외부 요인 혹은 외부 환경이라 함은 당신 혹은 당신의 조직의 외부로부터의 영향 요인이다. 이는 기회와 위협이다. 기회라 함은 성장 분야, 미개척 시장점유율, 혹은 문제를 정의하고 실행가능한 해결책을 수립하는 것 등이다. 위협은 메디케어 지급분의 감소, 해결책을 제한하는 규제, 다른 경쟁요인의 발생, 시장 포화상태(제품이 너무 많고, 구매자 수는 적은 경우), 기타 다른 경제적 동인 등이다.

외부 요인에 대한 사례:

- 기회: 간호사에 대한 수요가 있으며, 그 수요는 지속적으로 증가할 것으로 예측된

다. 간호사 부족과 전세계적인 간호인력 부족 사태로 인해 전문적으로 숙련된 간호사에 대한 수요가 지속적으로 늘어날 것이다.

- 위협: 여성에게 다른 직종에 대한 선택권이 늘어나고, 매력적이지 않은 임금 수준, 장기 교대 근무로 인한 힘든 작업, 허리 부상 및 감염 등으로 인한 근무 위험, 그리고 불규칙한 근무시간 등이다. 당신이 전략계획을 수립할 때에 어떤 기회와 위협 요인이 있는지 생각해 보라.

SWOT 분석(강점, 약점, 기회, 위협, 분석): SWOT는 강점(strength), 약점(weakness), 기회(opportunity), 위협(threat)을 말한다(부록 4a: SWOT 분석표).

균형성과표(balanced scorecard): 균형성과표(balanced scorecard)란 하버드 대학 교수인 카플란(Robert S. Kaplan)과 노턴(David P. Norton)이 개발한 전략수립 과정의 중요한 도구로, 최고경영자가 비즈니스에서 신속하고 포괄적인 시각을 갖도록 도와준다.[1] 균형성과표는 4가지 지표로 이루어졌는데 우선 과거에 일어났던 사실을 말해주는 전통적인 재무지표(financial perspective)와 고객만족(customer satisfaction), 내부과정(internal process), 그리고 조직의 혁신(organization innovation)과 개선활동(improvement activity)이라는 추가적인 3가지 운영지표로 구성되어 있다. 이러한 운영지표들은 미래의 재무 지표에 영향을 준다. 균형성과표의 목적은 관리자와 리더에게 회사의 비전에 이르는 경로에 효과적인 변화를 주는 필요 자원을 운용할 수 있도록 도움을 주는 데 있다. 조종사와 마찬가지로 경영자는 미래 여정을 주시하기 위해 환경과 성과의 여러 측면에 대한 기계장치가 필요하다. 우리는 제9장에서 균형성과표에 대해 보다 자세히 살펴볼 것이고, 기본적으로 이러한 과정 도구를 어떻게 채택하는지를 보여줄 것이다. 우리는 당신의 행정부서가 이러한 도구에 대해서 분명하게 이해하고 있고, 대체로 당신의 업무와 작업환경이 카플란과 노턴의 업적에 영향을 받는다.

시장 초점(market focus): 이는 당신의 고객에 대해 초점을 두는 것에 대한 것이다.

---

1) 역자주. Kaplan, R.S. and Norton, D. P., "The Balances Scorecard – Measures that Drive Performance", Harvard Business Review, Jan-Feb, p.71 (1992)

은퇴자들이 모여 사는 지역에 신생아 전문병원을 개원한다고 가정하자. 하지만 이 경우에는 보다 분명한 시장 초점, 즉 노인분야에 전문성이 있는 예방 의학 전문병원이 보다 적절해 보인다.

시장에 초점을 둔 비즈니스의 사례: 우리가 본 저서를 집필하면서, 우리는 평균 나이 47세, 93%가 여성, 85%가 병원에 근무하는 간호사들의 시각으로 모든 간호사들의 딜레마를 생각했다. 우리는 우리의 수년간 다양한 분야의 간호 경험으로부터의 교훈을 도출해냈다. 또한 우리는 간호사들이 돌봄 서비스를 실시하는 방식과 장소를 알고 있고, 계속해서 모든 간호 계층과 여러 분야의 돌봄 서비스 종사자들에게 경의를 표한다. 당신의 조직이 추구하려는 시장 초점에 대해 생각해 보라.

성과 목표(performance target): 간호는 결과물 측정이라는 단어에 더 친숙하지만, 목표가 명확히 규정되지 않고 측정할 수 없다면, 그 목표를 달성할 수 없다는 것이다. CMS는 결코 발생하지 말아야 할 (혹은 적어도 CMS가 지불하지 말아야 할) 분명하고 측정 가능한 결과라는 "절대 일어나지 말아야 할 사안(never events)"에 대해 규정했다. 부정적인 목표는 성과 목표와 그 결과물 측정을 결정하는 한 방법이지만, 효과적인 예방이 계량화하기 어려운 것처럼 측정이 매우 어렵다. 성과목표는 구체적이어야 한다. 비즈니스에서 구체적인 목표는 이윤과 종종 관련된다. 즉 매출 1백만 달러 달성 혹은 햄버거 5백만 개 판매 등이다.

당신의 성과 측정치와 당신의 작업 부서가 달성하고자 하는 것을 생각해 보라.

"간호교육 혁신: 개혁에 대한 요청(Innovation in Nursing Education: A Call to Reform)"이라는 현황보고서에서 전미간호연맹(NLN)은 "간호교육이 과거 항상 해왔던" 방식에 도전했다. "현재 필요한 것은 미래 간호실무를 창출하고 형성하기 위한 간호교육에서의 개혁과 혁신"이라고 하였다(NLN, 2005). 전미간호연맹

은 간호교육과 간호계의 새로운 미래를 위해서 11개의 권고안을 제안했다(NLN 웹 사이트 참조 http://www.nln.org). 전미간호연맹이 설정한 성과목표는 교육 논리적인 모델과 연구에 기반한 혁신과 개혁이다. 이는 간호교육자들과 이해관계자들이 전략적으로 계획을 세울 수 있도록 전략적 사고를 요하는 포괄적이고 복잡한 목표이다.

상황 대응 계획(contingency plan): 어떤 계획도 변화가능하며, 계획에는 "상황이 좋지 않을 때"에 대한 언급이 있어야 하고, 유연한 상황 대응 계획은 다음의 3가지 유형이다.

(1) 예견할 수 없는 결과에 대한 계획: 예견이 불가능하고 대개의 경우 통제할 수 없는 사태에 대한 계획. 예컨대 종업원이 독감에 걸리거나, 주식 시장의 등락, 태풍이 해안을 강타한 경우 등이다. 물론 모든 사람이 그러한 만일의 사태까지 모두 준비할 수는 없지만, 좋은 계획은 운영 계획의 연속성이 필요하다고 인식한다.
(2) 리스크 평가 계획: 비즈니스 및 전문직에 영향을 주는 리스크에 대해 평가하고 계획에 고려해야 한다. 즉 수리 혹은 업그레이드를 위한 충분한 자금에 대한 계획.
(3) 재난 대비 계획: 생산능력이 다한 경우 혹은 대량 사상자가 발생한 경우에 무엇을 할지에 대한 계획 같은 재난 시를 대비한 계획.

모든 3가지 상황 대응 계획이 전략계획에 포함되어야 한다. 이러한 개념정의와 사례들은 전략계획의 큰 그림이다. 부록 4b에 자세한 용어정의가 되어 있다.

2. 전략계획의 구성요소

전략계획(strategic plan)은 국가재난 대비계획과 같은 막대한 분량의 서류이거나 당신의 집 전화에 입력해둘 비상연락망 번호를 결정하는 단 한 페이지짜리 문서일 수도 있다. 모든 전략계획은 사정(assessment), 방향설정과 계획 보완 및 채택, 실행과 평가라는 3가지를 갖추고 있다. 즉 전략계획수립(strategic planning)은 간호과정(nursing process)과 유사하다.

2-1 사정(assessment): 점검하고 검토하기

변화과정에서의 첫 단계는 조직적, 개인적인 적합성에 대해 "간단한 점검"을 하는 것이다. 사간과 돈을 쓰기 전에 새로운 아이디어는 그림 4-1에 예시된 4가지 기준에 대한 변화를 점검하는 간단한 과정을 거쳐야 한다.

전략계획의 3가지 주요 구성 요소는 다음과 같다.

1. 사정(사전평가): 검토와 적합성 결정(즉 해당 계획이 현재 우리에게 옳은 것인지 여부에 대한 적합성 결정). 즉 전략적 검토
2. 방향설정과 계획의 보완 및 채택: 진단과정처럼 가치와 비전을 명확히 한다.
3. 실행과 평가: 전략적 목표(간호과정에서 계획수립, 실행, 평가)

그림 4-1 간단한 점검

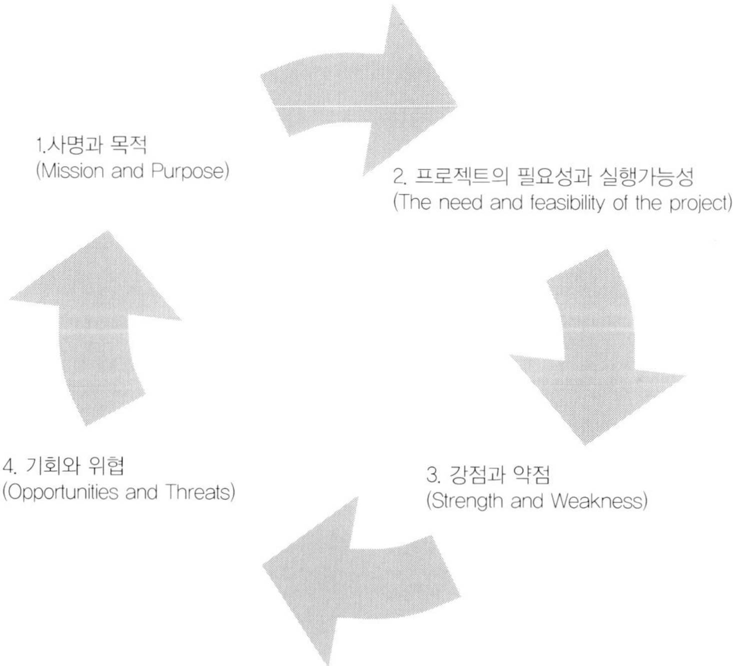

(1) 그 변화는 기업의 목적 및 사명에 부합되는가?
(2) 그 필요성이 분명하게 정의되고 실현가능한가?
(3) 강점이 약점을 능가하는가?
(4) 기회가 위협을 능가하는가?

간단한 점검을 통해 명백하거나, 아주 명백하지 않은 조직 내의 부적합 요인을 제거할 수 있다. 즉 우리는 적절하지 않은 프로젝트를 야기한, 필요한 방향으로 적절한 조치를 취하지 않은 다수의 "잘못 인도된" 경영자들을 생각해 볼 수 있다. 그 목적이 교육이라면, 신발끈을 더 잘 만들기 위한 혁신은 적절한 전략 방향이 아닐 것이다. 반면에, 보다 나은 웹사이트를 통한 학습은 추구할만하다. 이는 학습자와 교육기관의 전략적 위치선정(포지셔닝)에 도움이 될 것이다.

간단한 점검은 전략계획(계획된 변화)을 저해하려는 것이 아니라, 계획된 변화가 필요한 것이라는 것을 말한다. 그 목적과 사명은 오늘날 보건의료 분야에서 이미 진부한 것일 수 있다. 즉 약점이 강점을 약화시킬 수 있으나, 외적 자원으로 인해 그 균형이 맞추어질 수 있다. 기업이 혁신할 틈도 없이 어려워질 만큼 위협이 매우 크다면, 기회가 매우 중요하다. 이러한 단순한 사례는 고혈압, 당뇨병, 관상동맥질환과 일과성허혈성발작을 지닌 과체중 환자의 경우이다. 그 환자는 많은 위협 요인과 약점을 가지고 있지만, 그 환자의 강점과 그 환자의 자원으로 인한 강점을 발견함으로써 그 환자의 건강이 개선될 기회는 잡을 수 있다. 만약 아무런 조치가 없다면, 그 결과는 참담할 것이다.

전략계획수립(변화) 과정, 그 과정의 범위, 그 과정의 의도를 수행하기 위해 충분한 자원이 있는지를 결정하는 것은 리더의 책임이다. 자원이 충분하지 않거나, 시스템이 작동하지 않거나, 다른 비즈니스가 기능하지 못하는 경우라도 전략계획의 필요성을 부정하지 못한다. 사실은, 전략계획의 필요성은 상황이 잘 돌아가지 않을 때일수록 더욱 부각된다. 이러한 간단한 점검을 통해 계획 과정의 필요성을 더욱 강조한다. 같은 것을 계속해서 하면서 결과가 다르기를 기대할 수 없다. 전략계획수립 과정을 시작하는 필요성을 인식하지 못하는 것이 종종 전략계획수립을 시작하는 데 자원이 부족한 것보다 더 치명적인 결과를 가져온다.

간단한 점검을 해 보고, 전략계획수립 과정을 수행하려는 결정을 내린 후에, 사정(사전평가) 과정이 시작되어야 한다.

환자의 방에 들어갔을 때 당신이 무엇을 할지 생각해 보라. 당신은 호흡 횟수와 숨소리부터 정맥주사관 점검, 피부색, 침대시트, 조명밝기, 방문자들, 몸짓 언어, 음압상처치료장치(wound vac), 배뇨관 등 환자의 건강에 영향을 주는 다수의 다른 요인들을 주시할 것이다. 만약 당신이 정맥주사관의 경고음에 반응했지만, 차트에 기재된 다량출혈을 살펴보지 않았다면, 당신의 환자 사정(assessment)은 완전하지 못하고, 환자에게 매우 위험한 결과를 야기할 수 있다. 모든 환자 상태를 사정하는 것은 어떤 경우라도 철저해야 한다.

일단 리더가 자신의 전략계획에 의해 스스로 리더로서 전략계획을 수행할 필요가 있다고 판단하면, 보다 더 정밀한 사정(assessment)작업이 이루어진다. 즉 전략검토다. 이는 철저한 과정이다. 전체 몸 검사(total body scan)를 생각해보라. 모든 것이 검토를 위해 공개되고, 다수의 사람들이 비즈니스의 내부 작업내용을 보게될 것이다. 지금 당장 몇몇 사람들이 당신의 재무 상태를 들여다 볼 수 있다면 당신은 어떻게 느끼겠는가? 그들은 당신의 신용카드 사용 습관, 과거 사용내역, 당신의 입출금계좌 관리 내역, 당신이 속옷에 어떻게 지출했는지 등 모든 것을 알게될 것이다. 그리고 그들은 그 지출 내역을 분석할 것이다. 보건의료에서 우리는 종종 철저한 사정(assessment)작업과 함께 품질보증 운동을 통해 개선이 필요한 분야를 발견한다.

이러한 노력은 높은 수준의 전문적이고 개인적인 성숙도와 책임감을 요구한다. 사정과정에 대한 다른 중요한 부분은 감수성과 열정이 있는 리더십이다. 보건의료 분야에서는 다수의 사람들이 인증과정에서 인증을 받는 쪽이거나, 징벌적이거나 종업원 평가과정에서 평가를 받는 입장에 있다. 현명하지 못한 관리자로부터는 개선책이 나오지 못하고, 종종 잘못된 관행이 지속되거나, 다시 반복된다. 우리는 환자를 자의적으로 사정하지 않는다. 우리는 환자를 존중하고, 친절하게 대하며, 지식과 이해에 바탕을 둔 전문성을 가지고 대한다. 이와 같은 역량을 가지고 전략검토(사전평가, 사정)를 해야 한다.

주의할 점

전략검토가 긁어서 부스럼을 만든다면, 비록 의도하지는 않았지만 전략계획을 무의미하게 만들 수도 있다. 예산이 충분하지 않은 것을 알고 있고, 2달이나 늦게 서류정리를 하며, 정책이 책상 모퉁이에 쌓여있고, 관리부서에서는 그 관리자가 팀플레이를 할 것을 기대하고 있고, 그 직무 수행에 필요한 긴 시간을 작업해야 하는 업무가 과중한 중간관리자를 생각해보라. 전략검토 과정과 함께, 모든 사항이 심사를 거치고, 결정된다. 당신은 전략계획이 적절하지 못한 저항에 어떻게 직면하고, 시스템, 작업 집단, 혹은 개개의 작동불능 상황에 대해 대응이 부족하다는 이유로 어떻게 시작되지도 못하는지 알고 있는가? 이것은 매우 민감한 과정이니, 존중하는 자세로 진행하라.

비난과 잘못된 것에만 초점을 둔 검토과정을 생각해보라. 그 결과는 어떠겠는가? 지속적으로 개선이 이루어지겠는가?

사례: 병원 전체적으로 의료과오를 줄이기 위해서 전략계획이 실시되었다. 의료과오를 줄이기 위해 부서관리자는 투약 과오를 범했다고 의심되는 개별 간호사의 이름을 빨갛게 하이라이트하여 간호부서 내에 게시했다.

우리의 전문적인 작업은 개인적인 사안만큼이나 공허하고, 아마도 자아가 적극적으로 개입되어 있다면 더할 것이다. 전략검토에 대해 주의할 점은 도그마가 있고, 징벌적이고, 전제적인 비즈니스 문화에서 변화를 시도하는 것은 매우 어렵고, 과격할 수도 있다. 그러한 경우에 당신은 다음과 같은 3가지 대안이 있다.

(1) 당신은 인내심을 가지고, 질문하는 태도로, 의연하게 변화와 개선의 노력을 지속한다.
(2) 긍정적인 변화를 야기하는 데 도움이 되는 작업 환경을 발견한다.
(3) 개선과정을 잊고 쓴 웃음을 지으며 참아라.

전략검토 작업은 당신의 개인 재무상태를 측정하는 것과 같다. 당신은 개인 수표를 발행하고, 더 많은 항목에 대한 비용을 청구하고, 모든 것이 잘될 것이라고 기대한다. 재무적 성공을 위해 지출 형태, 예산수립, 계획수립과 최선의 전략을 평가하는 것이 재무건전성에 도움이 될 것이다. 전략검토가 고통스럽고 따분할지라도 진실을 파악하는 것이 더 중요하다. 전략검토를 통해 노출되고 영향을 받을 수 있는 사람에게 현명하게 대하라. 그런 부분이 장애요인일 수 있다. 먼저 사람들을 존중하고, 과정은 그 다음이다. 과정은 그것을 실행하는 사람이 없다면 무용지물이다.

2-2 가치와 비전을 명확히 하라

당신은 병원 혹은 보건의료 기관에 근무하면서 가치가 상충되는 것처럼 느낄 경우에 어떻게 행동하라고 배웠는가? 아마도 당신은 환자를 잘 돌보는 것에 가치를 둘 것이지만, 위장관 수술을 마친 환자 10명을 돌보아야 한다고 하자. 당신은 최선을 다할 것이지만, 당신이 가치를 두고 있는 것과 우리의 근무환경의 현실 간의 괴리는 간호사로서 우리의 핵심 가치와 설비들로부터 멀어질 수 있다는 사례이다. 사실 간호사들이 근무환경에서 불만족을 느끼는 것은 가치 간의 충돌에 기인한다. 캐나다에서 행한 한 연구에 따르면, 74%의 근로자들이 자신들과 가치가 유사한 사람들과 일하는 것이 중요하다고 응답했다(Foord Kirk, 2008).

가치란 협상의 대상이 아니다. 가치는 학습, 지적인 질문, 문화와 신념, 그리고 사회적 영향력으로부터 이루어진다. 개인적, 사회적 가치는 변한다. 1880년에는 읽기, 쓰기, 산수, 산업 과목이 초등학교 교육의 가치였지만, 2008년 초등학교 교육의 핵심 가치는 문화적인 관용, 예술 감상, 권한부여 등을 포괄한다. 가치란 현재의 문화가 깊이 베어있으면서, 매우 개인적인 것이다. 우리는 제2장에서 당신의 가치에 대해 생각해보라고 했다. 몇 가지 질문에 답하라. 당신의 가치가 당신이 근무하는 조직의 가치와 일치하는가? 만약 "아니오"라고 답을 한다면, 당신은 현 직장을 그만둘 것을 고려해왔거나 고려하고 있는가?

우리가 간호사로 일하면서, 얼마나 많은 동료들이 자신들의 가치를 제대로 말하지 못하는 것이 흥미롭지 않은가? 우리는 몇 차례 당신에게 당신의 가치에 대해 생각해 보고 당신의 가치를 말해보라고 했다. "당신 자신에 충실하라." 당신이 누구인지에 대해서 깊이 생각하지 못했다면, 당신은 누군가에 휘둘릴 수 있다. 그것은 당신이 깊이 느끼는 가치가 없다는 것이 아니고, 우리가 그러한 가치에 대해 생각하고, 질문하고, 주장하라고 배운 적이 없기 때문이다. 우리는 당신이 드러내지 않은 독특한 점이 있을 것이라고 생각한다. 당신의 가치가 무엇이다 라는 것이 아니라, 당신이 왜 그러한 가치를 가지고 있으며, 당신의 인생에서 이를 어떻게 표현할지를 생각하라.

잠시 여기서 우리가 믿는 것, 즉 가치에 기반해서 항상 해오던 것과 우리가 하는 일을 우리가 왜 믿어야 하는지에 대해, 우리가 왜 질문해야 하는지에 대한 사례를 들어보자. 수지(Suzie)는 저녁 식사 요리용으로 햄을 준비하고 있고, 굽기 전에 끝부분을 자른다. 아들이 "왜 그렇게 해야 돼"라고 묻는다. 수지는 무엇이라 대답해야 할지 확실치 않았지만, 그렇게 하는 것이 햄을 요리하는 방식이라고 알고 있었다. 호기심에 그녀는 그녀의 어머니에게 왜 햄을 요리하기 전에 끝부분을 잘라야 하는지를 물었다. 그녀의 어머니는

"그게 햄을 요리하는 방식이니까"라고 답했다. 수지의 어머니는 역시 호기심에 그녀의 어머니에게 물었다. "왜 우리가 햄을 요리하기 전에 끝부분을 잘라야지요?" 그녀의 어머니는 "그야 굽는 팬이 작으니까"라고 말했다. 당신은 당신의 굽는 팬이 너무 작다는 패러다임에서 일하는 것은 아니라는 점을 명심하라.

이러한 유추를 계속하자. 수지가 그녀의 할머니로부터 굽는 팬을 받았고, Julia Child라는 요리전문가로부터 햄을 굽기 전에 끝부분을 자르지 않는다고 요리 강습을 받았다고 하자. 요리 강습 후에 집에 와서 수지는 종전과 같은 작은 구이 팬에 자르지 않는 햄을 구워야 한다. 햄이 팬에 들어 맞지 않는다. 그녀의 지식이 그녀가 한때 현실이라고 여겼던 것들과 맞지 않는다. 할머니의 구이 팬을 사용하려면, 햄의 끝부분을 잘라야만 한다. 그녀는 그녀의 과거 환경과는 맞지 않는 새로운 지식을 알고 있다. 두 가지 선택 대안이 있다. 하나는 계속 햄의 끝부분을 잘라서 굽는 것이다. 이 경우 햄이 말라버릴 수 있고, 질겨질 수 있다. 즉 환자 돌봄 서비스가 나빠질 것이다. 아니면, 새로운 구이 팬을 장만해야 한다. 즉 그녀의 역량을 개발하고, 새로운 가치를 개발해야 한다. 이러한 유추에서 우리는 환자를 축소시킬 수 없기에 작은 햄을 장만하는 것이 해결책이 아니라고 알고 있다. 새로운 학습이 종종 과거의 가치를 진부하게 만든다. 따라서, 평생 학습이 필요하다. 우리는 전문적이고 개인적인 차원에서 우리의 세계인 "햄"에 대해 지속적으로 새로운 시각을 갖고 있어야 한다.

우리는 핵심 가치를 규정하고 따르는 중요성에 대해 예시하였다. 핵심 가치는 모든 사람들이 따르는 가치에서 나온다. 만약 당신의 핵심 가치가 가족처럼 대하는 것이라면, 존경, 친절, 격려 등의 가치가 자연스럽게 그 핵심가치로부터 나온다. 그 가치의 지향성이 가족이건, 햄이건, 비즈니스이건, 방향을 정하는 것은 모든 것이 핵심 가치를 표명하고, 이해하고, 받아들이는 것에서 시작한다. 전략계획의 한 가지 개념을 학습한다면, 그것은 바로 이것이다. 노력에도 불구하고, 모든 사람은 그 가치에 대해서 이해하고 굳게 믿고, 동의해야 한다. 가치란 모든 과업, 목표, 성과가 측정되는 표준이다.

일단 가치가 명확히 정해지면, 비전 설정은 용이해진다. 가치를 발견하면, 전에 가려졌던 것에 빛을 비추는 것이다. 비전은 가치에서 자연적으로 흘러나온다. 당신은 당신 직장의 가치를 알고 있는가? 당신이 일하는 부서는 별도의 다른 가치를 가지고 있는가? 당신과 당신의 가족은 당신의 가치에 대해서 논의하고 문서화했는가?

당신은 당신의 인생의 모든 영역(가족, 사랑, 친구로부터 여가, 재무, 주택, 정신, 교육까지)에서 개인적인 비전이 있는가? 조직체에 대한 비전 설정은 당신이 이상적으로 생각하는 인생을 정의하는 것과 같다. 비즈니스 용어로 비전은 이상적인 고객, 순이익, 이상적인 입지, 이상적인 종업원, 이상적인 시장 지위(예컨대, 제1위 심장 전문병원), 이상적인 결과(규정, 표준, 증거기반 실무, 벤치마크, 윤리, 지침 면에서), 이상적인 문화와 태도 등을 포함한다. 당신의 전문가로서의 인생에 있어서 개인적인 비전이 조직의 비전과 조화를 이루는가? 왜 조화를 이루는지 아니면 조화를 이루지 못하는지 답을 해보라. 당신은 부적절한 이유로는 수정하지 않을 것이다.

2-3 전략 목표(Strategic Objectives)

전략 목표(strategic objectives)는 간호과정의 계획, 실행과 평가 단계에 해당한다. 현실을 직시하고(사정) 이상적인 결과를 분명히 한 후에(진단), 현재 우리의 위치와 우리가 원하는 것 간의 차이를 줄여야 한다. 이것이 바로 어떻게 하여야 한다는 단계이다. 즉 우리의 현 위치에서 우리가 바라는 곳까지 어떻게 갈 것인가를 파악하는 단계이다. 이것은 일상적인 목표가 아니다. 전략적인 목표인 것이다. 바라는 목적지에 가기 위한 다수의 경로(목표)가 있지만, 전략계획 과정은 가장 효율적인 경로를 파악하고, 가용 자원을 최적화한다. 즉 이것이 전략 목표인 것이다.

언제 목표가 일상적이고, 전략적인지 알 수 있는가? 간호과정과 상관관계를 생각해보라. 환자 체온이 39.7℃(103.5℉)인데, 당신은 그 환자의 체온을 38.3℃(101℉) 혹은 그 이하로 유지하고자 한다. 당신은 그 환자의 체온을 낮추기 위해서 여러 목표(경로)를 설정할 수 있다. (1) 1.7℃(35℉) 정도로 병실 온도를 낮춘다. (2) 얼음물을 이용한 복막관류법을 통해 환자 체온을 36.7℃(98℉)로 낮춘다. (3) 처방된 해열제를 투약하고, 침대시트와 과다한 덮개를 치우며, 시원한 스폰지 목욕을 제공하며, 그 근본 증상을 치료한다. 전략적 목표는 현 위치에서 바라는 곳에 이르는 가장 현명하고, 신속하며, 안전한 방식이다(위의 사례에서 당신이 3번 대안을 선택하였기를 기대한다).

상기 환자 사례에서 환자의 체온을 낮추는 가장 최선의 계획을 결정했고, 그 계획을 실행에 옮겼다. 간호에서는 우리가 다음에 무엇을 할지 명백하다. 즉 우리는 계획과 실행(처치)가 잘 이루어졌다고 확신하고, 우리는 환자의 체온을 재측정함으로써 우리의 계획과 실행이 효과적으로 잘 이루어졌음을 평가한다. 전략적 목표는 그런 방식으로 평가된다.

가치와 비전에 근거해서 조직의 전략 목표가 성공했음을 결정하기 위해서, 우리는 측정 기준을 설정한다. 전략 목표는 종종 특징적인 사건, 획기적인 사건, 혹은 경계할 만한 사안 발생 시 일정 간격을 두고 측정된다. 환자의 경우, 특징적인 사건은 1시간 안에 환자의 체온이 39.2℃(102.5℉)로 오른 경우이다. 따라서, 전략계획에는 두 가지 국면이 있다. 최적의 경로를 통하고, 측정 가능해야 한다는 것이다. 특징적인 사건이나 경계할 만한 사안은 규정되고 채택된 전략, 즉 그 프로젝트가 바라는 결과를 가져올 것인지 여부를 결정하는 경로를 따라 기록될 수 있다.

3. 누가 전략계획에 관여해야 하는가?

다른 사람들이 참여하도록 권유하기 이전에, 전략계획수립팀이 구성되어야 한다. 이 팀은 전략계획 프로젝트를 후원하고 지원한다. 이 팀은 누가 작업집단(workgroup)에서 일할지를 결정하며, 누가 할지를 결정하는 기준이 준비가 되어있느냐 여부가 중요하다. 경영층이 그 변화를 지원하는가? 그 프로젝트를 지원해야만 하는 이사회 혹은 이사들이 있는가? 우리는 전략계획과정을 수행할 만한 충분한 자원이 있는가? 우리는 위기에 봉착했는가? 전략계획 프로젝트가 실시됨에 앞서서, 사전 훈련 및 교육이 이루어질 수 있는가?

전략계획수립 시에는 전략계획이 영향을 주거나 장래에 영향을 줄 모든 사람을 포함해야 한다. 이는 중요한 사항이기에 이것이 무엇을 의미하는지 살펴보자. 전략계획은 예컨대, 외과 수술병동에서 환자의 만족도를 50% 향상시킨다는 것처럼 부서별로 특수한 것이며, 미국 북서부 지역에서 원격의료 센터가 된다는 식의 병원 차원이기도 하고, 90%의 종업원이 이탈하지 않고 잘 근무하고 있고, 모든 직원이 지원부서 스태프에 대한 직무만족도를 나타낸다는 식의 병원 내의 문제에 국한되기도 한다. 각각의 사례에 있어서, 경쟁우위를 추구해야 한다.

이러한 사례에서, 전략검토, 가치와 비전을 명확히 하는 작업, 전략적 목표를 설정하는 전략계획 과정에 포함되어야만 하는 분명한 주도적 인물이 있어야 한다. 한편, 모든 사람이 모든 3가지 단계에 다 포함될 필요는 없다. 전략검토는 종종 리더십에 따라 관리층에서 이루어진다. 품질지표와 품질 측정 과정을 통해 필요성이 나타나기도 한다. 전략검토는 대개의 경우 리더와 관리자의 몫이다. 이는 일선 직원에 의한 전략검토가 가치가 없다는 말이 아니다. 종종 관리층이나 리더들보다 일선 스태프 직원들이 문제점, 필요성과 방향성을 보다 더 잘 규정하고 이해하기도 한다.

스태프들을 일하게 하고, 비전설정 과정에 권한을 부여하며, 더 열심히 일하라고 독려하며, 비전과 사명 수립에 기여하도록 하고서, 다음 연도 연례회의에서 무엇이 이루어지고 안되었는지 이야기할 때까지 기다리는 것은 관리를 잘못하는 것이다. 아마도 다 잊었을 것이고, 일부는 배신감을 느낄 것이다. 직원들이 그러한 과정에 관여되었다면, 기여에 따른 보상이 주어져야 한다. 아이디어는 종종 개인적인 표현이기도 하고, 개인적인 것이 아이디어에 포함되기도 한다. 종업원이 관여되었다면, 보다 더 성과가 좋을 것이고,

변화과정을 보다 더 잘 수행할 것이고, 직장에서 더 행복해 할 것이다. 당신이 조언을 구한 사람들을 존중하고, 그들에 대한 "보상"(그 보상이 종업원이 더 참여하는 것이든, 특별한 역할이든, 혹은 믿음을 표하는 것)에 대해 잘 이해하라.

전략계획수립 과정이 시작하는 단계에 따라 누가 개입되느냐가 결정된다. 만약 종업원들이 비전과 사명을 다시 규정하려 매년 만난다면, 일년 내내 종업원들이 평가되어야 한다. 근본 원칙은 종업원들이 가치를 이해한다면, 그들이 학습하고, 참여하고, 기여할 것이란 것이다. 전략 연계의 중요 역할을 생각해보라.

예컨대, 100명의 병원 간호사들이 21세기 외과수술 전문병원의 비전과 사명을 같이 만든다고 하자. 100명의 간호사들(혹은 100명의 전문분야 종사자들)이 전략계획 작업에 매달리는 것은 언제 모두 다 만나며, 어느 방이 그처럼 많은 인원을 수용할 수 있으며, 누가 회의용 스낵을 준비하며, 어떻게 의견이 모아지는지, 누가 그 진행을 책임지며, 왜, 누가 그 분야를 책임지는지, 야간 근무자들은 어떻게 그 회의에 참여하는지 등을 고려할 때 현명한 진행이 아니다. 100명 전체를 비전과 사명을 정할 때 관여시키는 것이 중요할 수 있지만, 매번 전략계획수립 단계와 회의에 그렇게 하는 것은 번거로운 일이다. 여기 전략 설계자가 중요한 점이다. 모든 이해관계자들과 프로젝트를 이어주는 연결작용이 없다면, 변화과정이 원활하지 못할 것이거나, 적어도, 매우 고통스러운 과정일 것이다. 예컨대, 전략 설계자는 간호부서는 매월 회의하고, 행정부서는 2달마다 회의를 하고, 식단관리부는 프로젝트가 중간에 이르기 전에는 회의를 하지 않거나, 사정(assessment)작업이 완료된 후에야 회의를 하도록 결정할 수 있다.

모든 이해관계자들을 규정하고, 이해관계자들이 가장 가치있다고 여기는 전략계획의 단계 혹은 구성요소를 결정하고, 어느 이해관계자들의 이해관계가 걸려있으며, 각각의 이해관계자들이 계획과정에 어떻게 포함되는지를 결정하는 것이 전략검토 단계에서 강조되는 중요한 리더십과 경영 의사결정이다. 종업원의 참여도를 간과하거나 최소화하여도 진행할 수는 있지만, 그것은 21세기 지식 근로자를 존중하지 않는 20세기 "산업" 패러다임이다. 각 단계마다 다른 시기별로 다양한 사람과 집단이 참여해야 한다. 간호는 사람과 돌봄에 대한 분야이다. 간호사들이 관여해야 하며, 더 많은 간호사들이 관여하면, 그 계획은 더 충실해지고 보다 더 포괄적으로 이루어진다.

4. 프로젝트 전략과 기술 전략 (Project Versus Technical Strategy)

프로젝트 전략(project strategy)과 기술전략(technical strategy) 간에 중요한 차이가 있다. 근본적으로, 하나는 포괄적이고, 다른 하나는 보다 제한적이다. 전략계획은 21세기의 우수한 외과수술 병원이라고 비전을 정의한다. 프로젝트 전략은 방향을 정하는 것이다. 즉 A라는 병원이 2010년까지 매그넷 지위를 얻는다는 것은 21세기의 우수한 외과수술 병원이라는 비전의 부분이라고 할 수 있다. 기술전략은 우수한 외과수술 병원이 되는 비전의 일부로서 병원의 환자기록을 전산화하는 것이라고 한다. 프로젝트 전략은 그 범위가 보다 더 글로벌하지만, 기술전략은 이에 비해 다른 프로젝트 구성요소를 가능하게 하는 블록을 세우는 것과 같은 것이다. 기술전략이 꼭 기술과 연관될 필요는 없지만, 프로젝트 전략이 강조하는 표준 혹은 목표능력과 같은 하부구조를 강조한다.

프로젝트 전략과 기술 전략을 보는 다른 견해는 프로젝트를 관리하는 예술과 학문으로서 프로젝트 전략을 생각하고, 기술적인 문제 해결로서의 기술전략을 보는 것이다. 당신이 500명의 간호사들과 회의할 계획이 있다고 하자. 프로젝트 계획은 마케팅, 설비관리, 의제와 진행에 대한 설계를 포함한다. 이에 비해 기술전략은 어디에 소화기를 설치하고, 어떻게 사용하는지, 어디에 AV관을 설치해야 하는지, 전산팀 담당은 누구인지 등에 대해 규정한다. 프로젝트 전략은 큰 그림이고, 기술 전략은 프로젝트 전략의 일부이다.

당신이 정보기술 분야에서 일한다면, 이러한 정의는 단지 문서상의 구분일 뿐이다. 프로젝트 전략은 그 계획을 완성하는데 필요한 어떤 전략에도 적용되며, 기술 전략은 기술에만 관련된 어떤 것에도 적용된다. 어느 것이든지, 하나는 큰 그림에서 단계를 추구하며, 다른 것은 작은 특정 단계를 규정한다.

5. 전략적 사고(Strategic Thinking)와 비전 설정(Visioning)

전략적 사고(strategic thinking)는 비판적 사고(critical thinking)와 유사하다. 전략적 사고와 비판적 사고 모두 증거기반 실무 지식, 질문하려는 태도와 학습, 관용과 이해에 대한 열정을 필요로 한다. 비판적 사고와 마찬가지로, 전략적 사고 역시 학습 가능하다. 비판적 사고와 전략적 사고 모두 지식에 기반을 두고 있다. 즉 전략적 사고에 관계된 사람은 정확한 자료와 정보를 가지고 있어야 한다. 만약 우리가 20년 동안 무인도에서 고립되었던 10명의 간호사들에게 외과 수술병동으로 가는 최적의 경로를 물었다고 한다면, 그들은 최선의 해결책에 대해 전략적으로 생각할 만큼 충분한 지식이 없을 것이다.

어떤 사람들은 상상하며 생각하는 것을 할 수도 없고 하려고도 하지 않는다. 왜냐하면, 그들의 견해를 밝히는 것을 편하게 느끼지 않을 수 있거나, 어떻게 표현하는지에 대해서 배우지 못했을 수도 있다. 전략적 사고를 촉진하기 위해서는 아이디어와 이를 표현하는 것에 가치를 부여하는 문화가 이미 존재하거나, 만들어져야 한다. 전략적 사고과정에서는 기존의 사고의 틀에서 벗어난 사고를 할 수 있어야 한다. 모든 시각을 검토해야 하고, 최적의 결정을 내릴 수 있는 모든 것을 알기 위해 질문하는 마음가짐을 가져야 한다.

6. 누가 비전설정 과정에 관여해야 하는가?

비전을 수립하는 것에 모든 사람이 참여하는 것은 아니다. 어떤 사람은 순차적 사고를 하고, 다른 사람은 구체적인 사고를 하고, 어떤 사람은 흑백 논리식 사고를 선호한다. 비전을 수립한다는 것은 현재의 위치에서 바라는 위치로의 도약이다. 다른 쪽을 볼 수 없다면, 앞으로 나아갈 수 없다. 우리의 대다수는 다른 쪽에 무엇이 있는지를 보고 싶어한다. 우리는 그것이 어떻게 우리와 관계되는지, 그 혜택은 무엇인지를 알고자 한다. 우리도 비전과 사명 선언문을 만들어야만 한다는 이유로 연습용 비전과 사명 선언문을 만드는 것은 적절치 못하다. 사람들은 비전 설정과정 다른 편에 있는 가치를 보아야만 한다.

핵심 가치에 근거한 비전이 전략적 지향성을 결정한다. 그저 책장에만 놓인 비전 선언문은 의미도 쓸모도 없다. 비전이 적절하고 가치가 있기 위해서는 비전은 모든 종업원들에게 자기 일에 대한 믿음의 중요한 부분이어야 한다. 2012년까지 매그넷 지위를 얻고자 하는 비전을 채택하는 것은 모든 환자와의 상호작용, 모든 평가, 모든 경영 의사결정이 그러한 매그넷 지위를 얻기 위한 기준과 연관되어 있어야 한다. 병원이 매그넷 지위를 인정받기 위해 노력함에 따라, 모든 종업원이 비전 설정 과정에 참여할 것이 아니라, 모든 종업원이 그 비전을 명확하게 인식하고 믿을 수 있어야 한다. 즉 모든 구성원이 동일한 목적을 공감하고, 지향해야 한다.

복습 질문

1. 간호과정(nursing process)과 전략계획수립(strategic planning)의 유사성 3가지를 열거해보라.
2. 전략계획(strategic plan)과 전략(strategy)의 차이는 무엇인가?
3. 전략적 사고(strategic thinking)의 3가지 구성요소를 열거하라.
4. 전략계획수립 과정(strategic planning process)은 간호과정(nursing process)의 어느 부분과 유사한가?
5. 가치(value)와 비전(vision) 간에 두 가지 유사점과 두 가지 다른 점을 열거하라.
6. 프로젝트 전략(project strategy)과 기술 전략(technical strategy)과의 차이점은 무엇인가?

참고문헌

Burns, M(1994). *Off the shelf: How to ensure that your strategic plan becomes a valued tool.* Branford, CT Brody Weiser Burns.

Covey, S. R(1992) *Principle centered leadership.* New York: Simon & Schuster.

Foord Kirk , J(2008, January 21) "Report card" shows employer grades declining. *Toronto Star.* Retrieved September 26, 2008, from http:// www.workopolis.com

Kaplan, R., & Norton, D(1996) *The Balanced Scorecard:* Translating strategy into action. Boston: Harvard Business School Press.

National League for Nursing (NLN) (2005) *Position statement: Transforming nursing education.* Retrieved August 20, 2008, from http:// www.nln.org/ aboutnln/ PositionStatements/ transforming 052005. pdf

부록 4a

SWOT 분석표

각각의 항목에 대해 1에서 5까지 점수를 부여하라. 1은 중요하지 않음, 2는 다소 중요함, 3은 중요함, 4는 꽤 중요함, 5는 아주 중요함

강점	Rate (1-5)	약점	Rate (1-5)	기회	Rate (1-5)	위협	Rate (1-5)

SWOT 점수표 워크시트

SWOT 항목	점수 합계
강점	
약점	
기회	
위협	
결정	

주의: 이것은 간단한 SWOT분석의 본보기이다. 이 워크시트는 더 많은 변수들을 포함시키거나, 기간을 넣어 확대할 수도 있다.

부록 4b

용어정리

실행 계획(action plan): 전략 목표와 그 전략 목표를 달성하는 데에 필요한 단계를 설명한 계획 문서로, 운영 계획(operating plan)이라고도 불린다.

실행 단계(action steps): 과업을 완수하기 위해서 누가, 무엇을, 언제, 어떻게 실행하느냐 하는 것으로 구체적이고 직무에 대한 설명과 과업을 열거한다.

정렬(alignment): 전반적인 목적과 부합하는지 여부로, 하부구조 시스템, 외부 지원체계, 인물, 태도와 재능 등 모든 가용자원들이 전략목표를 잘 지원하도록 정렬(align)되어 있는 것을 말한다.

밴드왜건 효과(bandwagon effect): 다른 사람들도 하기 때문에 그 일을 하게 되는 현상을 말하며, 군집효과, 또는 레밍효과라고도 한다.

벤치마킹(benchmarking): 업계에서 가장 잘하는 상대와 품질, 성취도, 과정을 비교하여 좋은 점을 배우는 것으로 자기 평가 도구이다.

비즈니스 모델(business model): 사업체의 이익 창출 능력, 사업체의 수익의 흐름에 영향을 미치는 요인들, 필요한 투자의 규모, 성공에 대한 정의, 각각의 구성요인들이 어떻게 독립적으로 작동하는지에 대한 설명한 것이다.

핵심역량(core competency): 우수한 서비스와 제품을 생산하기 위해 필요한 중요 영역에 필수적인 지식과 기술이다.

문화(culture): 사업체의 가치, 습관, 의례 및 전통, 그리고 운영 형식과 스타일을 말한다.

차별화 전략(differentiation strategy): 같은 시장에서 있는 다른 사업체들과는 뚜렷하게 구분되는 서비스와 제품을 만드는 전략을 말한다.

자본(equity): 회사가 발행한 주식의 가치, 혹은 자산의 가치에서 부채의 가치를 뺀 나머지를 말한다.

절사율(hurdle rate): 새로운 프로젝트에 대한 투자수익률 결정에 대한 계산으로 이익이 실현되기 전에 어느 정도의 시차에 따라 기대되는 절사율이 높아지기도 한다.

연계(interlock): 목표 달성을 위해 필요한 협업을 말한다.

유도 전략(judo strategy)[2]: 움직임, 균형, 지렛대의 원리를 이용한 전략적 이동을 말한

2) 역자 주. 유도에서 상대의 힘을 이용해서 이긴다는 것을 착안해서 경쟁자의 강점을 자신의 강점으로 전환시키는 전략.

다. (데이비드 요피와 곽윤미 지음, 김광수 옮김, 불황을 이기는 유도전략 (1994))

가이젠(개선, kaizen, improvement): 모든 종업원이 그 과정에 참여하고 각각의 종업원이 아이디어와 해결책을 제시함으로써 지속적인 품질관리를 추구하는 일본기업의 철학으로 일상 생활로서의 개선을 말하며, 모든 직원들에게 아이디어와 리더십이 주어진다.

선도사용자(lead user): "전형적인" 사용자보다 먼저 사용하는 사람 혹은 기업을 말한다.

시장 세분화(market segmentation): 대규모의 소비자 집단보다 더 세부적인 필요를 나타내는 보다 작은 단위의 소비자 집단을 말한다.

네트워크 정체(network congestion): 시스템 사용자가 너무 많거나 네트워크에 정체현상이 발생하여 시스템 속도가 느려지는 현상을 말한다.

네트워크 효과(network effect, externality): 사용자의 수가 많아지면서 더 많은 가치를 창출하는 경우에 나타나는 현상으로 휴대전화의 경우처럼, 휴대전화 사용자가 증가함에 따라 휴대전화가 그 사용자에게 더 가치가 있는 경우를 말한다.

운영 마진률(operating margin): 이자와 세금이전의 이익을 순매출액으로 나눈 것으로 이익률을 결정하는 데에 사용된다.

운영 계획(operating plan): 비즈니스의 운영에 실질적으로 필요한 계획으로, 입지, 시설과 기자재, 필요 재고량과 공급자들, 제조과정에 대한 설명, 자본과 비용에 대한 개요 등 당신의 비즈니스를 매일 운영하면서 필요한 계획을 말한다.

긍정적인(양, +) 피드백(환류) 과정(positive feedback loop): 같은 방향으로 움직이게 하는 효과로 혼란에 빠뜨리면, 계속 그 방향으로 가게되는 현상으로 예컨대, 당뇨병 환자는 설탕을 원하게 되고, 설탕을 섭취하게 되면, 혈당수치에 부정적인 영향을 주게 되고, 이에 따라 당뇨병환자가 계속 설탕을 원하게 된다.

수요의 가격 탄력성(price elasticity of demand, PED): 소비자가 가격에 민감한 정도를 말하며, 탄력적이란 말은 제품 혹은 서비스에 대해 소비자들이 가격의 변화에 비해서 더 지불하려고 하는 성향을 나타낸다.

과정 리엔지니어링(process reengineering): 전략적인 사고가 필요한 리엔지니어링 혹은 재설계과정을 통한 혁신적인 변화를 말한다.

자산 이익률(return on assets, ROA): 순이익을 총 자산으로 나눈 수치

자본 이익률(return on equity, ROE): 순이익을 자본으로 나눈 수치

비밀 혁신팀(skunk works): 혁신을 목적으로 혹은 특정 문제를 해결하기 위해 구성된 팀으로 종종 집중하기 위해 어느 특정 장소에서 별도로 모여서 진행한다.

대체재(substitute): 다른 제품 혹은 서비스의 역할을 대체하는 제품 혹은 서비스를 말하

며, 한 제품의 가격이 오를 경우, 이를 대체할 다른 제품으로의 수요가 증가하는 경우를 말한다. 예컨대, 스텐트 시술 비용은 관상동맥우회술에 대한 가격의 3분의 1에 해당하며, 이들 간은 대체관계이다.

작업 분담 구조(Work Breakdown Structure, WBS): 프로젝트의 목표를 규정하고 프로젝트의 완수를 위해 필요한 세부 작업들로 나누는 것을 말한다.

제5장

전략계획수립 도구

학습목표

1. 전략 지도(strategy map)의 목적과 사용을 정의한다.
2. 전략적 의도(strategic intent)를 설명한다.
3. 의도하지 않았던 결과(unintended consequences)를 검토한다.
4. 긍정적(양, +)인 세력과 부정적(음, –)인 세력을 비교하여 세력장분석(force–field analysis)을 논의한다.
5. 전략 다이내믹스(strategy dynamics)에 영향을 주는 4가지 견해를 규정한다.

제5장에서는 전략계획에 대해 누가 누구인지 그리고 전략계획에 필요한 기초에 대해 논의한다. 전략계획수립 과정에 대한 주관적이고 효과적인 도구와 세력장분석(force-field analysis)과 같은 개념을 검토한다.

1. 도구 1: 전략지도(Strategy Map)

지도는 A에서 B지점으로 가장 효율적으로 가는 길을 알려준다. 다양한 연령, 학습스타일, 문화적 배경의 사람들이 쉽게 읽고 이해할 수 있다. 전략지도(strategy map) 역시 여러 부서, 전문분야, 다양한 학습스타일과 문화배경을 지닌 종업원들이 쉽게 읽고 이해할 수 있어야 한다. 전략지도의 목적은 조직의 현재의 위치(A지점)에서 조직이 바라는 지점(B지점)으로 가는 조직의 계획을 분명하게 보여줄 시각적인 도구를 만드는 것이다.

이러한 지도는 핵심만 표시하는 단순한 것이거나, 복잡하기도 하다. 전략 지도는 우선순위나, 계획 구성요인들이 어떻게 상호 관련되어 있는지를 보여준다. 전략지도를 통해 심전도기(ECG)를 사용하는 방법을 알려주는 것처럼 프로젝트의 한 측면을 볼 수 있거나, 일주일에 6일을 일하면서 하루에 50명의 환자를 돌보는 심장센터에서 심전도기(ECG)를 사용하는 데 필요한 모든 것처럼 전반적인 그림을 포함한 복잡한 것을 볼 수도 있다. 이러한 전략지도는 나아갈 바를 명확히 하고, 계획수립에 도움이 되며, 일정계획을 나타내주고, 책임소재를 보여준다. 간단한 전략지도는 그림 5-1을 참조하라.

간단한 전략지도는 일반 배포용으로 사용할 수 있지만, 개개의 작업집단에 대한 세부적인 전략지도가 만들어져야 한다. 예컨대, 병원이 확장을 고려하고 있다면, 관리부서 직원들에게는 전반적인 프로젝트, 영향을 받는 부서, 일정, 그리고 그 프로젝트가 그들의 일에 어떠한 영향을 주는지를 보여주는 전략지도가 필요하다. 최고경영자는 전반적인 그림의 자세한 전략지도를 가지고 있다. 그림 5-2는 최고경영자가 사용하는 간단한 전략지도를, 그림 5-3은 카플란과 노턴(Kaplan & Norton, 1996)의 균형성과표(balanced scorecard)에 근거한 전략지도를 보여준다.

이 사례에서, 우리는 단순한 전략지도에서 보다 많은 변수를 고려하는 전략지도로 논의의 초점을 바꾼다. 간단한 전략지도나 복잡한 전략지도 모두 이해가 쉽다. 그림 5-3에서 카플란과 노턴(Kaplan & Norton, 1996)의 균형성과표에 근거한 보다 자세한 전략지도를 살펴보자.

그림 5-1 빌딩 프로젝트의 구성요소를 나타내주는 단순한 전략지도

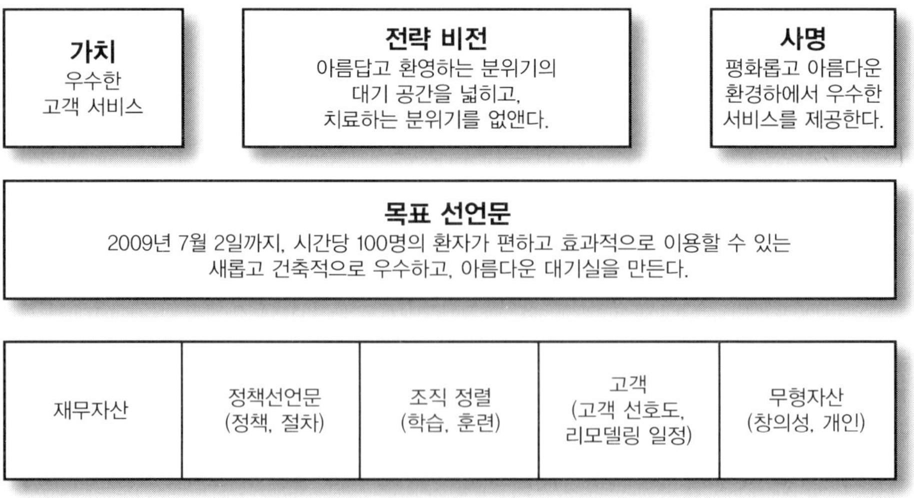

그림 5-2 전략계획 지도 사례: 신규 빌딩 프로젝트

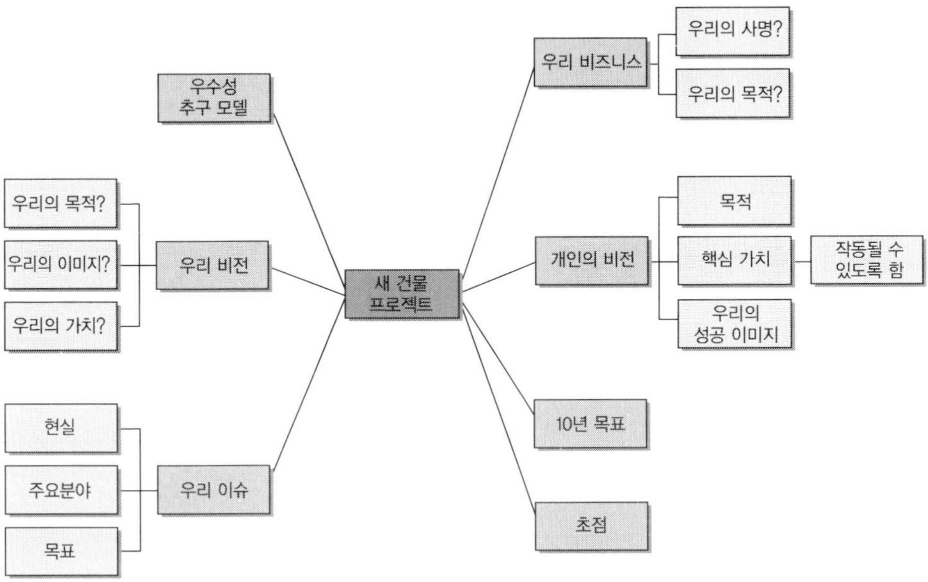

출처: 카플란과 노턴(Kaplan & Norton, 1996)

처음 보기에는, 이러한 전략 지도는 다소 혼란스럽고 이해하기 어렵다. 이 지도는 보건의료 기관의 전략적 재무 주제를 보여준다. 두 가지 전략, 즉 성장과 생산성을 보여준다. 이 두 가지는 관련되어 있으나, 각각의 동인을 가지고 있다. 예컨대, 양자 모두 자본이익률을 시현해야 한다. 즉 이익을 창출해야만 한다. 양자 모두 고객의 필요와 품질지표에 따라 이루어진다. 성장하기 위해서 회사는 매년 시장성장률보다 2-2.5% 더 빠른 성장을 하고, 지속적인 품질향상 측정도구를 사용하고, 생산능력을 확충할 것이다. 생산성을 높이기 위해서, 종업원 능력 개발, 지속적인 질개선(CQI), 고객만족도 변수에 주목할 것이다. 각 방향에서 근본적인 것은, 그 회사가 동기부여를 위해서 종업원의 전략계획에 대한 인지도를 50% 향상시키는 것이다. 각각의 화살표는 각각의 부분이 전략계획과 어떻게 연계되었는지를 보여준다. 조직의 모든 측면이 연결되어 있기에, 카플란과 노턴(Kaplan & Norton, 1996)은 이를 "균형"이라 불렀다.

당신의 개인 수표책(check book)을 생각해보라. 매달 500달러씩 절감하려는 전략을 세웠다고 하자. 만약 당신이 수표책만 쳐다본다면, 당신은 균형된 시각을 가질 수 없다. 다른 신용카드나 다른 부채의 변화 역시 고려해야 한다. 다른 자동인출(automatic

그림 5-3 병원 조직에 영향을 주는 모든 측면을 연결하는 수단으로서 전략, 목표, 추진운동 (initiative), 평가 구성요인을 전체 균형을 이루도록 개념화하는 균형성과표 전략 지도

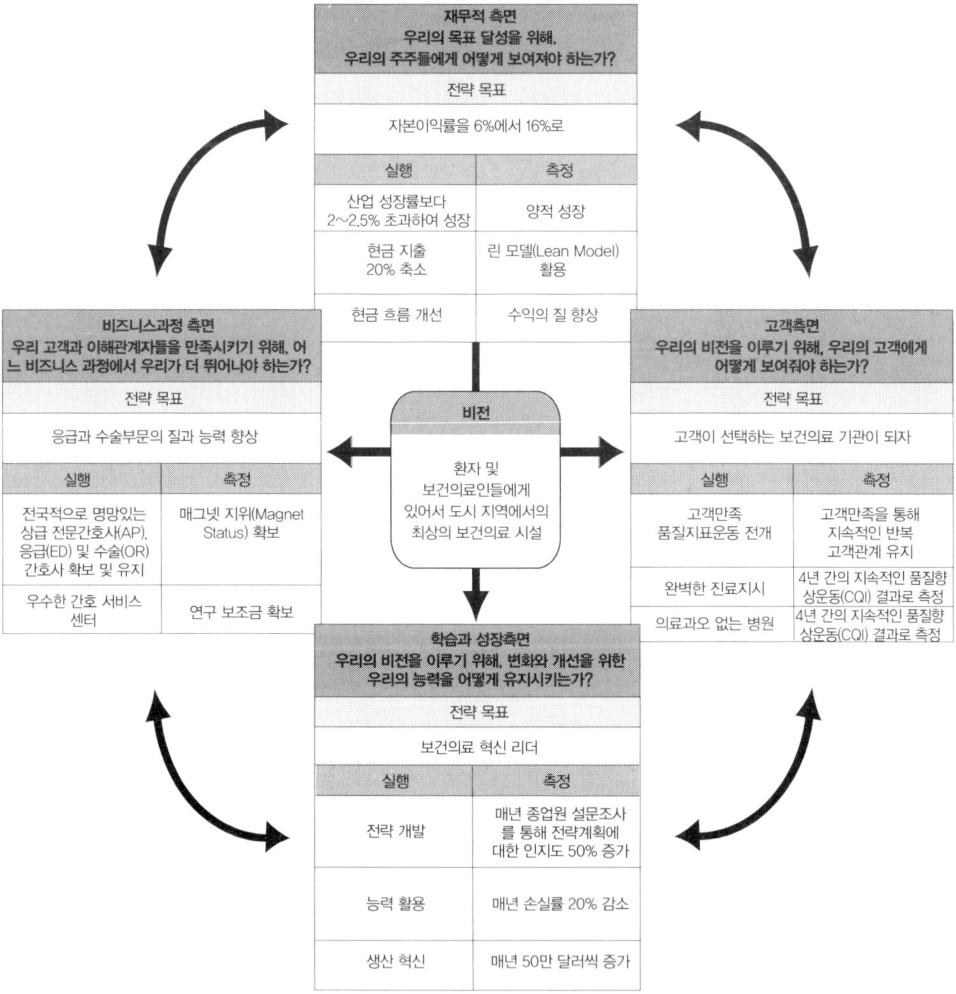

출처: 카플란과 노턴(Kaplan & Norton, 1996)

withdrawal)도 고려했는가? 예컨대, 2달 안에 지급해야 하는 세금처럼 미래의 지출도 계획에 고려했는가? 당신은 예산을 세우는가? 매달 500달러씩 절감하려는 전략에 맞추어 "성과표(scorecard)"로 표현되는 "일이 제대로 되고 있다는 것"을 당신은 어떻게 파악하고 있는가? 당신 자금계획의 복잡하고 통합된 전략지도를 통해 그림 5-3에 나타난 병원의 전략 사례를 이해할 수 있다. 다음은 전략지도의 사용법과 매달 500달러 절감이라는 우리의 목표를 이용해 보기로 한다.

1-1 전략지도(Strategy Map)를 어떻게 활용하는가?

전략지도(strategy map)는 개념지도(concept map) 혹은 마음의 지도(mind map)와 다를 바 없다. 둘 다 모두 변수들 간의 상호관계를 나타낸다. 간호사들은 사고과정에서 상호관계와 논리를 나타내는 개념과 마음의 지도에 익숙하다. 간호에서 흐름도를 이용하고 있다. 당신은 바이탈 싸인(vital sign) 차트를 본적이 있는가? 그것은 환자의 체온, 맥박수, 호흡횟수, 혈압 등을 통해 환자의 상태의 흐름을 보여준다. 즉 개념지도의 유형이다. 전략지도는 계획의 어떤 측면, 즉 필요한 자원, 품질운동, 측정도구들이 어떻게 연결되어 있는지 보여주려고 한다. 이러한 지도는 분명하고, 이해하기 쉽고, 논리적이고, 어떻게 중요한 자원이 연계되었는지 보여준다.

전략지도(strategy map)와 개념지도(concept map)는 화살표와 네모꼴 표시가 너무 많아 이해하기에 어려울 수도 있다. 이러한 개념지도가 복잡한가? 그림 5-4를 본적이 있는가?

읽는 사람이 그 화살표 연계관계를 따라가다가 놓칠 수 있기 때문에 그림 5-4의 개념지도가 어떤 특정 개념을 나타내는지는 중요하지 않다. 어떤 전략계획지도가 필요 이상으로 복잡하지 말아야 한다는 말이 아니다. 전략지도의 기본과 그 목적을 통해 전략지도를 그리고, 전략계획수립 과정을 이해하고, 설계하고, 참여할 수 있다. 수술부서가 품질향상을 어떻게 강조해야 하는지에 대한 전략지도를 생각해보라. 그림 5-4와 같은 복잡한 전략지도를 생각해보라. 참여한 종업원은 이를 이해하고 준수하는 것이 힘들 것이다. 전략계획 지도 작성 시에는 그 의도와 청중을 고려해야 한다.

매달 500달러씩 절감하는 사례를 이용해서 전략지도를 설계해 보자. 여기서, 우리는 당신이 실제로 전략지도를 그리고, 그 과정에 참여함으로써 전략지도 그리는 연습을 하길 바란다. 본서에 일반 형식이 제시되어 있으나, 당신이 적합하다고 생각하는 식으로 그릴 수도 있다. 우리는 어떤 가치, 비전, 사명을 가정했다. 전략지도를 그리는 도구로서 그림 5-5의 빈칸을 채우시오.

그림 5-4 복잡한 개념지도

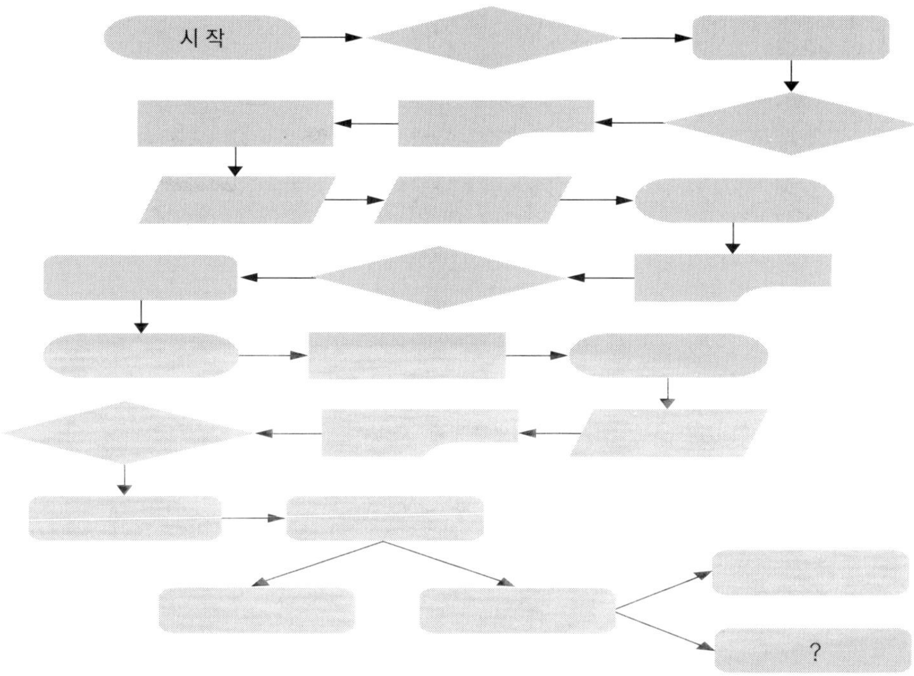

그림 5-5 당신의 개념 지도를 그려보라.

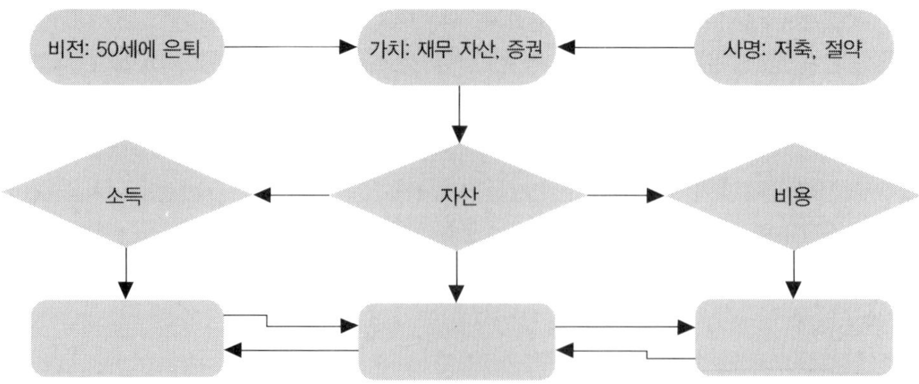

> 부록 5a에 우리는 당신이 당신의 개인적, 전문적인 가치, 비전, 사명으로부터 개발할 수 있는 전략지도 형식을 제공했다. 전략지도에 대한 보다 깊은 학습을 위해서는 Kaplan과 Norton의 책, "전략지도; 정렬; 전략을 실행에 옮겨라: 균형성과표(Robert S. Kaplan and David R. Norton: Strategy Maps; Alignment; and Translating Strategy into Action: The Balanced Scorecard)", 혹은 http://hbp.harvardbusiness.org/ep를 참조하라.

2. 도구 2: 전략적 의도(Strategic Intent)

전략적 의도(strategic intent)는 당신이 성취하고자 하는 것과 어떻게 이룰 것인가 하는 것을 정렬한 것이다. 당신이 500달러를 절감하고 싶다고 하지만, 이루지 못했다고 하자. 그래도 그 의도는 계속 존재하지만, 그 후에 실행과정에서 전략이 빠졌다. 당신은 시도해볼 만한 전략적 의도를 가진 적이 있지만, 어느 시점에 그 전략적 의도가 전략, 실행과 함께 하지 못했던 적이 있었는가? 아마도 당신은 멋진 이성을 헬스클럽에서 만나기를 원했었지만, 하지만 80명 이상의 경쟁자들이 이미 헬스클럽을 선점하고 있다면, 당신이 그 헬스클럽에서 운동하고자 하는 동기는 뚝 떨어질 것이다. 전략적 의도는 이루어야 하는 것을 정의하지만 보다 더 중요하게는, 그러한 목표의 목적을 정의한다. 의도는 가치와 부합해야 한다. 환자들이 화장실을 이용하는 횟수를 제한함으로써 50달러를 절감하라고 행정부서에서 간호부서에 지시하는 경우를 상상해보라. 그 의도는 비용 절감이다. 하지만, 목표에 대한 그 전략은 전략적이지 못하다.

2-1 전략적 의도(Strategic Intent): 목적과 수단을 정렬시켜라

전략적 의도를 바라보는 3가지 견해가 있다. 첫째는, 윤리적인 견해이다. 두 번째는, "우리가 그 목적을 이루기 위해서 충분한 자원이 있는가?"라는 견해이다. 셋째는, 조직이 함께 일하느냐, 즉 각 개인들이 조직 전체와 같이 보조를 맞추어서 작업하는가?와 관련된다. 첫 번째 견해에 대해서, 수단이 그 목적을 정당화해주지 않는다. 전략계획은 가치, 분명한 비전, 사명에 기반해야 한다. 이는 수단이 그 목적에 부합해야 함을 말한다. 돌봄의 가치와 비즈니스의 가치가 잠재적으로 상충된다고 논의한 바 있다. 우리는 간호계에 종사하면서, 스태프에 지출되는 비용을 줄이기 위한 방법으로써 우리의 돌봄 서비스의 목적을 위태롭게 하는 것, 교대근무를 커버하기 위해 근무시간이 길어지고 개인적인 범위를 넘어서서 일하는 것에 대한 질문을 받아왔다. 당신은 이러한 사례에 추가할 것이 있을 것이다. 전략적 의도의 시각에서는 고결성(integrity)이 문제가 된다.

> 당신의 개인 수표책(check book) 사례를 다시 생각해보라. 당신은 매달 500달러 절감하고자 하지만, 어떻게 500달러를 절감할 것인가? 당신 딸의 대학진학 저축 예금 계좌에서 가져올 것인가? 그렇다면, 그 목적과 수단은 부합하지 않는다. 그 결과는 가치를 부정하지 않으면서 이루어져야 한다.

전략적 정렬(strategic alignment)에 대한 두 번째 접근법은 자원에 대한 평가를 요한다. 그 목적 달성을 위해서 모든 것에 대해 충분한가? 아니면, 현실적으로 가능한가? 모든 결과, 현재 비용, 계획된 비용, 상황 대응 계획의 필요성, 당신의 자금계획에 영향을 줄 수 있는 외부적인 요인들을 고려하는 경우에도, 이상적인 경우에는 당신은 매달 500달러를 더 벌 수 있는 가용 자원이 있다. 그 과정이 매끄럽고 쉬운 것은 아닐 것이지만, 예산을 아끼고, 불요불급한 지출을 줄이면서, 신용카드 사용을 줄이고, 당신은 매달 500달러를 절감할 수 있을 것이다. 전략적 의도는 달성된다. 간호에서 충분치 않은 인력 수준은 부적절한 자원 평가 사례이다. 당신은 다른 것을 생각해 볼 수 있는가?

세 번째 전략적 정렬(strategic alignment)에 대한 유형은 모든 것이 균형을 이루어 함께 일하고, 같은 방향을 지향한다는 것이다. 이러한 경우에 대한 유추로는 자동차의 타이어와 차 앞부분이 잘 정렬된 경우이다. 이 경우 자동차는 원활하게 운행되며, 연비도 효율적이고, 승차감도 좋으며, 승객들 역시 안정감을 느낀다. 정렬(alignment)이 잘 맞지 않는 자동차의 경우는 원활하게 구동하지도 않고, 연비 역시 비효율적이고, 승차감 역시 좋지 않으며, 자동차가 고장날 것 같아 불안감을 느끼게 된다. 당신은 관리자들과 가용자원이 잘 맞지 않는 직장에서 일해본 적이 있는가? 긴장이 높고, 안정감이 결여되어 이기적인 분위기가 조성되고, 근무환경이 안락하지 않을 것이다. 변화 과정을 시작하기에 앞서서, 모든 사람들이 같은 방향성을 공유하고, 효율적이고 원만하고 안전하게 운영되는 차를 함께 탔다는 공감대를 조성하는 것이 중요하다.

윤리, 자원, 목적이 잘 정렬되어야 한다는 개념을 포괄하는 전략적 의도는 진정한 리더십을 필요로 한다. 경영자가 관심을 기울이는 것들을 상기해보라. 리더십을 통해 방향성을 정하고 사람을 이끌게 된다. 팀접근법에서는, 경영진은 모든 것이 충분하다고 확신을 주지만, 자원이 바른 경로로 윤리적으로 최적의 방법으로 연계되어있다는 것은 리더십의 역할이다. 전략을 설계함에 있어서 관리와 리더십을 통해 전략적 의도를 유지하는 것이 중요하다.

2-2 의도하지 않은 결과

모든 영향 요인을 고려하고, 전략적 사고를 하고, 그 가능한 모든 결과를 상상하면서, 우리가 아무리 철저하게 계획을 수립했다고 하더라도, 그 계획은 실패할 수 있다. 제4장에서, 의도하지 않았던 결과에 대비하는 것으로 상황 대응 계획과 재난계획을 세우는 것에 대해 논의하였다. 당신은 독감 예방주사를 맞고, 손을 씻고, 독감에 감염된 사람을 피하고, 당신 자신을 잘 관리 할 수 있지만, 그럼에도 불구하고 독감에 걸릴 수 있다. 이런 것이 최상의 실무관행으로도 관리할 수 없는 의도하지 않았던 결과의 유형이다.

다른 유형의 의도하지 않은 결과는 위선적인 행동과 연관된다. 열이 나는 경우 아스피린(ASA)을 주면, 어린 환자는 라이증후군(소아에 흔한 뇌장애)에 걸리게 된다(물론 20세 미만자에게는 ASA의 사용을 금지하고 있다). 우리는 어린아이들에게는 ASA를 주지 않는 것을 알고 있지만, 전략과정에서 의도하지 않았던 결과에 대해 어떻게 대비하여야 하는가? 상황 대응 계획과 재난계획이 해결책을 제시할 수 있지만, 의도치 않은 결과가 발생하는 그런 상황에 대비하는 상황 대응 계획 혹은 Plan B를 가지고 있어야 한다. 간호사로서 우리는 비판적 사고의 소유자이기에 의도치 않은 결과에 잘 대응하고 장애물을 뛰어넘는데 능하다. 본 장의 후반부인 도구 4: 과정 주기(process cycle)에서 언급할 것이지만, 갈림길에 직면해서, 우리는 가치, 비전, 사명을 지속적으로 평가함으로써 남들보다 앞서나가는 전략계획을 재검토하고, 결정함으로써 최선의 경로를 결정할 수 있다.

3. 도구 3: 세력장분석(Force-field Analysis)

세력장분석(force-field analysis)은 양극과 음극이 서로 상호작용하는 전자기학(electromagnetism)에서 나왔다. 당신은 자석을 사용해본 경험이 있을 것이다. 자석을 가지고 놀았던 기억을 되살려보라. 자석의 양끝이 서로 끌어당기거나 서로 밀치는 것을 보았을 것이다. 이것이 바로 양극과 음극을 이루는 전자기장의 영역이다. 비즈니스는 양극과 음극의 개념을 수용했고, 그 개념을 확장해서 기업 목표 달성에 긍정적인 것을 유발하는 동인을 긍정적(양의) 세력, 저해하는 세력을 부정적(음의) 세력이라고 정의하였다.

변화유발 동인은 여러 형태로 나타난다. 즉 EBP(증거기반실무)와 연구, 지식, 기술, 관리 역량과 리더십, 가용 인력과 같은 내부적 동인과 전반적인 경제, 경쟁자와 그들의 우위, 기술, 새로운 질병, 그리고 비상 대비와 테러와 같은 조직 외부 요인으로 나타난다. 변화에 대한 저해세력은 이와 유사하지만, 억제하는 효과를 지니는 것이다. 그 원천이 어디인지 상관없이 그러한 세력들은 그 효과에 따라 잠재적으로 긍정적 혹은 부정적이다.

비상 상황에 대비하는 것은 변화 과정 사례에서 변화 유발세력과 저해세력 모두에 해당한다. 긍정적 세력측면에서는, 비상상황에 대한 대비 예산 배정과 교육 훈련이 늘어남에 따라, 전압 부하에 대한 용량 증가, 비상 상황 대응에 대한 인식 향상, 상황 대처 역량 향상이 있다. 한편, 부정적인(저해하는) 측면에서는, 새로운 업무 부담과 교육훈련 요구로 인해 이미 과중한 업무를 하고 있는 보건의료 인력들에게 스트레스를 주고, 보건의료 종사자가 경쟁력을 갖추려면 보여야 하는 요건을 추가하는 것이다. 비상 상황에 대비하는 기술과 과학은 계속 발전하고 있기에, 어느 선에서 어떤 기준을 두어야 준비되었다고 하는지에 대해 그 표준을 설정하는 것이 어렵다. 전략계획수립에서의 동인과 저해요인들은 계량화하기 힘들다. 우리는 비상상황 대응 대비의 과정이 5년 후에 무엇을 더 요구할지 알지 못하지만, 전략적으로 생각한다면, 우리는 어느 정도 그 수준을 가늠할 수 있고, 비상상황 대비 여부가 미래의 보건의료의 목표에 어떻게 긍정적 혹은 부정적으로 영향을 줄지 생각해 볼 수 있다. 즉 우리는 그러한 영향들이 어떻게 강조되는지에 대해 지도를 그려볼 수 있다.

세력장분석(force-field analysis)이란 영향을 주는 긍정적이고 부정적인 세력에 대한 연구이다. 이러한 세력들이 조직과 세력 상호 간에 어떠한 영향을 미치고, 향후에 어떻게 바뀔 수 있는지 분석하는 것이다. 그 분석은 간단할 수도 있다. 예컨대, 당신의 입출금계좌에 대한 분석을 통해 매월 500달러를 절감하는 데 도움을 주는 당신의 지출 패턴과 이번만 500달러를 더 지출해야 하는 경우처럼 이를 저해하는 요인을 분석할 수 있다. 혹은 이 분석이 대형 보험회사의 합병을 분석하는 것처럼 매우 복잡할 수 있다.

간호사들은 이미 세력장분석(force-field analysis) 유형을 어떻게 실시하는지 알고 있다. 즉 간호과정(nursing process)이다. 간호사들은 지속적으로 사정(assess)하고, 사정이 무엇을 의미하는지 파악하고(진단, diagnosis), 결과와 계획(plan)을 결정하며(목표 – 당신이 일어나기를 바라는 것), 그리고 실행(implement)하고, 평가(evaluate)한다. 모든 것들이 비판적 사고에 근거한다. 비판적 사고과정에서, 모든 접근법을 평가하고, 최상의 실무관행과 신속한 방법을 결정하고, 환자에 대해 최상의 결과가 이루어질 수 있도록 하기 위해 필요한 조치를 취한다. 돌봄 서비스 필요성의 핵심을 이해하면서 간호사들은 지속적으로 세력장분석(force-field analysis)을 실시한다.

> 보건의료의 복잡한 지급 시스템에 부가적인 동인들이 있고, 그 결과로서 나타난 규제들이 지급 일정(메디케어와 메디케이드)에 연계되어 있음을 상기하라. 보건의료는 쉬운 비즈니스가 아니다. 모든 비즈니스 조직이 도전과제와 독특한 역량을 가지고 있지만, 얼마나 많은 조직들이 법무팀, 감염관리, 행정, 첨단 기술을 필요로 하고 있겠는가? 얼마나 많은 조직들이 생명을 위협하는 이슈들과 씨름하고 있고, 다른 산업에 비해서 더 많은 훈련과 교육을 요구하고 있고, 질병의 위협과 병원균의 저항에 직면해 있고, 다수의 규제 및 인증 기관에 응해야 하며, 한 지붕 아래에 있으면서 다양한 분야와 그들의 독특한 요구사항을 이끌고 관리하여야 하는가? 이 모든 것들이 돌봄 서비스라는 핵심에 귀결되지만, 환자와 환자 간호에 관계된 스탭들 뿐만 아니라 환자에게 작용하는 세력장(force-fields)들이 있다.

간호사들이 돌봄 서비스의 핵심에 있으나, 세력장분석(force-field analysis)의 큰 그림은 다른 사람들이 담당한다. 주지하다시피, 돌봄 서비스의 핵심이 위기에 처해있다. 간호사들이 보건의료에서 중요한 위치를 차지하며, 세력장분석에 대한 학습을 해야 하고, 그렇지 않는다면, 이보다 더한 위기가 올 수 있다. “우리가 어디로 가는지를 알지 못한다면, 우리는 결국 어떤 다른 장소에 있게 될 것이다”라는 격언을 기억하라.

> 우리는 당신이 잠시 멈추고, 뒤돌아보기 바란다. 당신의 고용주에 대해 거시적인 관점으로 보라.
>
> - 당신의 업무에 영향을 주는(긍정적 혹은 부정적) 요인들이 무엇이라고 생각하는가?
> - 모두 당신(간호사들)에 관계된 것인가? 아니면, 돌봄 서비스를 제공하는 조직의 능력에 영향을 주는 다른 요인들이 있는가?
> - 지역 경제가 어떤가?
> - 어떻게 소득이 창출되고, 누가 돈을 버는가(대개의 경우, 특수분야의 엘리트 수술전문의 그룹)?
> - 어느 다른 부서가 요구 사항이 있고, 불만족을 나타내는가?

세력장분석(force-field analysis)은 모든 참여자들, 그 참여자들로 인한 효과, 이러한 참여자들과 함께 최선을 다해 일할 수 있는 전략을 측정하는 조직화된 방법이다. 보건의료의 구성요소로서 간호계는 변화 유발 동인과 저해요인 모두를 가지고 있다. 우수한 간호 서비스는 보건의료 기관이 목표를 달성할 수 있도록 이끈다. 과오, 종업원 불만족, 인력부족, 그리고 높은 이직률은 저해요인들이다. 당신은 세력장분석(force-field analysis)을 활용함으로써 간호사들이 보건의료의 문제점을 해결할 수 있도록 비판적인 사고(전략적인 사고)를 하여, 이를 통해 간호전문직 종사자들에게 보다 넓은 권한이 부여되고, 간호사의 역할을 강화할 수 있다고 인식하는가?

전략 지도와 세력장분석을 연결해보자. 전에 언급했던 전략지도의 사례(그림 5-3)에서, 환경과 안전이 성장과 생산성이라는 목표를 달성하기 위해 어떻게 평가되고 강조되는 세력장이라고 보는가? 전략 지도는 프로젝트에 영향을 주는 변수들을 보여준다. 지도에 표시하는 것으로 그런 세력들을 분석하지 못하지만, 각각의 세력들을 나타내 준다. 적합한 세력(동인)들을 전체적으로 표시해줌으로써 참여자들은 전체적인 큰 그림을 볼 수 있다. 일단 참여자들이 모든 참여자들과 자원을 규정하고, 그 다음에 참여자들과 자원들이 어떻게 상호작용하는지를 분석한다. 전략계획수립 과정의 그 다음 단계는 그 과정이 역동적이라고 인식하는 것이다. 현재의 변수가 미래에는 바뀔 수 있다. 과정 주기 평가를 규정하는 도구는 다음에 설명한다.

4. 도구 4: 과정 주기(Process Cycle)

과정 주기(process cycle)는 오직 변화하지 않는 것은 변화라고 인식하고 있다. 하나의 간단한 과정 주기는 학년이다. 간호 교수는 2009-2010년도 교과과정을 계획함에 있어서 기존의 지식과 교육 기법을 활용하지만, 2009년 11월에 유행병으로 될 가능성이 있는 새로운 질병을 발견했다. 기존의 내용을 가르쳐야 하고, 새로운 학습 내용에 따라 교육 기법을 수정해야 하며, 새로운 증거들이 나타남에 따라 교과과정이 수정되어야 한다.

> 과정 주기의 또 다른 사례는 2008년 10월에 발생한 금융위기가 당신의 재무상황에 미친 영향을 고려한다. 당신은 당신의 자금 상황을 다시 점검하고, 새로운 실체에 대해 당신이 원래 매달 500달러를 절감하는 목표를 유지하면서 Plan B(상황 대응 계획)를 가동할 것이다. 가치, 비전, 그리고 사명은 변하지 않는다. 단지, 새로운 도전에 대해 새로운 전략에 만들어질 뿐이다.

과정 주기는 과정이 순환적으로 반복되는 것이다. 환자의 체온이 39.44℃(101℉)이고, 당신은 환자의 체온을 낮추는 전략을 수립했고, 4시간 후에 환자의 체온이 다시 올랐다. 다시 시작하고, 원인을 예상하고, 합병증을 예방하기 위해 노력한다. 대부분의 과정은 역동적이다. 첫 달에 당신의 입출금 계좌의 균형을 맞추고, 둘째 달도 그렇게 하고, 다음 달에 필요한 자금과 현실을 분석한다. 즉 과정 주기가 계속된다.

4-1 과정 주기: 상황판으로 돌아가자!

과정 주기는 수표책 사례처럼 정상적이고, 유기적으로 발전한다. 다른 과정 주기는 목표 달성을 어렵게 만드는 위협 요인을 동반한다. 독감시즌의 과정 주기 사례를 살펴보자. 독감 시즌은 10월에서 다음 년도 3월까지이다. 사람들은 예방접종을 맞기도 하고 그렇지 않기도 한다. 예방 접종이 실패할 수 있고, 이 경우는 보건의료 종사자들에게는 매우 힘든 시기가 된다. 1주일 내에 새로운 독감 바이러스가 지구를 한 바퀴 돌 수도 있다. 2007년에 H5N1이라는 조류 독감이 전세계를 놀라게 했다. 세계보건기구(WHO)는 독감 예방접종 백신의 공급을 늘렸다. H5N1이라는 조류 독감으로 인해 전세계 보건의료 종사자들은 긴장했다. 인도, 인도네시아, 캐나다, 그리고 홍콩 병원들은 격리되었고 검역을 거쳤다. 독감 변종 바이러스가 매년 사람들에게 피해를 끼친다. 2009년에 H1N1이라는 돼지 독감으로 인해, 전세계적인 대비 조치가 마련되었다. 인간과 동물 사이에 새로운 변종 바이러스가 진화함에 따라 만연하는 독감의 위협이 진행 중이다. 즉 과정 주기가 계속된다.

공중 보건 리더들과 연구자들은 대체 간호 분야를 연구하고, 계획하고, 살펴보았으며, 격리와 검역에 대한 결정을 내렸고, 모든 이해관계자들에게 알리고, 전 세계적 공중보건 전문가들과 상의하고, 잠재적으로 감염된 여행자들을 추적하기 위해 항공, 고속도로, 철도 관계자들과 지속적으로 연락을 취하고, 발생한 조류독감(H5N1)과 돼지독감(H1N1)이 더 이상 위협이 아니라는 결정을 하기 전에는 상황판을 주시한다.

당신의 수표책은 우리가 기대했던 것보다는 그렇게 극적이지 않았으나, 의료비 청구서, 집안 수리비, 가족 응급상황, 기타 다른 요인들이 나타나고, 당신은 당신의 자금계획을 수정하기 위해 상황판으로 돌아갈 것이다. 과정 주기는 원래의 가치, 비전, 사명으로부터의 이탈이 아니다. 과정 주기는 인생을 살면서 겪게 되는 것들을 인식한다. 우리가 계획을 세울 때, 우리는 모든 변수를 고려하려고 한다. 우리는 이번 달의 청구비를 지불했다고 해도, 그 청구비용은 다음 달에도 나올 것이고, 우리가 고려하지 못했던 비용 역시 발생할 수 있다는 것을 알고 있다.

과정 주기는 정상적인 주기를 고려하지만, 그 계획에 영향을 주는 사항들을 역시 고려한다. 전략 지도에서 구체적으로 그 주기를 보여주는 것은 쉽지 않다. 전략 지도에서 그 영향 요인의 주기를 보여주는 간단한 방법은 화살표를 이용하는 것이다. 카플란과 노턴이 그림 5-3에서 화살표를 이용해서 어떻게 그 과정 주기를 강조했는지 살펴보라. 과정 주기는 성장과 생산성의 상호관련성을 반영한다. 어느 것도 정적이지는 않고, 어느 것 역시 다른 것 없이는 이룰 수 없다. 이것이 전략수립 과정에 미치는 영향을 최소화하도록 하기 위해 "영향요인(세력)"을 규정하고 평가하는 전략 다이내믹스로 부드럽게 넘어가는 것이다.

5. 도구 5: 전략 다이내믹스(Strategy Dynamics)

전략 다이내믹스(strategy dynamics)에 영향을 미치는 4가지 견해가 있다. 학습과 성장, 내부 비즈니스과정, 고객 그리고 자금이다. 이는 전략의 자원준거 관점이다. 전략 다이내믹스는 실행에 있어서 동적인 세력이다. 학습과 성장은 일생을 통해 이루어지고, 비즈니스 과정은 지속적으로 품질평가를 실시하고, 과거의 상명하달식 관리체계에서 새로운 리더십 시스템으로 변하고 있다. 고객이 보건의료 과정에 보다 더 관여하고 있고, 전보다 더 많은 정보를 얻으며, 자신이 받는 돌봄 서비스에 대해 더 많은 책임감을 진다. 자금은 의료비 지불모델, CMS, 부채, 전국적인 혹은 지역적인 경제규모, 인구통계학적인 요인들, 그리고 글로벌 시장에 영향을 받는다. 즉 모든 요인들이 동적이다.

전략계획에서 인적 자원이 가장 동적인 변수이다. 간호가 과거의 육체 노동자(labor worker) 개념에서 오늘날의 지식 근로자(knowledge worker) 개념으로 변화함에 따라 새로운 전문적인 매개변수를 계량화하기 위해서 역량에 근거한 기준을 개발할 필요가 생겼다. 간호는 예전에는 쉽게 측정될 수 있는 기술과 기술들의 집합이었다. 1975년의 간호교재를 찾아본다면, 당신은 기술(skill)에 대해 강조하는 것을 알게 될 것이다. 지금 서점에 들른다면, 당신은 물론 여전히 단순 노동자를 강조하는 다른 형태의 간호 교재들보다 더 많은 "간호 절차(nursing procedures)"에 관한 책이 있다는 것을 보게 될 것이다. 관찰할 수 있는 것은 측정이 쉽다. 단순 노동은 과업 지향적이고, 제한된 성과만 거둘 뿐이다. 즉 수술 후 봉합선이 양호하며, 유지되거나 안되는지, 환자를 씻겨주고, 정맥주사가 잘 삽입되었는지, 바이탈 싸인이 안정적인지 아닌지 등이다.

지식의 측정, 비판적 사고, 창의성, 팀 업무과정, 리더십의 질과 다른 지식 근로자로서의 속성들은 명확하게 정의되지 않았고, 주관적일 수 있다. 전략 다이내믹스를 고려하면, 학습과 인적자원 능력의 성장은 프로젝트의 성공에 중요하다. 오늘날의 보건의료 시장에서 학습과 성장은 명확하지 않다. 간호사들은 자격증과 회의 참가 영수증을 차곡차

곡 쌓아가고 있으나, 그런 문서들이 학습과 성장을 보증해주는가?

"전략 다이내믹스: 경영자용 요약(The Dynamics of Strategy: Executive Summary)"에서 킴 워런(Kim Warren)은 어떻게 조직이 성장하고 성공하느냐는 "능력에 따라 차별화되어야 한다"고 결론지었다. 문제는 우리가 전략계획 과정 다이내믹스에서 성과가 개선되고 이익을 늘리는 가치로서 학습을 어떻게 측정하느냐이다. 전세계적으로 연구자그룹이 정보근로자 시대(age of information worker)에서 역량(competencies)을 정의하려 한다. 학습과 성장은 변화과정 성공에 중요한 요소지만, 당신이 잘 알다시피, 다수의 관리자들이 교육과정, 계속 교육, 상위 학위, 그리고 학문적인 연구와 저술에 대한 시간의 가치에 의문을 제기하고 있다. 바나나에 5% 이윤을 붙여 판매하는 것은 측정이 가능하지만, 지식을 얻는 데 지불한 비용을 회수한다는 것은 파악이 힘들다. 학습과 성장이 어느 변화 과정, 즉 다이내믹스에서 가장 가치있는 구성요소이지만, 그 혜택에 대한 측정 가능한 증거를 제공할 준비를 해야 한다. 아마도 이는 제시하기 힘들 것이다.

내부 비즈니스 과정(internal business process)은 기업이 주주와 고객 모두를 만족시키기 위해 우수한 성과를 거두어야만 하는 과정이다. 본서의 제2장에서 우리는 주주의 이익을 극대화만 하고 고객의 만족을 중요시 여기지 않는 사명선언문으로부터 변화했음을 강조했다. 보건의료 기관이 고객만족 없이는 주주의 이익 혹은 지속적인 주주의 이익을 성취할 수 없다는 것을 알게 되면서 고객만족을 인정하지 않았던 관행이 바뀌었다. 본서의 제4장에서는 전략 목표를 사용하여, 고객만족과 재무적인 성과 모두에 영향을 주는 새롭고 현존하는 비즈니스 과정을 정의하였다.

비즈니스 과정이란 기업 내에서 "일이 이루어지는 방식"이다. 모든 부서의 정책과 절차, 법적 고려사항들과 문서양식, 직무와 과업에 대한 세부 설명과 자격요건, 회계시스템, 관리 스타일, 구매와 공급자 관계, 수익의 흐름, 그리고 기업 문화는 모두 비즈니스 과정의 사례이다.

비즈니스는 돈을 벌기 위해 설계된 과정이다. 즉 소비자는 구매하고 판매자는 제품을 판다. 비즈니스 과정은 이윤을 얻기 위해 지속적으로 효과성, 일관성과 제품의 적시 배달을 추구한다. 내부 비즈니스 과정(internal business process)이란 균형성과표의 동력으로 Kaplan과 Norton(1996)이 규정한 개념인데, 전략계획 과정에 영향을 주기에 비즈니스 과정을 극대화하는 것으로 여겨지기도 한다. 무엇이 성과를 내고, 아닌지에 대해 보다 많이 알아보고, 더 효율적이고, 더 일관성 있고, 적시에 이루기 위해 새롭고 보다 나은 방식을 정의하라.

비즈니스가 어떻게 이를 성취했는지에 대한 사례는 맥도널드 햄버거사가 설계한 내부 비즈니스 과정이다. 전세계적으로 햄버거는 효율적이고, 싱가폴에서 파는 햄버거나 사우스 다코다주에서 파는 햄버거 맛은 거의 동일한 것처럼 일관성 있게, 그리고 햄버거를 주문하면 곧바로 나오는 것처럼 적시에 빨리 만들어져서 나온다. 이러한 내부 비즈니스 과정은 그 회사의 성공을 가져다 준 전략이다. 보건의료 기관 관리자들은 이러한 성공의 교훈에 주목해야 한다. 즉 포괄수가제(Diagnosis Related Groups, DRG)는 이익을 증가시키고 고객을 만족시키기 위한 내부 비즈니스 과정의 사례이다.

전략 다이내믹스의 다른 두 가지 동력은 고객과 자금이다. 고객 설문조사, 퇴원 면담, 고객의 의견 박스, 병원 재방문에 대한 자료조사 등은 고객 만족도를 측정하려 한다. 고객만족을 측정하는 다른 익숙한 방식은 결과를 측정하고, 사고 및 과오 보고서, 책임 소재 기술서, 입원일 수, "절대 일어나지 말아야 할 사안(never events)"이 발생한 경우, 그리고 병원의 손익계산서를 살펴보는 것이다. 자금(money)은 수익 대비 비용, 이익 대비 손실, 자산 대비 부채와 같이 아마도 가장 직설적인 동력이다. 기업은 비용, 손실, 부채보다는 더 많은 수익, 이익, 자산을 필요로 한다. 변화 과정을 수행할 만큼의 충분한 자본을 가지고 있거나, 충분한 자금을 조달할 수 있는 방법을 알고 있는 것이 프로젝트의 성공에 근본적인 것이다. 종업원은 급여를 받아야 하고, 부채는 상환되어야 하며, 청구서는 지불되어야 하고, 상황 대응계획 역시 자금이 조달되어야 한다.

전략 다이내믹스를 측정하고, 전략 지도를 활용하고, 과정 순환을 강조하는 모델을 만들고, 세력장분석(force-field analysis)과 같은 다른 전략계획 도구를 사용함으로써 전략계획의 일부가 간과되지 않도록 한다. 우리는 매달 500달러를 절감하는 사례를 이용했는데, 그 이유는 (1) 우리 모두가 돈과 관련되어있고, (2) 매달 500달러를 절감하는 것은 대다수의 사람들에게 조금은 적용 가능한 일이었고, 시행을 위해서는 약간의 전략계획만 필요하기 때문이었다.

부록 5a를 통해 당신은 전략지도를 시도할 기회를 가진다. 부록 5b는 간호에서 과정 순환과 세력장분석(force-field analysis)을 정의하는 데 도움이 되는 서식이다. 부록 5c는 전략 다이내믹스의 개념을 적용할 수 있는 도구이다. 간호에서 전략계획을 실행에 옮기는 방식을 점검하는 제6장으로 가기 전에 이러한 형식들을 가지고 전략계획에 활용해 보라.

최근에 사용되었지만, 아직은 간호계에서 널리 이해되지 못한 보건의료에서의 개선 방식은 도요타 생산시스템(Toyota Production System, TPS)에 기반을 둔 "린 보건의료(lean health care)"이다. 린(lean)이라는 단어는 인력과 재무자원을 축소하는 인기없는 관리의 술책을 암시하는 듯하여 간호계에 다소 부정적인 어감을 주지만, 이는 진실이 아니다. 도요타 생산방식(TPS) 혹은 린(lean) 생산방식은 불필요한 지방질을 제거하는 것이고, 근력을 강화하는 것이다.

일하는 사람들을 존중해주고, 전문가로 인정해줌으로써, 도요타 생산방식 혹은 린 생산방식은 새로운 시각에서 일의 과정을 바라보는 배우기 쉽고, 가르치기 쉬운 방법을 사용한다. 과정이 작업자의 과업을 지원하지 못하는 지점을 작업과정을 관찰함으로써 파악하고, 개선을 이루기 위해서 새로운, 객관적인 비난을 하지 않는 접근법이다. 이 방식은 항상 환자의 관점에서 문제점들을 기술한다. 개선의 초점을 그 원인이 발생한 것, 즉 환자의 경험에서 찾는 것이다. 여러 부서가 관여되는 데에 따른 과정상의 취약점을 해결하는 도구로서, 도요타 생산방식/린 생산방식의 개념은 환자 중심의 해결책이고, 우호적이고 협조적인 환경을 조성하는 기록되고 측정되는 개선방식이다. 그 작업을 수행하는 사람들에 의해 개선이 이루어지기에, 종업원들이 주인의식을 가지고 정확하게 작업을 수행한다. 이는 결정을 공유하는 좋은 방식이다.

도요타 생산방식/린 생산방식을 보건의료에 적용한 초기의 연구는 전미과학재단(National Science Foundation)의 연구자금을 통해 간호사인 짐머슨(Jimmerson)이 수행했다. 그 연구의 목적은 가장 뛰어난 중환자관리실이나 효율적인 회계부서만이 아니라 보건의료 기관의 모든 부서에 도요타 생산방식/린 생산방식의 효용성을 입증하려는 것이었다. 그 연구 결과는 기대 이상이었고, 2001년에서 2004년까지의 3년에 걸친 연구기간 동안 본 프로그램에 대한 관심도 증가했다. 짐머슨(Jimmerson)이 다양한 개선활동의 성과로 인정한 4가지 연구 결과는 다음과 같다.

- 환자들에게 보다 나은 의료서비스를 제공하고, 의료 과오를 줄인다.
- 작업과정과 관련해서 담당직원의 좌절감을 줄인다.
- 운영비용을 줄인다.
- 리더십 기술을 향상시킨다.

짐머슨(Jimmerson)은 보건의료인들로 구성된 도요타 시스템과 린 경영방식을 가르치는 Lean Healthcare West를 설립하였다. 보건의료에서 불필요한 부분을 없애고, 환자에게 보다 나은 보건의료 서비스를 제공하기 위해 50개 이상의 종합병원, 개인병원, 연계 보건기관이 Lean Healthcare West와 함께 일하고 있다.

Lean Healthcare West에 대해 더 알고 싶다면, http://www.leanhealthcarewest.com을 참조하거나, Montana의 사무실 (406) 258 - 6535로 연락해 보라.

복습 질문

1. 전략지도(strategy map)의 목적은 무엇인가?
2. 전략지도(strategy map)에서 균형이란 무엇을 말하는가?
3. 전략적 의도의 3가지 경로를 설명하라.
4. 의도하지 않은 결과란 무엇인가?
5. 세력장분석(force-field analysis)에서 내부세력과 외부세력을 비교하라.
6. 과정 순환(process cycling)이란 무엇인가?
7. 전략 다이내믹스(strategic dynamics)에 영향을 주는 4가지 시각이란 무엇인가?

참고문헌

Kaplan, R., & Norton, D(1996) The Balanced Scorecard: Translating strategy into action. Boston: Harvard Business School Press.

Warren, K(2000) The dynamics of strategy: Executive summary. Strategy Dynamics. Retrieved November 9, 2008, from http:// www.strategydynamics. com/ products/ ExecSummaryA4. pdf

부록 5a

전략지도 서식

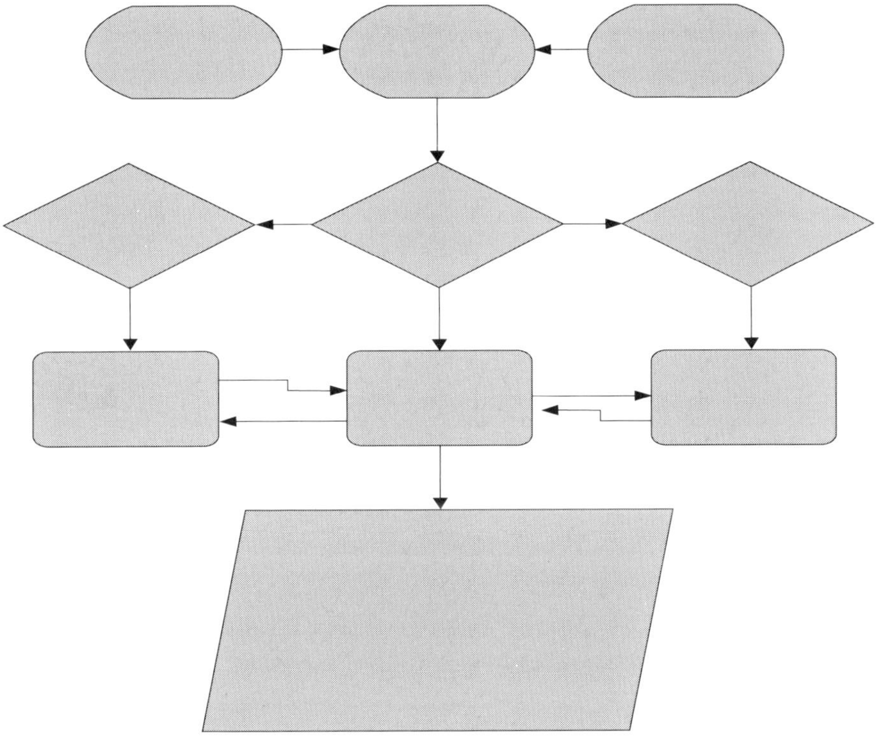

부록 5b

과정 주기(process cycle)와 세력장분석(force-field analysis)

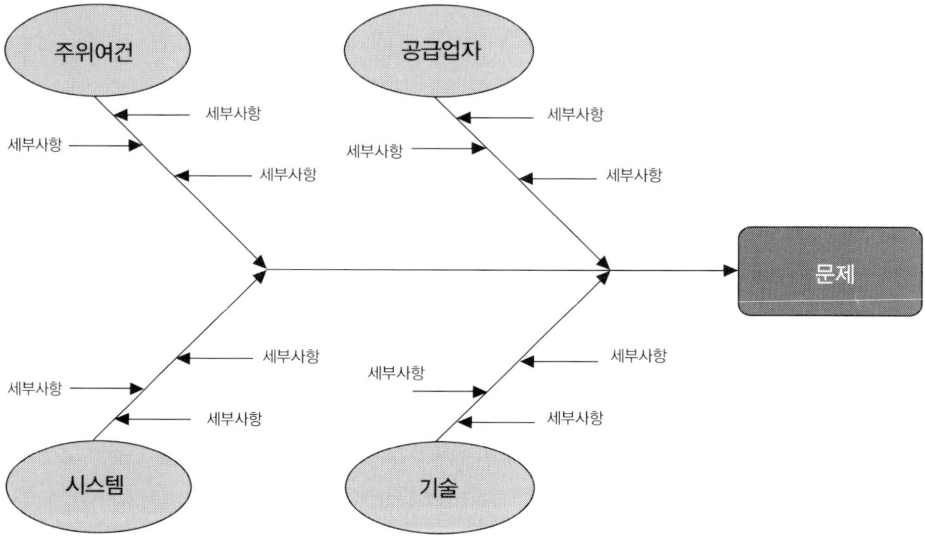

부록 5c

전략 다이내믹스 평가

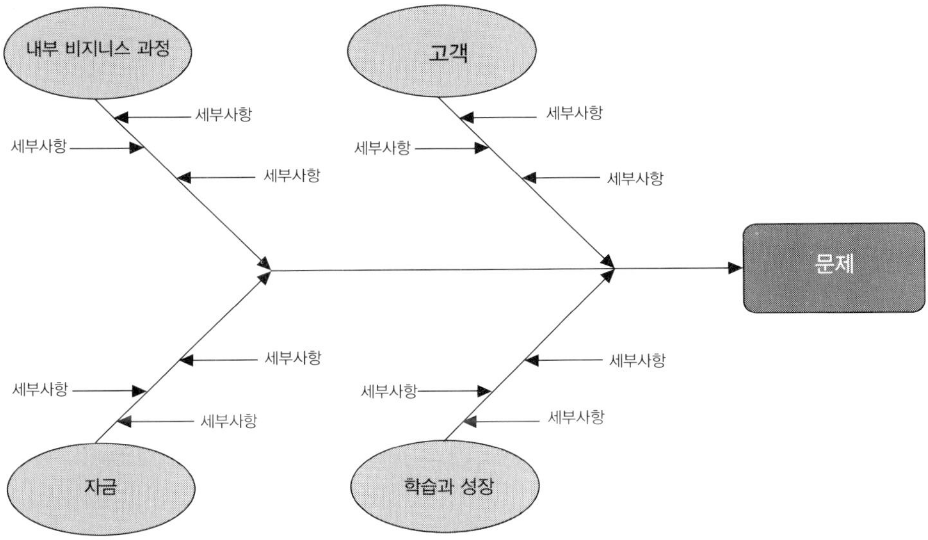

매달 500달러씩 절감하는 단순한 문제를 정의해보자. 당신이 무슨 내부 비즈니스 과정을 변화시킬 필요가 있는지 생각해보라. 그러한 내부 비즈니스 과정에 영향을 주는 세부사항들은 무엇인가? 고객은 당신일 수도 있지만, 당신의 세부사항에 대한 것이 그 문제의 해결책에 도움이 될 수 있다. 당신은 당신의 수표책의 잔액을 맞추는가? 당신은 다른 여러 절감 방안을 이해하고 있는가? 당신이 알고자 하는 것이 무엇이고, 그 목표를 이루기 위해 당신은 어떤 분야에서 개인적인 성장이 필요한가? 매달 500달러씩 절감하는 그 문제를 해결하기 어떤 자금관리 관행이 필요한가? 당신은 어떤 문제를 제시하고, 이러한 각각의 다이내믹한 상황에 영향을 주는 세부사항에 대해서 생각해 볼 수 있다.

제6장

전략계획수립: 왜 전략계획수립이 보드(Board)만의 안건이 아닌가?

학습목표

1. 지식 시대와 산업 시대의 근로 윤리의 가치를 규정한다.
2. 우리 대 그들이라는 이분법적 사고방식으로 간호계에서 만들어진 유형별 편견을 타파하는 방식을 논의한다.
3. 이해관계자로서 간호사를 인식한다.
4. 산업 시대의 관리에서 지식 시대의 관리로의 이동에 대해 서술한다.
5. 메타리더십(metaleadership)에 대해 검토한다.
6. 직무 기술과 정책 및 절차 내용의 질과 의도를 평가한다.
7. 통제 소재(locus of control)로서 간호문화의 영향에 대해 논의한다.

간호계는 간호계를 성숙시키고 탁월한 간호 서비스에 필요한 다양한 내부적인 이슈를 강조해 왔다. 이와 병행해서, 여러 분야에서 간호계를 통제해 온 보건의료 비즈니스 역시 성숙 단계로 접어들었다. 보건의료계는 자선에 기반을 둔 모델에서 금융에 기반을 둔 모델로 변하였다. 돌봄 서비스와 관리 간에 균열이 나타났고, 논란과 오해를 야기시켰다. 그러한 변화로 인해 간호계는 결정의 주변부로 밀려났다. 제6장에서는 균열을 메우는 데 필요한 역량에 대한 시각을 제공한다.

1. 지식 근로자(Knowledge Worker)와 산업 근로자(Industry Worker)

당신은 자신을 지식 근로자(knowledge worker)로 생각하는가 아니면 산업 근로자(industry worker)로 생각하는가? 아니면 양쪽 모두 조금씩이라고 생각하는가? 만약 당신이 당신의 동료, 관리자, 행정부서에 그 질문을 했다면 그 대답이 무엇일 거라고 생각하는가? 당신은 이사회 멤버들이 자신들은 무엇이라고 답할 것이라고 생각하는가? 관리자들, 회계사들, 그리고 품질관리 전문가들은 어떻게 답할 것이라고 생각하는가? 당신과 함께 일하는 어떤 사람이 당신을 "일벌"에 비유한 적이 있는가? 당신이 그 "일벌"이라는 단어를 자신에게 쓴 적이 있는가?

간호사의 평균 연령이 40대 중반에서 후반에 이르는 것을 생각한다면, 여러분들 중 다수는 "열심히 일하면 누구에게도 해를 끼치지 않는다는 시기"에 성장했다는 것을 알 수 있다. 육체 노동은 보다 더 미국적인 것으로 여겨졌고 여전히 지금도 그렇게 여겨진다. "근로 윤리(work ethics)"는 경영자들은 사악한 자로 간주된 반면에, 산업 근로자들이 전국적으로 영웅시 되었던 힘든 육체 노동 직업과 관련이 있다. 이것이 산업혁명 시기의 시련과 고난에 지친 순교자인 "근로계층"의 유형을 만들었다. 이러한 시련과 고난은 오늘날의 간호계에 현실적으로 적절하지는 않지만, 그럼에도 불구하고 우리는 "우리(근로자들)"와 "그들(관리자들)"을 구분하는 문화를 고수하고 있다. 우리는 건전한 근로 윤리를 권장한다. 오늘날 근로 현장에서 만연한 한 가지 근심거리는 기술이 부족해 보인다는 것이다. 우리는 긍정적인 직업 관행과 윤리를 확고하게 수용한다. 즉 우리는 당신의 영향 영역을 스스로 작게 제한하는 믿음을 원치 않는다.

미셸(Michele)은 목장을 운영하며, 육체 노동에 가치를 부여하며, 지역사회의 육체노동자의 가치를 이해한다. 수년간, 간호사로서 그녀의 정체성은 "가장 열심히 일하고 가장 믿을만한 근로자"라는 능력으로부터 나왔다. 르앤(LeAnn)은 산림자원을 개발해온 집안 내력이 있으며, 지식 근로자에 대비되는 산업 근로자로서의 정체성을 가지고 있다. 개인적으로나 전문적으로나, 우리 간호사들의 정체성은 지식 근로자로 변하였다. 우리는 산업 근로자와 지식 근로자 양쪽 모두를 가치있게 여기며, 어느 하나가 다른 것보다 더 중요하다고 생각하지 않는다.

간호전문직의 계층과 정도에 따라 여러 직군 중에 면허실무간호사(Licensed Practical Nurse, LPN)와 준학사학위간호사(Associate Degree Nurse, ADN)는 육체노동자(blue collar)로, 학사학위간호사(Bachelor of Science in Nursing, BSN), 석사학위간호사(Master of Science in Nursing, MSN), 상급전문간호사(Advanced Practitioner, AP) 등은 사무직 근로자(white collar)로 상표가 붙여졌다. 전문직군 내에서 이러한 우리와 그들의 구분을 만들어내는 것은 여러 분야에서 간호직의 신뢰도를 갉아먹는 간호사들 간의 편견을 야기시키는 너시즘(nurseism, 간호직군 간 이기주의)이라는 해로운 결과를 가져온다. 예컨대, 미셸은 최근에 상원의원 보좌관과 일하고 있는데, 그는 "왜 간호라고 이야기하죠? 그들은 같은 간호직종 내에서도 같이 어울리지 않지요? 내가 보기엔, 모든 간호집단들이 각각 다른 의견이 있는 것 같네요"라고 말한다고 하자. 우리는 이런 말이 우리 간호직군 간에 문화적인 단절이 있기에 발생했다고 본다. 즉 우리와 그들이라는 스스로에게 고통을 주는 간호직군 간 이기주의로부터 말이다.

두 가지 견해 간의 차이를 건너뛴다는 것은 연속적인 과정이 아니다. 양자 모두 자신만의 특징, 신념체계, 언어라는 문화적 패러다임을 가지고 있다. 간호는 역사적으로 육체 노동자로 여겨졌으며, 이에 비해 관리직은 사무직 근로자로 여겨졌고 둘 간에는 공통사항이 없었다. 육체 노동자는 볼링을 치지만 사무직 근로자는 골프를 쳤다. 그렇다, 이것이 고정관념이지만, 우리가 생각하는 것은 간호사로서 당신의 정체성이다. 우리는 사무직 근로자가 볼링을 치고, 육체 노동자는 골프를 친다고 믿는다. 그게 무슨 상관인가? 하지만, 만약, 간호사로서 당신이 어느 한쪽의 견해만을 고수한다면, 우리는 당신이 그렇게 생각하지 않기를 바란다.

사무직 지식 근로자라고 생각하는 새로운 간호사들이 문화적으로 산업 시대의 육체 노동자로 생각하는 나이든 간호사들과 섞여 있기에 간호인력은 변화고 있다. 이러한 현상은 간호계 내부의 분쟁을 야기시켰다. 자신들을 전적으로 지식 근로자라고 생각하는 간호사들은 자신들이 단지 육체 노동만 하는 사람 이상으로 여기기에 대부분의 시간을 이론을 연구하는 데 보내고, 필요한 기술과 과업을 간과하고 있다. 한편 자신들을 전적으로 산업 시대 근로자로만 생각하는 간호사들은 근로 윤리와 과업을 우수하게 마치는 데 자부심을 느끼는 경향이 있지만, 최근의 간호 실무 원칙은 잘 알지 못한다. 유능하고, 최신의 이론도 잘 아는 간호사는 양쪽의 시각을 모두 갖춘 사람들이다.

우리는 간호사들이 단지 상표, 학위, 계층 자체는 아니라는 것이다. 간호사들은 돌봄 서비스의 제공자이다. 우리는 간호사들이 "우리"와 "그들"이라는 구분 자체가 부질없는 가공의 구분이라고 생각하길 바란다. 돌봄 서비스의 제공자로서 간호사들은 의사결정 과정에 참여할 권리가 있고, 돌봄 서비스를 강력하게 옹호할 이사회 테이블에 앉을 권리와 책임이 있다. 만약 당신이 면허실무간호사(LPN), 준학사학위간호사(ADN), 학사학위간호사(BSN), 석사학위간호사(MSN), 박사학위간호사(Ph.D)수준의 간호사라면, 당신은 지식 근로자이다. 당신은 산업 근로자이기 이전에 무엇보다도 돌봄 서비스의 제공자이다. 가공의 딱지를 가지고, 당신을 의사결정 과정에 배제하지 말기를 바란다. 미국간호사협회(ANA)는 전문적 간호의 필수적인 특징들 중 하나를 "사회 정의를 증진시키기 위해 사회 및 공공정책에 영향을 주는 것"이라고 정의한다. 전문 간호에 대한 미국간호사협회의 정의는 "개인, 가족, 지역사회 구성원, 전체 인구에 대해 옹호하는 것"을 포함한다(ANA, 2003). 필요한 비즈니스 기술을 배우고 당신의 목소리가 반영되도록 하라! 지식의 시대에 온 것을 환영합니다.

2. 모든 이해관계자에게 과정 공개

분명한 지침이 있을 경우 최적의 성과를 내는 사람들은 과업 지향적이다. 그들은 팀으로 일하거나 의사결정 과정에 관심이 없다. 당신은 그 사람이 누군지 알 것이다. 하지만, 당신의 능력과 지위가 외부에서 규정되는 것은 아니라는 것을 명백히 하라. 각각은 독특한 능력, 스타일, 문화적 신념과 전문성을 지녔다. 간호계에는 모든 윤리, 법 그리고 도덕적 유형의 돌봄 서비스가 존재한다. 간호사로서 당신은 이해관계자이다. 당신이 보건의료의 영역에서 개인적, 전문적으로 적합한 곳이 당신 자신의 전략계획의 일부분이다. 최적의 인적자원을 활용해야 함을 기억하라.

간호대학은 어디든 비슷하고, 각주(state)의 간호사 시험을 통과할 수 있는 기술과 지식의 집합체인 "간호사 단위(nurse unit)"를 생산하는 경향이 있다. 모든 간호대학은 등록간호사(RN)자격시험(NCLEX) 합격률이 간호대학 인증에 결정적인 요인이기에 의료-수술분야에 중점을 두었다. 다수의 간호사들이 "나는 정맥주사 요법을 잘해" 혹은 "내가 그 책임간호사야"라고 하며, 그 역량과 자신을 동일시 한다. 간호사들은 단순한 기술을 가진 사람 이상이며, 다양한 특징을 지니고 있다. 당신만의 독특한 능력과 강점이라는 목소리를 발견하는 것은 모든 간호사들에 대해서 당신의 기회이다.

이해관계자라는 용어는 대개는 이사회 멤버와 주주들을 의미하는 말이지만, 요즘은 돌봄 서비스에 연관되어 있거나 영향을 받는 모든 사람을 말한다. 과거 20년 간, 보건의료에서 이해관계자라는 용어는 환자, 지역사회, 의료비용 지불자, 규제 및 자문기구, 그리고 근로자들을 포함하는 개념으로 확대되었다. 간호사로서 당신은 이해관계자이다. 보건의료에서 가장 많은 인력인 간호사는 중요한 이해관계자이다.

3. 상하 양방향 정보 흐름: 지식 시대의 변화관리 패러다임

산업 시대의 세세한 부분까지 지시하는 관리로부터 품질과 리더십에 기반한 관리로의 전환은 21세기 혁명적인 변화이다. "관리의 초점"이 재고, 인사관리, 예산통제, 생산할당량에서 지식 근로자의 자질과 리더십으로 바뀜에 따라 "경영학"은 새로운 학문분야로 거듭나게 되었다. 정보의 시대에도 철과 플라스틱은 쉽게 측정할 수 있지만, 지식에 대한 가치와 능력은 새로운 비즈니스 관행을 필요로 한다. 보건의료는 측정하기가 힘든 분야이다.

비즈니스가 이루어지는 방식의 변화와 함께 관리보다는 리더십에 초점을 둔 새로운 비즈니스 모델이 출현했다. 성공한 비즈니스 모델 중 몇몇은 일본에서 나온 것이다. 두 가지 사례는 방침관리와 도요타 모델[1]이다. 두 모델 모두 전략 방향과 과정을 개선하지만, 과거 산업 모델과는 다른 방식으로 이루어진다. 두 모델 모두 종업원의 참여와 권한 부여 원칙에 기반을 둔다.

비즈니스가 이루어지는 방식의 또 다른 변화는 메타리더십 패러다임과 관계된다. 메타(meta)라는 말은 "근원적 의미"로 여겨진다. 간호사는 메타커뮤니케이션 혹은 메시지 속에 메시지가 있는 커뮤니케이션에 익숙하다. 메타리더십은 자기만의 업무만 하는 것과는 달리 리더십을 모든 이해관계자를 포함하고 각 분야들이 협조하는 통합된 과정으로 여기면서 이러한 아이디를 더 확장시킨다. 보건의료계는 한때 다양한 분야간의 인력들이 모여서 협업을 한 적이 있었다. 즉 모든 관련 당사자들이 고객 돌봄에 있어서 논의, 검토와 문제해결을 위해 모였다. 어느 시점에서 이러한 협동 노력은 시들해졌으며, 다수의 보건의료인들은 다른 분야와는 별도로 자신들만의 일을 수행했다. 메타리더십이 다시 한번 주목을 받게 되면서, 중요한 이해관계자인 간호사들이 의사결정 과정에 관여하게 될 것이고, 각각의 간호사들이 비즈니스 팀의 유능한 멤버로서 기능할 준비를 해야 한다.

이러한 원칙 혹은 유사한 리더십 전략은 관리자들이 학습할 수 있고 토론하는 도구이다. 새로운 리더십 스타일은 돌봄 서비스가 제공되는 21세기 방식이다. 간호사들은 이러한 변화에 익숙해져야 하고, 비즈니스에서의 변화를 파악해야 한다. 간호사로서, 당신은 이해관계자이고, 당신의 비즈니스를 알기 위해 그것을 당신의 비즈니스로 만드시오.

산업 시대의 모델에서는, 지시와 결정이 위에서 아래로 향했다. 보건의료 비즈니스 구조는 정보가 위에서 아래로 향하는 것에 기반을 두었다. 점차 더 많은 근로자들이 지식을 갈구하는 정보 시대에서는, 정보가 아래에서 위로 흐르기 시작한다. 한때는 전제적인 관리층이 보건의료 종사자들에게 의료서비스를 어떻게 제공하라고 지시하였지만, 현재는 교육받은 근로자들이 의료 서비스가 어떻게 제공되는지에 대해 서로 협조하면서 나아간다. 이것이 하향과 상향 대화의 시작이다. 관리층이 의료에 있어서 다양한 도전에 대해 모든 해결책을 가지고 있는 것은 아니다. 현명한 관리자와 리더들은 점차 보건의료 인력이 해결책을 강구할 수 있도록 도와주려고 한다. 당신이 준비되었는지를 분명히 하라. 만약 오늘 그런 질문을 받는다면, "간호의 위기"에 대한 당신의 목소리는 무엇인가?

만약 관리자들이 새로운 학습곡선을 통해 역량을 변경시킨다면, 보건 인력 역시 그와

---

1) 방침관리(方針管理)에 대해 더 많이 알고자 한다면, http://www.mcts.com/Hoshin-Kanri.htm를 참조하라. 도요타 모델에 대해 더 알고 싶다면, http://wcco.com/specialreports/Methodist.Hospital.lean.2.352128.html 혹은 제프리 리커(Jeffrey Liker)의 책, 도요타 방식: 세계 최고의 제조회사로부터 배우는 14가지 관리원칙(2004)(J. Liker, The Toyota Way: 14 Management Principles from the World's Greatest Manufacture (2004))을 참조하라.

동일한 학습곡선을 따라야 한다. 간호계는 균형예산법(Balanced Budget Act)으로 인한 전국적인 변화에 뒤쳐졌었다. 간호계가 그처럼 다시 변화에 뒤쳐져서는 안 된다. 비즈니스 업계는 전세계적으로 변하고 있다. 그 변화에 동참하라. 아니면 뒤쳐지게 된다. 당신이 종사하는 기관에서 의료 서비스를 향상시키기 위해서 실행할 전략은 무엇인가? 어떻게 의사소통을 할 것인가?

4. 상향식 정보 흐름 창출

> *"당신이 이 세계에서 보고자 하는 변화가 되시오."*
> – 마하트마 간디, 1869–1948

정보화 시대가 되어감에 따라, 간호사는 지식 근로자이기도 하고, 산업 근로자이기도 하다. 간호사는 중요한 이해관계자이고, 새로운 비즈니스 모델은 상하 간의 쌍방향 대화를 권장하며, 간호사는 간호사자격 시험 합격 이상의 존재이다. 간호사는 다양한 능력을 지녔다. 21세기에 우리는 전에 볼 수 없었던 새로운 기회와 도전에 직면해 있다. 돌봄 서비스의 경계가 무너지고 있고, 간호사는 이러한 새로운 시대 변화에 대응해야 한다. 보건의료계에 가장 많은 인력인 1천 5백만 간호사들은 큰 집단이다.

만약 간호계가 이러한 능력을 파악하고 활용한다면, 다른 어떤 조직된 노력보다도 긍정적인 변화를 이룰 수 있을 것이다. 비즈니스 원리를 활용하여 당신의 조직에 부합하는 가치를 명확히 하고, 비전을 만들고, 사명을 정의하고, 전략 목표를 수립하거나, 당신 자신의 것을 만듦으로써 상향식 의사소통을 시작하라. 당신은 정보 시대의 지식 근로자이다. 당신은 보건의료에서 중요한 이해관계자이다. 당신은 돌봄의 목적을 이루기 위해 학습할 수 있다. 변화 자체가 되시오.

5. 과정관리와 리더십 결정: 간호사의 영향 영역과 통제의 소재

제5장에서 정의한 바 있는 과정 관리(process management)는 일이 이루어지는 방식을 말한다. 전략계획과 관련하여 이러한 비즈니스 과정은 그 시장에서 남보다 뛰어난 성과를 올리려는 기업에 도움이 된다.

> 당신은 당신의 조직 혹은 학교 내에서 결과를 개선시키고 품질문제를 강조하는 과정을 정의할 수 있는가?

보건의료계에서 과정을 통제하는 것은 방침 및 절차 실무서(policy and procedure manual, P&P Manual)에 나타나 있다. 방침 및 절차 실무서는 실무의 범위, 고충처리 절차, 인터넷에 접속하는 방법, 각 분야 간 표준화가 필요한 손씻기 같은 과정을 하나의 문서에 모아서 절차를 규정한 것이다. 간호를 정의하는 통제의 소재는 방침과 절차 실무서에 있다. 간호는 돌봄 서비스와 돌봄 서비스를 둘러싼 모든 다른 부차적인 관행을 설명하는 한 두 페이지의 문건으로 나눠진다.

어떤 기관들은 일반적으로 구할 수 있는 방침 및 절차 실무서에 단순히 자기 조직의 이름을 써넣기도 한다. 당신은 방침 및 절차 실무서가 간호에 미친 영향에 대해 생각해 보았는가? 그 실무서가 당신을 규정했고, 그것이 과정 관리에 있어서 통제의 소재지이다.

> 누가 당신이 속한 조직의 방침 및 절차를 만드는가? 이러한 문서들은 당신이 속한 조직의 전략계획의 일부이다. 그 문서들은 돌봄 서비스 실무의 지침, 나아갈 방향, 그리고 범위에 대해 언급한다. 그 문서는 완전한가? 당신이 속한 조직의 방침 및 절차는 정보화 시대 간호사들이 해야 할 일에 대한 모든 것은 커버하고 있는가? 아니면, 간호사들을 산업 시대의 틀에 붙들어두고 있는가? 방침 및 실무 지침서는 품질을 유지하고 실무 관행을 표준화하지만, 간호사를 지식 근로자 혹은 산업 노동자로 규정하는가? 과정 관리의 중요한 구성 요건은 간호사들을 붙들어 두는 것이다. 당신이 속한 조직이나 부서의 방침 및 실무 지침서를 살펴보고, 얼마나 많은 부분이 지식 근로자를 요구하고 있고, 얼마나 많은 부분이 산업 근로자로 분류하고 있는가?

직무기술서(job description)는 또 다른 통제의 소재(locus of control)를 제공한다. 당신의 직무기술서에는 어떤 설명이 있는가? 당신은 무엇이 쓰여졌었는지 생각할 수 있는가? 당신은 그것을 읽어보기라도 했는가? 언제 누가 당신의 직무기술서를 검토했는가? 어떤 기술서는 일반적이고, 어떤 기술서는 시시콜콜한 부분까지 언급하고 있고, 어떤 것은 법률문구로 가득차 있다. 여전히 다른 것들은 21세기 지식에 기반을 둔 근로자임을 나타낸다. 간호사 노조가 종종 이러한 통제의 소재를 되찾으려 하지만, 대개의 경우 간호사들은 간호사가 아닌 사람들이 작성한 직무기술서를 받는다. 어느 것이 당신의 직무기술서인가? 당신은 당신의 직무기술서를 가지고 협상한 적이 있는가? 만약 당신이 당신의 직무기술서를 본 것이 지난해의 업적 평가할 때였고, 당신이 가지고 있지 않다면 복사본을 달라고 요청하고, 직무기술서에 나타난 의도를 잘 파악하라.

6. 직무 기술서에 나타난 간호사의 역할과 업무

통제의 소재는 당신이 속한 조직의 관리 및 리더십에 있다. 누가 무엇을, 어떻게 책임지고 있는가? 그 행위의 결과는 무엇인가? 우리는 최고경영자로부터, 다수의 부사장들, 중간관리층, 책임 간호사, 그리고 스태프 직원에 이르기까지의 흐름도를 보았다. 대부분의 보건의료 기관은 위계에 의한 조직구조를 가지고 있다. 군대 조직은 위계에 의한 조직구조이며, 확고한 명령계통을 가지고 있다. 어떤 관리자는 열린 경영을 홍보한다. 팀으로 일하는 것이 점차 보편화되고 있다. 부서관리자, 통합된 리더십, 공유된 지배구조, 중앙에 집중된 관리, 그리고 폐쇄체계관리(pod systems management)가 당신이 일해왔던 구조(framework)이거나, 당신의 조직이 통제의 소재를 만들기 위해 과정관리 도구로 설계하고 상표 붙였을 것이다. 이는 방침 및 절차 실무서에 기재되어 있다.

부서 수준에서, 다수의 시스템 구조가 검증되었다. 1970년대 후반과 1980년대 초에, "일차진료(primary care)"에 대한 운동은 등록간호사(RN)만이 스태프가 될 수 있고 돌봄 서비스를 제공한다는 것이다. 일차진료(primary care) 모델에, 공인 간호보조원(Certified Nursing Assistant, CNA), 보건 보조원(healthcare assistant) 혹은 개인 간병인(personal care attendant)은 없었다. 침대 목욕에서부터 중심정맥압(Central Venous Pressure, CVP)에 이르는 모든 형태의 돌봄 서비스를 간호사들이 제공한다는 개념을 간호사들이 설계했다. 불만과 피로가 쌓여갔고, 그 시스템은 폐기되었다. 간호는 다른 방식의 일차진료(primary care)를 시도했다. 예컨대, 간호학사 학위자만이 간호사가 될 수 있다고 전국적으로 선언했던 것이다. 이 역시 지속될 수 없었는데, 그 이유는 프로그램과 기회가 부족했고, 간호사가 되려는 학생들이 그 필요성을 느끼지 못했기 때문이었다. 제2장에서 논의한 바와 같이, 지불모델이 실무의 가치를 정의해 왔다. "간호실무 입문"이라는 말이 언제부턴가 간호학사 학위를 준비하고, 병원이 아닌 조직에서 일하고, 간호 전문직의 인구통계적 특성(즉 누가 학생들인가? 그들은 어디서 왔는가? 그들의 배경은 무엇인가?)에 대해 인식하는 것은 고려의 대상에서 빠졌다. 경로 사다리 모형(career laddering model)은 간호계의 기능직-전문직 내에서 충분히 실현되지 못했다.

4번째 통제의 소재는 보건의료 문화 그 자체이다. 간호는 자체의 독특한 문화를 가지고 있다. 그리 멀지 않은 과거에는 간호사들이 담배를 피웠었고, 과체중이었으며, 무엇이든지 풀을 먹여 빳빳하게 입고 다녔고, 학생 혹은 신참 간호사의 목은 빳빳하게 긴장하고 있었고, 의사가 병동에 들어오면 일어섰으며(소수의 간호학생들이 의사와 결혼하기 위해 간호사가 되겠다고 하자 우리 모두는 놀라고 당황해 했다), 간호사들은 재무에 관련한 사항에 대해서는 전혀 어떤 것도 논의하지 못했다. 간호문화는 지배적 문화의 특징이다. 간호 단위 간에 존재와 믿음의 방식의 차이점을 생각해 보라. 당신은 중환자실(ICU) 간호, 장기요양(long-term care) 간호, 사무직 간호, 공중보건 간호에 독특한 문화 관행과 신념을 설명할 수 있는가? 당신은 그 문화에 영향을 받는가? 표 6-1을 검토해보고, 문화가 당신의 실무 관행에서 통제의 소재에 긍정적으로 부정적으로 영향을 미치는 방식에 대해 생각해보라.

표 6-1 간호계 내의 문화

단위	신념	관행	지식	관습
중환자간호 (Critical Care)	탁월한 간호	기술에 대한 계속 학습	사정(assessment) 양식에 대한 전문성	다른 부서와 고립, 극적인 구조 사례 공유, 멋진 청진기
소아과 (Pediatrics)	아이들에 대한 사랑, 전문적인 지식과 능력	숙련된 간호와 치유적 보살핌을 결합할 수 있는 능력	연령에 적합한 중재(intervention)와 사정(assessment)에 대한 전문성	깜찍한 유니폼, 청진기에 달린 테디 베어, 어린 시절 충격적인 경험을 이겨내는 체계
임상간호 (Clinical Nursing)	가족 중심, 의료 모델 지원	예방, 조기 치료, 교육	다방면에 박식한 실무에서의 전문성	병동 내의 관계, 효율적 업무처리에 대한 자부심
공중보건간호 (Public Health Nursing)	지역사회 기반 보건에 대한 권한부여	예방, 조기 치료, 교육	보건 증진과 질병 예방 전문가	군청색, 기념비적인 위생관련 질병과의 무용담, 성병 이야기

장기요양 간호 (Long-Term care)	노인 및 말기환자에 대한 가치와 존엄성; 업무는 많고 저평가됨	노인 전문 간호 역량과 과도한 부담에 막대한 시간 관리	노인 전문 간호역량과 사정 (assessment)	다른 분야 간호사들과 유대관계를 맺지 않거나, 협조하지 않는 관행. 간호사들의 심심풀이 도구나 정체감이 없다.

실무 분야에 따른 지배 문화에 추가해서, 과정 통제의 소재로 작용하는 "스타일" 문화가 있다. 잠시 시간을 두고, 당신의 작업 환경에서의 일반적인 지배 문화를 규정해 보라. 미셸이 근무하는 대학에서, 교수진은 하루에 10시간 일을 하고, 집에 가서는 여전히 채점과 강의 준비를 할 것이라는 문화적인 기대가 있었다. 그 조직에서는 주말, 공휴일, 여름 기간에도 물론 무급으로 일하는 것을 기대하고 있었다. 얼마나 많은 간호사들이 순교자인지 모른다. 우리는 "아니오. 됐습니다"라고 거절하지 못한다. 간호 문화라는 것이 구조자(rescuer)의 문화와 같은 것인가? 우리는 이런 까다로운 문제는 다른 책에서 다루기로 하겠지만, 그런 문화라는 것이 간호사의 전문적인 발전과 비즈니스 과정에 참여할 수 있는 능력에 도움을 주기도 하거나 방해하기도 한다는 것을 고려하라. 이렇듯 통제의 소재가 간호의 미래 방향성에 영향을 준다.

통제에 대한 소재가 외부에 있다면, 이는 쉽게 계량화하고 규정할 수 있지만, 가장 중요한 통제의 소재, 즉 내재적 통제의 소재는 계량화 할 수 없을 지라도 규정할 수는 있다. 이러한 당신의 개인적이고 전문적인 문화의 지도는 신념, 실무, 지식, 관행에 대한 당신의 내부적인 시각이다. 관리층에서는 역량을 정의함으로써 지식을 한 데 모으려고 하지만, 이는 지식 근로자의 재산이며, 다른 사람이 소유할 수는 없다. 산업화 시대에는 공장 근로자들이 측정 가능한 신체적인 특징에 따라 고용되었기에, 광부나 자동차 제조 노동자들 중에는 약한 사람이 많지 않았다. 당신의 신체적 특징과 정신운동 능력이 당신을 규정하는가? 실제로 연습해보라.

스티븐 호킹의 직무기술서를 써보라.

플로렌스 나이팅게일이 말년에 휠체어에 의지할 시기, 그녀의 직무기술서를 써보라.

---

7. 전보다 강화된 간호계, 강화되는 계기

지식 근로자, 산업 근로자, 이해관계자, 권한이 부여된 의사소통자, 과정 관리자, 문화적 혁신의 지지자, 그리고 내부적인 통제의 소재에 따라 움직이는 개인인 간호사들은 비즈니스 파트너로서 권리를 주장할 준비가 되어있다. 간호계는 전보다 강해지고 있고, 전문적인 우수성을 추구하고 있다. 너시즘(nurseism, 간호직군 간 이기주의)은 장애물이다. 제6장에서 다룬 내용에 대해 깊이 생각해 보라. 당신의 제한된 신념을 불빛에 비추고, 모든 시각에서 검증하고, 가능성에 대한 당신 자신의 수준을 직시하고, 현재 간호계의 현실에 대해 비판적으로 생각해 보라. 이러한 신념들이 당신 혹은 당신의 전문직에 잘 부합하는가? 당신이 간호가 권한도 없는 육체노동이라고 생각한다면, 우리는 당신이 그러한 생각을 바꾸기를 바란다. 다음 장에서는 전략계획수립 과정을 보다 세부적으로 살펴 볼 것이다.

복습 질문

1. 간호 전문직이 어떻게 산업 시대의 전문직과 지식 시대의 전문직 모두에 해당하는가?
2. 메타리더십(metaleadership)이란 무엇인가?
3. 지식 시대의 관리는 무엇을 관리하는 책임이 있는가?
4. 정책과 절차가 어떻게 간호를 규정하는가?
5. 정보의 흐름이 “아래로” 그리고 “위로” 흐른다는 것은 무슨 의미인가?
6. 어떻게 간호계 내의 문화가 간호전문직에서 통제의 소재로 작용하는가?

참고문헌

American Nurses Association (ANA) (2003) *Nursing's social policy statement* (2nd ed.) Silver Spring, MD: Nursebooks.org.

Liker, J(2004) *The Toyota Way: 14 management principles from the world's greatest manufacturer.* New York: McGraw-Hill.

제7장

전략계획수립 과정의 3가지 주요 구성요건: 간호의 미래에 대한 비전

학습목표

1. 전략검토(strategic review)의 3가지 주요 구성요건을 규정한다.
2. 전략검토(strategic review)와 간호과정(nursing process)을 비교한다.
3. 전략검토에서 긍정적(양) 세력과 부정적(음) 세력의 영향을 검토한다.
4. 전략검토 과정의 8단계에 대해 논의한다.
5. 다양한 전문 조직에서 간호의 비전을 평가한다.
6. 비전(vision)과 가치(value)에 관련된 목표를 달성할 수 있는 도구를 정의한다.
7. 전략계획(strategic plan)을 만들고 실행하는 데 필요한 역할을 구분한다.

제7장에서는 앞에서 다룬 난제들을 수용하고, 전략계획 과정을 간호에 적용한다. 독자는 중요 역할을 정의하는 각각의 구성요건에 대한 사례연구를 다루며, 구성요건을 독특한 시나리오와 전문분야에 적용할 기회를 얻을 것이다.

1. 구성요건 1: 전략검토(Strategic Review)

"볼 수 있게 태어났으니, 보려고 해야 한다."
– 파우스트, 1831

1–1 전략검토 과정(Strategic Review Process)

제4장에서 우리는 과정과 사람들의 취약점을 보여주는 민감한 절차로서 환경평가(environment assessment) 혹은 상황분석(situation analysis)이라고 일컬어지는 전략검

토(strategic review)에 대해 논의했다. 제1, 2, 3장은 현재 간호계가 처한 환경에 대한 전략검토다. 우리가 간호에 대해 언급했지만 우리는 우리 자신에 대해 "모든 간호사"라고 이야기하는 것을 깨닫기 바란다. 우리는 감성적, 지적, 재정적 그리고 정신적으로 간호에 헌신했기에, 이 과정에서 "우리"와 "그들"이라는 2분법은 존재하지 않는다. 비즈니스과정을 적용하는 데 대한 이점을 파악하면서, 감정에 좌우되지 않고 생각을 하기 바란다. 우리가 공유한 사례들에 대해 당신과 공감하지 못한다면, 당신의 실무 경험에서 하나의 사례를 가지고 적용해보라.

전략검토는 기회, 외부세력, 내부세력뿐만 아니라, 종종 과거, 현재, 미래의 성과까지도 살펴본다. 그 추세와 이슈들이 본 교재의 주된 동인이다. 당신의 과거와 현재의 성과에 대해 어떻게 느끼는지, 개선의 기회가 어디에 있는지, 어떤 외부요인이 당신의 성과에 영향을 주는지에 대해 생각해 보라. 당신의 최상의 성과를 생각해보라. 무엇이 당신이 바라고자 하는 성과를 이루는 데 장애요인인가? 이런 생각을 했다면, 당신은 전략검토를 마친 것이다.

전략검토(Strategic Review, SR)란 무계획적인 의견의 집합도, 감정에 근거한 과정도 아니다. 전략검토 과정에는 주관적이고 객관적인 요소가 있다. 그 과정은 시장 지위, 성과, 그리고 경쟁력을 결정하는 요인을 체계적이고 실용적인 관점으로 바라본다. 이를 간호사의 말투로 바꾸면, 간호과정의 사정(assessment) 단계에 해당한다. 즉 제반 조건을 평가하고, 평가하는 과정이다(Mosby's, 2005).

전략검토 과정에서, 팀 구성원들은 체계적으로 특정 구성요소를 정의하고, 그 구성요소 중 어떤 특징이 사정(사전평가)에 중요한 것인지 결정하고, 회계사와 계약하는 것처럼 알게 된 정보를 해석하는 지식을 활용하게 된다. 전략검토 과정은 세금을 보고하는 것과 같은 누구에게나 친숙한 과정이다. 보고자가 자신의 재무 상황을 감추려고 해도, 국세청 보고 시스템은 무엇을 검토하고 보아야 할지를 파악하고, 그 자료를 해석한다.

전략검토는 전략과정 의도의 범위에 따라 몇 분 혹은 몇 달이 걸릴 수도 있다. 프로젝트의 폭에 관계없이 몇몇 단순한 단계와 원칙들이 필요하다. 바이탈 싸인(vital sign)을 측정하지 않고, 환자가 숨이 가쁘다고 말하는데도 가슴에 청진기를 대고 듣지 않는 것처럼 전략검토에서 일정 부분을 뺀다면 엉뚱한 결론에 다다를 수 있다. 전략 검토의 원칙과 단계를 살펴보자

전략검토 과정은 구조, 과정, 지배구조라는 3가지 주요 구성요인이 있다. 구조란 그 조직이 어떻게 조직되는가에 대한 것이다. 과정이란 방침과 절차 실무지침서처럼 특정 행위가 발행하는 것에 관한 것이다. 지배구조란 조직의 규칙과 권한에 따라 결정이 이루어지는 방식에 대한 것이다(표 7-1 참조).

표 7–1 전략검토 과정의 3가지 원칙

1. 전략검토란 한 번 하고서 생각을 다시 하지 않는 정적인 것이 아니다. 전략검토는 지속적인 개선을 꾸준히 해나가는 과정이다. 예컨대, 매년 한 번씩 항생제 내성 세균 비율과 중환자실(ICU) 입원 요인간의 관계를 측정하는 것은 병인학과 사건과의 관계를 밝혀주지 못하고, 그 결과도 개선되지 않을 것이다. 감염관리는 지속적인 품질향상 과정이기 때문이다.
2. 전략검토는 어떤 것이 잘 작용하고, 어느 것이 잘 안되며, 어느 것이 검토 대상에서 빠졌는지를 살펴봄으로써, 전략을 점검하고, 학습하고, 개조하는 도구로 의미가 있다.
3. 전략검토는 "적절하게 포괄적이어야"한다. 인간의 본성은 자기를 좋게 보이게 하는 것에는 주의를 기울이고, 나쁘게 보이게 하는 것은 무시하는 경향이 있다. 이는 현실을 추구하는 과정이지, 어떻게 보이기를 원하는 것에 대한 과정은 아니다.

검토의 범위는 전략계획이 수립되는 시점에서 정의되어야 한다. 계획의 목적에 따라 검토의 범위가 결정된다. 예컨대, 그 검토를 통해 큰 그림을 보려고 하는가? 아니면, 구체적인 구조, 과정, 혹은 지배구조를 보려고 하는가? 혹은 검토를 통해 완전히 새로운 설계를 원하는가? 표 7–2에 나타난 8단계에서 우리는 범위가 좁은 전염병학 딜레마 사례를 들었다. 그 사례에서 매일 매일의 과정을 검토하였지만, 구조와 지배구조는 측정하지 않았다. 만약 수도노마스균과 관련한 사망이 입원과 외래환자에서 모두 발생했다면, 두 개의 시스템 모두를 검토해야 한다. 만약 계획수립 과정의 목적이 병원 조직전체에서 감염률을 낮추는 것이라면, 구조, 과정, 지배구조를 검토해야 한다.

검토과정은 진실을 추구하는 과정이지만, 질문을 하기에 앞서, "우리는 이러한 것을 할 만큼 건강한가?"라고 자신에게 먼저 물어야 한다. 제4장에서 우리는 전략계획을 수립하기 위한 준비가 되어있는지를 결정하기 위한 "간단한 점검"을 살펴보았다. 만약 그 조직이 위기에 처했다면 전략계획을 포기하라고 할지도 모른다. 제1장에서, 우리는 간호위기의 여러 측면을 살펴보았다. 간호계가 위기에 처해 있기에 더 나은 미래를 설계하기 위해 좀 더 나은 시기를 기다려야 하는가? 당신 스스로 그 답을 하길 바란다. 당신이 보건의료에서 파괴적 혁신을 어떻게, 언제 할 것인지 그리고 그 변화가 구조, 과정 혹은 지배구조에 대한 것인지 당신만이 그 답을 할 수 있다.

전략검토는 질문하는 것이다. 질문을 잘해야 좋은 대답이 나온다. 첫째 질문은 우리는 변화할 준비가 되어 있는가? 두 번째 질문은 가치에 근거해서 우리의 목적이 무엇인가? 세 번째 질문은 우리의 비전이 무엇인가? 이 세 가지 질문이 전략계획수립 과정 각

표 7-2 전략검토 과정의 8가지 단계

1. 전략계획수립 과정의 목적을 규정한다. 달성할 목표는 무엇인가? 예컨대, 목표는 의료과오를 줄이고, 인력의 이직률을 줄이고, 이익을 늘리고, 시장 점유율을 높이는 것 등이다.
2. 전략검토팀 구성원과 적극적인 방관자들을 규정한다. 기술과 지식을 적절하게 구성하고, 검토 대상 과정에 관여된 구성원들을 포함한다. 예컨대, 중환자실에 입원 후 장기요양병동으로 이동한 원내 감염환자에 관해서는 중환자실(ICU) 간호사와 장기 요양(LTC) 간호사가 한 팀이 되어야 한다.
3. 무엇을 평가해야 하는지 규정한다. 즉 적절한 평가는 철저한 평가이어야 한다. 예컨대, 중환자실(ICU)에서의 감염 비율이 매우 높기에, 장기요양만을 고려해서 항생제 내성 세균 비율을 보는 것은 보건의료 기관들 사이에 환자에 대한 책임 분담 문제를 간과하게 된다.
4. 발견한 것을 규정하고, 개발하고, 해석하기 위해 노력한다. 예컨대, 2000년이 되어서야 미국질병통제예방센터(CDC) 병원 감염통제 부서의 역학자들이 오클라호마 시의 Children's Hospital에서 손톱이 긴 간호사가 신생아집중치료실에서 부주의로 신생아들에게 세균을 감염시켰다고 밝혔다. 그 결과 1997년과 1998년 사이에 8명의 신생아가 사망했다 (Altman, 2000).
5. 결과를 해석한다. 예컨대, 녹농균은 아기들로부터 전염되거나 아기들에게 전염되지는 않는다. 신생아의 사망을 초래한 수도모나스균의 유전적 형태를 숨겨준 것은 긴 손톱을 가진 간호사들이었고 이들이 전염을 일으켰다.
6. 권고한다. 예컨대, 신생아 사망 조사팀은 중환자실과 이식수술 전담부서에서 손톱을 짧게 관리할 것을 권고하는 것이다.
7. 전략을 수립한다. 예컨대, 조사에서 다른 변수가 있을지라도, 긴 손톱을 가진 간호사들이 그 원인이라면, 병원 관리자 전략은 인공 혹은 긴 손톱의 사용을 금지하는 것이다. 미국 질병통제예방센터의 지침은 수술실 근무자들은 손톱을 짧게 관리해야 하고, 모든 보건의료인들이 손톱을 짧게 유지한다면, 병원내 감염사고를 줄일 수 있다고 결론지었다(Moolenaar et al., 2000).
8. 전략 성공을 평가한다. 예컨대, 오클라호마 시에 있는 Children's Hospital에서 중환자실 간호사들에게 손톱을 짧게 관리할 것을 의무화한 이후로부터는 수도무노스균에 의한 사망사고가 발생하지 않았다고 알려졌기에 이는 성공적인 전략이라고 할 수 있다.

단계의 핵심이다. 당신이 올바른 방향에 서있다면 천리 길도 한 걸음부터이다.

표 7-3은 전략검토 단계에서 나올 수 있는 질문 사례이다. 전략계획의 범위와 의도에 따라 질문은 변할 수 있다.

표 7-3 전략검토시 나올 수 있는 질문 사례

- 전략검토의 목적은 무엇인가? 누가 배워야 할 것으로 기대하는가?
- 이것은 품질향상운동처럼 문제에 기반한 계획인가? 아니면, 구조, 과정, 지배구조를 재설계하는 계획인가?
- 우리가 개선하려는 제품은 무엇인가?
- 재무적인 측면에서 실현 가능한가?
- 관여한 사람들과 프로그램이 무슨 책임과 의사결정 권한이 있는가?
- 전략팀 구성원들의 권리, 책임, 역할은 무엇인가?
- 성과를 어떻게 측정하는가?
- 구조가 그 목적에 잘 부합하는가?
- 과정이 그 목적에 잘 부합하는가?
- 조직 내 혹은 외부와의 의사소통이 어떻게 되고 있는가?
- 전사적인 문화 혹은 특정 부문의 문화에 대한 고려사항은 무엇인가? 우리는 간호부문 역시 고유의 문화가 있다는 것을 알고 있다.
- 실증적인 자료는 분석하기 쉽다. 하지만 정성적이고, 주관적인 자료는 어떻게 평가할 것인가?
- 개인, 부서, 컨설턴트, 관리층 등 누가 포함되어야 하는가?
- 강점은?
- 약점은?
- 위협은?
- 기회는?

제4장에서 논의한 바와 같이, 전략검토에서 자주 이용되는 도구는 SWOT 방법이다. 강점, 약점, 기회, 위협을 정의한다. 그림 7-1은 당신이 사용할 수 있는 SWOT 서식이다. SWOT분석은 전략검토에 영향을 주는 요인들을 정의한다. 전략검토의 일정 부분은 세력장분석(force-field analysis)이라고 불린다. 그림 7-2는 세력장분석을 이용한 전략검토 과정을 보여준다.

전략검토는 경영층에서 전략계획수립 과정의 초기단계로서 실시된다. 이 과정은 철저해야 하고, 잘못된 정보로 인해 방향성이 잘못 되어서도 안 된다. 매 시간 환자의 맥박수를 해석하는데 심장병동의 심전도 기계를 단 한 사람만 읽는다고 상상해보라. 한 번만 잘못 읽어도 환자에게는 매우 위험한 상황이 벌어질 수 있다. 4명의 간호사 중에 1명만이 환자의 신체 상태를 사정할 수 있다고 하자. 어떤 간호사도 뒤쳐져서는 안 된다. 계층 간

그림 7-1 SWOT 서식

	내부요인	외부요인
긍정적 요인	강점(Strength)	기회(Opportunity)
부정적 요인	약점(Weakness)	위협(Threat)

그림 7-2 세력장 분석 서식을 이용한 전략검토

각각의 세력은 그 "강도"에 따라서 1(약함)부터 5(강함)으로 점수가 부여된다.

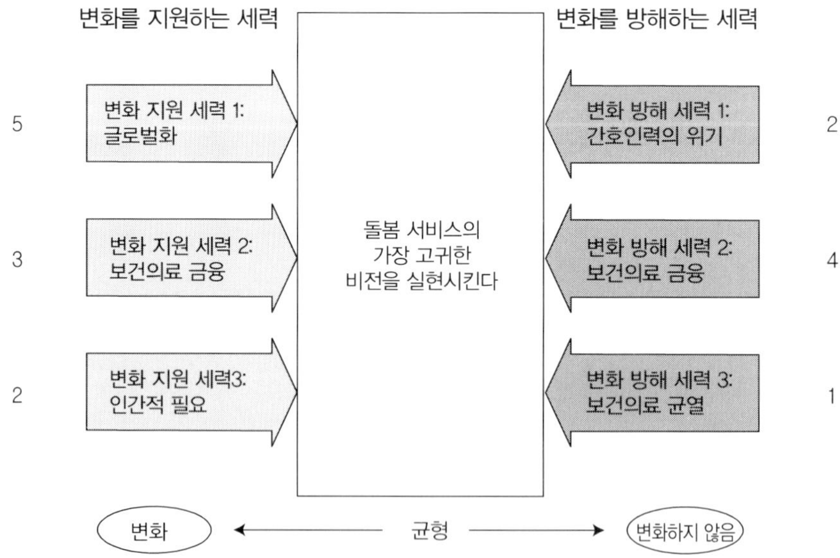

우리는 서식에 나오는 숫자를 만들었다. 당신의 판단에 따라 가치를 부여해 보라.

전략적으로 잘 정렬하는 데는 공동의 노력이 필요하다. 전략검토는 "관리층"에서 시작되지만, 간호사들이 경영층에 목소리를 내야 한다. 돌봄 서비스의 방향 설정은 간호사를 포함한 돌봄 전문가들에 의해 이루어져야 한다.

전략검토에서 적임자에게 적절한 질문을 해야 한다. 당신은 당신이 어떻게 일하고 있는지에 대해서 상급자가 작성한 보고서를 접해본 적이 있는가? 정확하던가? 당신의 작업, 강점, 약점을 적절히 반영하고 있던가? 평가서 형태로서의 그 문서가 당신의 성장 기회 분야와 당신의 성장을 방해해는 외부적 요인에 대해 잘 나타내주고 있는가? 전략검토팀은 그 질문들에 대해 잘 대답할 수 있는 사람들을 포함해야 한다. 당신이 당신의 강점, 약점, 기회, 위협에 대해 가장 잘 판단할 수 있듯이, 간호사들이 돌봄 서비스의 전략검토에 대한 질문에 대해서 어떻게 답하는지에 대해 잘 판단할 수 있다. 간호사들이 그 사정(assessment) 과정에 참여해야 한다.

간호에 있어서 근본적인 지식과 기술은 사정하는 것(assessment)이다. 간호사들은 관찰하고, 보이는 것에 대해 해석하도록 훈련을 받았다. 사정할 수 있는 기술과 지식이 없다면, 그 간호사는 쓸모 없을 것이다. 돌봄 서비스에 대한 전략검토를 통해 간호계 내부를 살펴볼 수 있다. 간호를 그 사정(assessment) 대상으로 하여 전략검토를 하자.

2. 구성요건 2: 가치(Value)와 비전(Vision)

제1, 2, 3장에서 우리는 간호위기의 여러 측면을 다루었고, 돌봄 서비스에 영향을 주는 다른 요인들에 대해서 논의하였다. 우리의 목적은 돌봄 서비스의 방향을 설정하는 데 도움을 주는 권한이 부여된 변화를 지향할 수 있도록 간호사들을 동기부여 하는 것이다. 변화에 동참하기 위해서, 간호사들은 개인 및 집단으로 각자의 목소리를 표출해야 한다.

돌봄 서비스의 일반적인 목표(goal)는 우리가 봉사하는 모든 사람들에게 안락과 존엄하게 대하면서 전 생애에 걸쳐서 최적의 보건의료 서비스를 창출하는 것이다. 사회경제적, 민족적, 인종적, 문화적, 범세계적으로 돌봄 서비스가 골고루 이루어질 수 있도록 하는 것이 목표의 일부이다. 이것이 바로 간호가 하는 것을 해야 하는 이유이다. 하지만 이러한 일반목표(goal)에 이르지 못했다. 따라서 우리는 현재 위기에 처해 있다. 우리는 전략검토의 원칙에 주목하고, 간호가 어디로 가고 있고, 간호가 왜 그리로 가는지에 대해 평가해야 한다. 제1, 2, 3장은 간호계의 과거와 현재, 그리고 왜 그렇게 해왔는지에 대해 역사적으로 살펴보았다. 간호의 목적은 변하지 않았지만, 새로운 세기에 간호는 어디를 지향하고 있는가?

모든 것은 돌봄 서비스에 대한 것이다. 새로운 세기에는 간호의 핵심을 다시 주장하여야 하는 시기이다. 당신은 우리가 12월 31일에 하는 새해에 대한 각오를 알고 있다. 우리가 가능성에 대해 생각하고, "한 번 더 기회가 있다"라는 것을 깨닫는 것은 좋은 것이다. 새로운 한 해보다 우리에게는 새로운 한 세기가 놓여 있다. 돌봄 서비스에 대한 로드맵은 존재한다. 좀 더 많은 목적지가 있고, 우리가 해야만 할 보다 더 긴급한 일이 있다. 로버트 프로스트(Robert Frost)가 썼듯이, "(눈 내리는 저녁에 숲에서) 숲은 사랑스럽고, 어둡고, 깊다. 하지만, 나는 지킬 약속이 있고, 자기 전까지 여러 마일을 가야 한다." 간호 역시 돌봄 서비스의 목적을 실현시키기 전까지 지킬 약속이 있고, 여러 장애물이 있고, 긴 여정이 앞에 놓여 있다.

이전 장에서 우리는 지불모델부터 새로운 질병에 이르기까지 모든 것 등 돌봄 서비스에 대한 다수의 동인에 근거한 간호계 내의 방향성에 대해 논의하였다. 우리는 당신이 간호의 가치에 대해 정의하기를 바란다. 당신이 그 질문에 답을 하고 8단계를 거치기 위해 그것을 필요로 할 것이기 때문에 그 답을 가지고 가자. 만약 당신이 아직 간호의 가치에 대해 작성할 기회가 없었다면, 지금 해보자. 간호의 분명한 비전을 개발하기 위해 질문을 생각하고, 전략검토의 8단계를 시작하자.

표 7-4는 세계 어린이들에게 평화와 가능성을 이루기 위한 돌봄의 최고의 비전을 간호사들이 실현한다는 우리의 비전으로부터 돌봄 서비스의 목표를 가지고 8단계의 전략검토를 실시한 사례이다. 하지만, 돌봄 서비스에 대한 당신의 목표를 사용하여 연습해보라. 당신은 종업원의 이직을 줄이고, 환자 만족도를 높이며, 병원 내 감염을 줄이거나, 의료과오를 없애거나, 사하라 사막 이남 지역에서 후천성면역결핍증(AIDS)이 창궐하지 못하게 하기를 원할 것이다. 당신의 일반목표 혹은 구체적 목표를 가지고 이러한 질문에 답하라.

이러한 단계가 정의되면, 보다 복잡한 자원을 정의하기 위해 보다 집중된 질문을 사용하여 연습하는 것이 필요하다(표 7-5 참조). 8단계를 통해 가치와 비전이 보다 명확해질 것이다. 질문을 통해 그 조직이 가치와 비전에 부합하는지 알 수 있다. 우리가 사례로 사용한 가치와 비전을 기억하라. 가치: 가치의 사례로는 권한이 부여된 간호, 고결성, 타인에 대한 존중, 문화적 수용성, 평화, 모든 어린이들에게 어린이 시기를 향유하도록 하기, 간호 서비스의 우수성 등을 들 수 있다. 비전: 비전의 사례로는 간호계가 돌봄의 비전을 실천함으로써 세계 어린이들에게 평화와 가능성을 이루는 것이다. 전략검토 과정의 간단한 사례로부터 우리는 간호계가 현재 어디에 있으며, 우리의 특정 가치와 비전이 추구하는 바가 잘 부합하는지 여부를 파악할 수 있다. 우리는 할 일이 있다.

부록 7은 저자들이 구성한 전략검토 서식이다.

표 7-4 돌봄 서비스 사례를 이용한 전략검토 과정의 8가지 단계

1. 전략계획수립 과정의 목적을 규정한다. 달성할 구체적 목표가 무엇인가? 구체적 목표: 돌봄 서비스에서 긍정적인 변화를 이루기 위해 간호사들이 목소리를 낼 수 있도록 간호사들에게 권한을 부여한다.
2. 전략검토 팀 구성원을 규정한다. 미셸, 르앤, 그리고 당신.
3. 사정(assess)해야 할 것이 무엇인지 규정한다. 돌봄 서비스에 영향을 주는 의사결정과 변화 과정에 참여하기 위한 간호사의 능력.
4. 알게 된 것을 규정하고, 개발하고, 해석하기 위해 노력한다. 개별 팀구성원은 비즈니스 관행을 설명하는 학습자료를 접하고, 비즈니스 관행에 대한 회의와 세미나에 참석하고, 비즈니스 기술을 활용할 수 있는 컨설턴트를 채용할 필요가 있다.
5. 결과물을 해석한다. 하버드 비즈니스 리뷰와 같은 자료를 통해 데이터를 분석함으로써, 간호사들이 현재 비즈니스에 대해 알고 있는 것과 돌봄의 비즈니스를 관리할 필요한 기초 수준을 비교하라.
6. 추천하라. 알게 된 것을 근거로 하여, 돌봄 비즈니스에서 긍정적인 변화매개자로서 간호에 권한이 부여되는 것에 대한 강점, 약점, 기회, 위협에 초점을 두시오. 간호사가 효과적인 변화매개자가 될 수 있다는 강좌 혹은 집단 활동을 추천하라.
7. 전략을 수립하라. 모든 간호사들에게 비즈니스 관리의 기본원리를 접할 수 있도록 하라.
8. 전략 성공 여부를 평가하라. 궁극적으로 간호직은 모든 어린이들의 삶에 변화를 주면서 그 전문직에 영향을 주는 돌봄 서비스를 제공하는 전략적인 역할을 하는 건전한 직종일 것이다. 이러한 변화는 전세계 어린이들이 직면한 보건의료상의 문제를 줄이는 것으로 측정될 수 있다. 이러한 구체적인 목표는 너무 크기에 그 성공을 추적하기 위해서 보다 작은 수준의 벤치마크 기준을 만들 필요가 있다. 그러한 벤치마크의 사례로는 간호학사 학위과정에 경영학 강좌를 필수 과목으로 하는 것이다.

2-1 전문직업군으로서 간호직은 분명한 비전을 가지고 있는가?

미국간호사협회는 간호 표준, 간호인증과 자격인증에 대해 선도적인 역할을 하고 있다. "미국간호사인증센터(ANCC)는 미국간호사협회(ANA) 산하기관으로서 세계 최대이며 가장 명성이 높은 간호사 인증기구이다"(ANCC, 2008a). 미국간호사협회는 간호사들이 근무하고 싶어하는 병원에 대한 이상적인 자격요건에 대한 비전을 만들었다. 즉 매그넷 인정프로그램(Magnet Recognition Program)이다. 미국간호사인증센터(ANCC)는 "우수성에 이르는 길 프로그램(Pathway to Excellence Program)"을 만들었다. 그 프로그램은 실무에 중요하다고 규정된 간호사들과 간호사들이 작업현장에서 기여하는 가치

표 7-5 자원문제를 규정하는 질문 사례

1. 이는 품질개선 운동과 같은 문제에 근거한 계획인가? 혹은 이 계획의 의도가 구조, 과정, 지배구조를 재설계하려는 것인가?
   ⇨ 구조, 과정, 지배구조를 재설계하는 것은 복잡하고 다단계 변화를 수반한다.
2. 우리가 개선하려는 것이 무엇인가?
   ⇨ 돌봄 서비스.
3. 재무적으로 실현 가능한가?
   ⇨ 강화되고 보다 건강한 간호인력이 모두에게 도움이 된다.
4. 관여된 사람과 프로그램은 무슨 책임과 의사결정권이 있는가?
   ⇨ 학습하고, 스스로 개선하며, 전세계적인 관점으로 폭넓은 시야를 갖는다. 의사결정은 원칙에 중심을 둔 개인적인 리더십에 기반하고, 학습에 대한 규율과 헌신이 중요하다.
5. 전략팀 구성원들의 권리, 책임, 역할은?
   ⇨ 미국간호사협회의 등록간호사에 대한 권리장전에 언급되어 있다(ANA, 2008).
6. 성과는 어떻게 측정하는가?
   ⇨ 간호사 유지율, 간호사 만족도 조사, 환자 간호에 대한 결과, 공표된 권한 위임 정도, 전세계 어린이들을 돌봄으로써 만들어진 평화와 가능성.
7. 그 구조가 목적에 부합하는가?
   ⇨ 아니오.
8. 그 과정이 목적에 부합하는가?
   ⇨ 아니오.
9. 조직내부 혹은 외부에 의사소통이 어떻게 이루어지고 있는가?
   ⇨ 평균적으로 4% 가량의 간호행정직이 천오백만 간호사들을 대표한다. 혹은 75명 간호사당 단지 3명의 간호관리자 혹은 리더가 있다(Health Resources and Service Administration, HRSA, 2004). 이렇듯 낮은 대표성으로 인해 의사소통이 원활하지 못하다.
10. 특정 조직 혹은 특정 분야에 대한 문화적인 고려 사항은 무엇인가?
   ⇨ 간호 문화는 여러 가지 보편적인 특징을 지닌다: 상호의존성, 열정, 공감, 서비스 관련 경향, 긍정적으로 기여하려는 열망, 권능 부여, 피해의식, 희소성 사고방식, 관용, 비판적 사고, 평생 교육, 순교자적 경향, 비효과적인 대처, 지원시스템의 부적절성, 간호사에 대한 비현실적인 기대로 인한 높은 수준의 스트레스, 한 번에 여러 가지를 수행하는 업무, 수용성, 초년병들을 희생시키는 이기심, 간호계 내의 계층별 혹은 분야별에 따른 전문적인 불연속성, 여성 인력이 대다수를 차지하는 인력 구조(HRSA 2004년 자료에 따르면 남성 간호인력은 5.4%를 차지함), 간호인력구조의 고령화(HRSA 2004년도 연구에 따르면, 간호인력의 평균 나이는 46.8세임), 헌신, 옹호, 이타적인 행위, 흡연습관(등록간호사의 12%가 흡연함. (Schmidt, 2004)), 간호인력이 신체적으로 건강하지 않은 현상(간호인력의 54%가 과체중 혹은 비만, (Miller et al., 2008)), 일반 대중들로부터의 찬사와 존중을 받는 것이다.

표 7-5 자원문제를 규정하는 질문 사례(이어서)

11. 경험적인 자료는 분석하기 쉽다. 감성적이고 주관적인 정보는 어떻게 평가해야 하는가?
  ⇨ 설문지, 인터뷰 등
12. 누가 포함되어야 하는가? (어느 개인, 어느 부서, 어느 자문역(컨설턴트), 어떤 관리자 등)
  ⇨ 모든 계층의 간호사들과 돌봄 서비스를 제공하는 다양한 분야의 간호사들이 참여해야 한다.
13. 간호계의 강점은 무엇인가?
  ⇨ 돌봄 서비스가 어디에서나 이루어져야 한다는 건전한 직업 윤리에 충만한 1천 5백만 명의 지적이고, 잘 교육된 돌봄에 중점을 둔, 서비스 지향적이고, 너그럽고, 문화적으로 다양한 간호 회원들이 있다는 것이다.
14. 간호계의 약점은 무엇인가?
  ⇨ 간호계 내에 수많은 계층이 존재하며, 간호 계층 간에 관계와 의사소통이 원활하지 않으며, 리더십이 충분하지 못하고, 간호사들에게 우호적이지 않은 보건의료 금융모델, 역사적으로 틀에 박힌 여성의 역할, 다수의 변화 동인, 범세계적인 이슈들과 외압, 빈약한 보건상태 등이다.
15. 간호계가 처한 위협은 무엇인가?
  ⇨ 보건의료 금융에서의 난제들, 인구 증가 압력, 빈곤, 내성을 지닌 질병, 지구 온난화와 환경 악화, 시장 경쟁, 스트레스가 적고 높은 임금과 기회가 있는 보다 매력적인 다른 경력, 간호 인력의 노화 현상.
16. 간호계의 기회는 무엇인가?
  ⇨ 권한부여로의 변화, 성장 잠재력, 간호사들이 돌봄 서비스의 가장 고귀한 비전을 실현시키는 것이다.

에 주안점을 두고 있다. 이는 "우수성에 이르는 길"이라는 프로그램에서 일하는 간호사들이 자신들의 노력이 지지되고 있다는 것을 알고 있다는 것을 일반 대중들에게 확인시켜준다. 간호사를 포상함으로써 더욱 다른 간호사들이 이러한 바람직한 환경에 참여하는 것을 촉진시켰다(ANCC, 2008b). 이러한 인증은 병원뿐만 아니라, 간호사들이 일하는 어떤 근무환경도 포함할 수 있다. 이는 간호계에 제시된 분명한 비전들 중 둘이지만, 간호와 간호사들을 근본적으로 바꾸지는 않고, 단지 간호사들이 일하는 곳을 변화시키려 한다.

전미 간호연맹 이사회는 2005년에 작성한 간호교육에 대한 변혁을 촉구하는 선언문에서 다음과 같이 언급하였다. "간호교육의 새로운 모델이 나타나야 한다. 간호교육에서 근본적인 변화 동인은 사회적인 필요, 수요, 책임감이다. 그리고 우리는 간호교육에 있어서 중요한 변화의 접점에 있다"(NLN, 2005). 이러한 비전이 간호교육자들이 변해야 한다는 것을 분명히 말해주지만, 분명한 종착지는 없다. 2020년에 간호 교육이 어떤 모습이어야 하는가? 전미간호연맹의 비전에 기반한 보건의료 교육에 대해 전혀 모르고 있는 사람에게 2020년의 간호대학을 설명할 수 있는가?

간호에 대한 다른 비전은 다양한 기술의 도입과 관련하여 이루어진다. 하지만 기술은 그 자체로 간호 혹은 간호사를 규정하지는 못한다.

국제간호협의회(ICN)는 그 사명선언문에서 간호의 비전을 다음과 같이 규정한다: 국제간호협의회(ICN)의 사명은 보건증진을 위해 사회를 이끄는 것이다. 국제간호협의회 내에서 함께 일하면서 우리는 보다 건강한 라이프스타일, 보다 건전한 작업환경, 건강한 지역사회를 이룩하기 위해 간호 전문지식과 열정을 함양한다. 우리는 빈곤, 공해 그리고 기타 질병의 원인을 완화시키는 지속가능한 발전 전략을 지원함으로써 개인 및 사회 보건에 힘쓴다(ICN, 2008).

국제간호협의회(2008)는 비전선언문을 "분명하고, 강력하고, 신중한 언어로 집단 및 집단의 최상의 열망을 설정하는 우리가 바라는 미래의 필수적인 이미지"로 규정했다. 당신은 이러한 비전에서 당신의 역할을 알고 있는가?

하버드 의대생들의 실습병원인 브라이엄 여성병원(The Brigham and Women's Hospital)의 간호에 대한 비전은 환자와 그 가족들에 대한 우수한 돌봄 서비스, 최고의 스태프진, 가장 안전한 병원 환경이라는 3가지 강령에 나타난다(Brigham and Women's Hospital, 2008).

2009년에 국제보건기구(WHO)의 189개 회원국들은 새천년 선언문을 채택했다. 이 선언문에는, 2015년까지 이룩해야 하는 목표와 함께 로드맵(전략)이 들어있다. 표 7-6에 8가지 새천년 목표와 함께 이런 전략이 나타났다. 간호계가 참여할 수 있고 참여해야만 하는 비전이지만, 간호사의 역할에 대한 비전은 나타나있지 않았다.

본서 집필 시점에서, 공중보건간호사(public health nurses)들은 이미 발의된 지역 공중보건인증에 대한 31개의 표준과 109개의 측정치와 주(state)공중보건인증에 대한 31개의 표준과 116개의 측정치에 대한 공중보건인증보드(Public Health Accreditation Board, PHAR)의 심사과정에 참여하고 있다. 표준 5.2B, 주 및 지역 보건국의 전략계획(The Future of the Public's Health, 2003)은 전략계획 역량에 맞춘 구체적인 4가지의 측정치를 포함하고 있다. 공중보건인증보드(PHAB)는 미국의학연구소(IOM)가 2003년에 출간한 "공중보건의 미래(The Future of Public's Health)"에서 제기된 공중보건에서의 균열을 해결하기 위한 후속조치로 공중보건에 대한 인증과정이 필요해짐에 따라 설치되었다. 하나의 표준과 4개의 측정치가 전략계획에 대한 지식과 참여를 이끌어낸 것은 시의적절하다.

표 7-6 세계 보건기구의 8가지의 새로운 세기의 개발 목표

1. 극심한 빈곤과 기아를 없앤다.
2. 전세계적으로 초등교육을 이루도록 한다.
3. 양성 평등을 촉진하고, 여성에게 권한을 부여한다.
4. 아동 사망률을 줄인다.
5. 모성 보건을 개선한다.
6. 후천성면역결핍증, 말라리아, 기타 질병을 치료한다.
7. 환경 지속가능성을 보증한다.
8. 발전을 위해 전세계적으로 협조한다.

자료출처: 세계보건기구(2008)

아마도 당신이 미처 생각하지 못한 '우주간호사회(Space Nursing Society, SNS)'라는 조직이 있다. 우주간호사회는 우주 간호를 지지하는 국제적인 조직이다(SNS, 2008). 우주선에서의 부상에 대한 진단코드(ICD-9 code E 845)도 있다. "최후의 프론티어"라는 우주에서 간호라는 가치와 비전을 상상해보라! 당연히 전략계획이 필요하다.

간호의 비전에 대해서는 보건의료 미래지향자라든지 등의 다른 여러 사례가 있다. 비전은 공상과학류의 "젯슨[1)]" 같은 미래지향자는 아니다. 전미간호연맹(NLN)이 언급한 바와 같이 우리는 중요한 변화의 접점에 있다. 하지만, 전문직으로서의 우리는 모든 간호사들이 이해하고, 수용하고, 인정할 수 있는 표출된 가치에 기반한 명확하고 통일된 비전을 분명하게 전달하지 못해왔다. 돌봄 서비스는 우리가 생산하는 제품이다. 현재와 미래에 우리가 어떻게 돌봄 서비스를 지향할 것인가? 1년, 5년, 10년, 20년 후에 간호계는 어떤 모습일 것인가?

"전략 혁신가들에 대한 10가지 규칙(10 Rules for Strategic Innovators)"이라는 책에서 Govindarajan와 Trimble은 간호와 돌봄 서비스에 대한 혁신적인 비전을 만드는 5가지 이유를 제시했다(Govindarajan and Trimble (2005))(표 7-7 참조). 우리는 그 5가지 이유에 "간호계를 치유하고 강화하라"라는 한 가지를 더 추가하려 한다. 수명이 길어지고 더 잘 살게됨에 따라 보건의료의 고객들(환자들)은 전보다 권한이 더 많아졌고, 요구사항도 빠르게 변한다. 그러한 변화가 서비스에 영향을 준다(Govindarajan & Trimble, 2005). 간호는 그러한 변화에 대응할 준비가 되어 있는가?

1) 역자주. The Jetson-미국에서 방영된 공상과학 만화 시트콤.

"비전이 없다면, 인류는 멸망한다." [2)]
– 잠언 29:18

표 7–7 간호의 5가지 비전

1. 성장을 이끈다.
2. 직무를 만든다.
3. 부(wealth)를 이룬다.
4. 종업원(간호사들)에게 새로운 목적을 준다.
5. 조직을 활기차게 만든다.

자료출처: Govindarajan & Trimble, 2005.

3. 구성요건 3: 사명(Mission), 목표(Goals), 전략 목표(Strategic Objectives)

전에 언급했듯이, 다수의 비전이 존재한다. 몇몇은 간호계 외부에 있고, 일부는 간호계 내에서 용솟음치고, 일부는 매그넷 지위처럼 병원별로 특색이 있거나 혹은 국경을 초월하기도 한다. 우리가 사명(mission), 일반목표(goals), 구체적 목표(objectives)를 설정해나가면서, 우리는 계속 세계 어린이들의 평화와 가능성이라는 비전을 사용할 것이다. 하지만, 당신에게 의미있는 사례를 사용할 수 있도록 숙고해보라. 당신 자신만의 사례를 통해 더 잘 학습할 수 있다.

가치와 비전을 의미있게 하려면 실행 전략이 필요하다. 즉 당신의 현재 위치인 A지점에서 당신이 원하는 B지점으로 가는 방법과 단계가 필요하다. 사명은 일반목표(goal)와 구체적인 목표(objective)로 나뉘고, 이들은 또 개별적인 활동 혹은 전략으로 나뉘어진다. 비전에 대한 실행계획이 없다면, 성공할 수 없다. 집안일에 대한 사례로는 아무런 건설 경험 없이 당신 부엌을 리모델링하는 것이다.

그림 7–3은 이런 과정의 흐름을 보여준다.

---

2) 역자주. 원서에 기재된 "Where there is no vision, the people perish"(Proverb 29:18)을 전략계획수립에서 비전의 중요성을 강조하는 방향으로 책의 내용에 맞게 번역했다. 잠언 29:18에 대해, 영문성경 KJV본은 "Where there is no vision, the people perish: but he that keepeth the law, happy is he."로 되어 있고(KJV)(http://www.holybible.or.kr/B_KJV/cgi/365bibleftxt.php?FN=122402&VR=4), 성경의 개역 개정본은, "묵시가 없으면 백성이 방자히 행하거니와 율법을 지키는 자는 복이 있느니라"로 되어 있다(http://www.holybible.or.kr/B_GAE/cgi/365bibleftxt.php?FN=122402&VR=9).

그림 7-3 과정 흐름

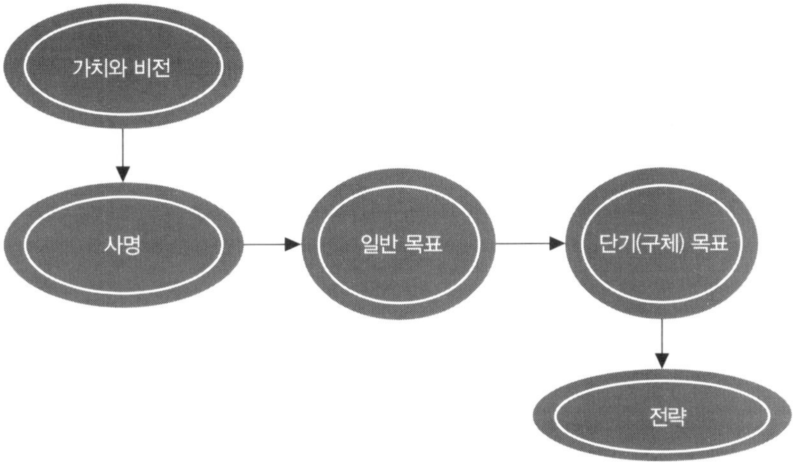

최선의 실행 전략은 전략검토에서 나온다. 부엌 리모델링 작업은 목수일, 도시의 각종 규정, 필요한 기자재와 이를 안전하게 사용하는 법 등에 대한 학습이 필요하다. 우리의 사례에서 비전은 "평화와 가능성"이고, 사명은 "돌봄 서비스의 최고의 비전을 실현시키기 위해 간호사에게 권한을 부여하는 것"이다. 사명 선언문은 "간호의 근본인 존재 이유를 넓게 선언하는 것"이다.

다수의 산업에서 변화하는 경제환경에 생존하고 경쟁하기 위해 사명 선언문을 바꿔왔지만, 간호계의 사명(mission)은 여러 세기와 세대에 걸쳐, 국경과 문화에 상관없이 지속되었다. 예컨대, 1900년대의 자동차 산업의 사명은 포드즘으로 대표되는 대량생산 체제였다. 목표(goal)는 비숙련공을 활용하면서 호환 가능한 부품들을 조립하는 것을 통해서 가능한 빨리 표준화된 제품을 많이 생산하는 것이었다. 오늘날에는 다양하고 환경관련 책임이 자동차 업계 사명 선언문의 대다수를 차지한다. 간호의 사명은 돌봄 서비스 목적에 대한 이론, 정의, 개념을 총괄하는 것이었다.

"왜 우리가 여기에 있지?"라는 질문을 분명히 하는 것이 우리가 이루려는 목표를 결정하는 과정의 시작이다. 사명은 돌봄 서비스이다. 즉 일반 목표는 그러한 돌봄 서비스를 이루기 위한 벤치마크를 설정하는 것이다. 일반 목표를 정하는 잘 알려진 약어는 SMART이다. 구체적이고(specific), 측정가능하며(measurable), 달성가능하며(achievable), 적절하고(relevant), 시간(time)에 기반한다는 것이다. 인적자원 전문가인 수잔 히스필드(Susan Heathfield)는 SMART를 S의 경우 널리 뻗치고(stretching), 시너지를 발생시키고(synergistic), 중요하고 (significant); M의 경우 의미있고(meaningful), 기억할만하고(memorable), 동기부여 되는(motivating); A는 실행계획(action plan), 책임감(accountability), 일에 대한 감각(acumen); R의 경우 현실적이고(realistic), 공감을 불러일으키며(resonating), 결과 위주이고(result oriented), 보상을 주며(rewarding), 책임감이 있으며(responsible); T의 경우는 구체적이고(tangible), 시의적절하며(timely), 사려깊은(thoughtful) 것을 포함하는 것을 제안했다.

왜 우리에게 목표가 필요한지를 살펴보기 위해, 루이스 캐롤(Lewis Caroll)의 이상한 나라의 앨리스에 나오는 앨리스와 웃는 고양이인 체셔 푸스 간의 대화를 살펴보자.

> 앨리스: "체셔 푸스, 내가 어디로 가야 하는지 말해줘."
> 고양이: "그건 당신이 가려고 하는 곳에 따라 다르지요."
> 앨리스: "어디든 별 상관 안해."
> 고양이: "그렇다면 어느 길을 가든지 상관 없지."
> 앨리스: "적어도 어느 지점에까지 간다면"
> 고양이: "네가 아주 많이 걷는다면, 그런 곳에 갈 수 있을 거야."

앨리스가 "어디에서" 방황하고 있지 않는다면, 모든 목표는 핵심 가치와 직접적으로 연계되어 있어야 한다. 프랭클린 코비의 하이름 스미스(Hyrum Smith)는 "프랭클린의 성공 삼각형(Franklin's Success Triangle)" 혹은 "프랭클린 생산성 피라미드(Franklin's Productivity Pyramid)"라고 불리는 목표 설정 모델을 개발했다(Franklin, 1989)(그림 7-4 참조). 다음은 간호의 가치에 기반하여 간호의 비전을 달성할 수 있도록 설정된 목표의 사례이다.

> • 간호사의 권한을 향상시키는 전략에 대한 책을 집필한다.
> • 간호사의 권한을 향상시킬 수 있는 인터넷 비즈니스를 시작한다.
> • 20만 명의 간호사들이 이 책을 읽도록 한다.
> • 50만 명의 간호사들이 Nurses for Nurses International에 가입하도록 한다.
> • 50만 명 간호사들이 간호의 위기를 극복하기 위한 긍정적인 변화를 이루기 위해 함께 노력한다.

출처: Smith, 1991.

그림 7-4 성공 삼각형

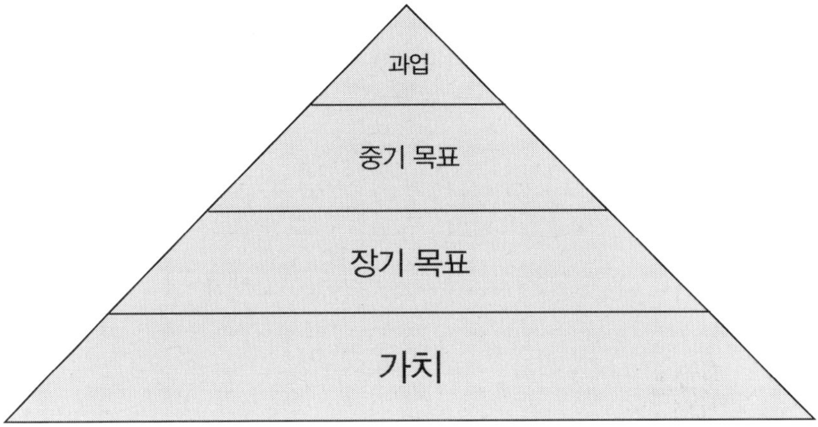

다음으로, 당신의 목표에 대한 일정표를 세우시오. 그림 7-5는 우리의 일정표 예시이다.

이러한 일반목표들은 SMART 기준을 충족시키고, 우리의 가치와 직접적으로 관련되어 있다. 몇몇 목표들은 단기간에 이룰 수 있고, 어떤 것들은 장기에 걸쳐서 달성할 수 있

그림 7-5 목표 일정 사례

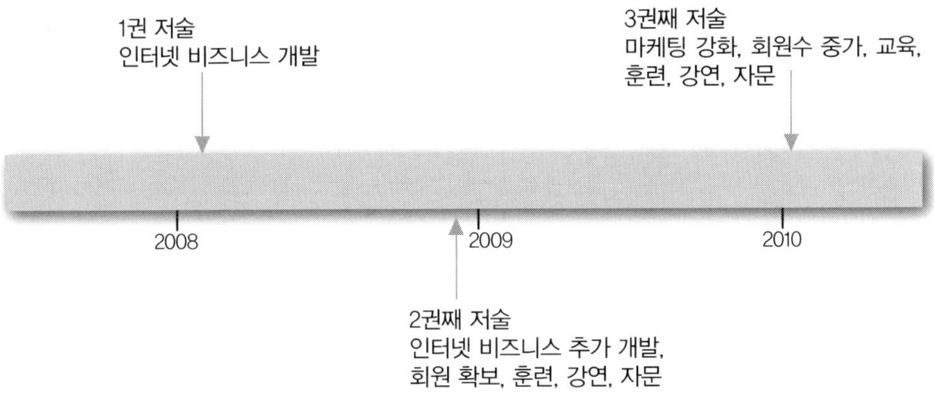

다. 더욱이 우리의 일반목표들은 위계가 있다. 다음 단계로 가기 전에 하나의 일반목표를 정하라. 본서를 읽으면서 당신이 고려해왔던 개인적인 전문적인 비전에 대한 일반목표를 작성하라. SMART에 맞게 작성하고, 당신의 가치로부터 도출하라. 대체로 3–5개의 일반목표를 세우시오.

일반목표 1: ______________________________

일반목표 2: ______________________________

일반목표 3: ______________________________

일반목표 4: ______________________________

일반목표 5: ______________________________

일단 명확하게 정의된 일반목표(goal)가 정해지면, 구체적인 목표(objective)를 설정해야 한다. 그 구체적인 목표는 일반목표(goal)에 대해 "어떻게 달성할 것인가"라는 구성요인이다. 이러한 구체적 목표는 일상적인 목표가 아니다. 이는 전략적 목표이다. 간호 교과서를 출간하는 일반목표(goal)에 대한 일상적인 구체적인 목표 사례는 일반적으로 출판 비즈니스에 대해 연구하는 것이다. 그러한 것은 간호 교과서를 출간하는 우리의 일반목표에 이르는 구불구불한 길로 안내할 것이다. 하지만, 전략적이고 구체적인 목표는 간호 교과서를 출간하는 출판사를 연구하는 것이다. 표 7–8은 우리의 일반목표와 관계된 구체적 목표를 예시해주고 있다.

이러한 사항들이 우리의 목적에 대한 전략 목표들이다. 전략적 구체적 목표는 하나의 표적이거나 사명(mission)과 일반목표(goal)라는 큰 그림에서 작은 성공이다. 전략적 구

표 7–8 전략적 구체적 목표(objective) 사례

- 간호서적 출판 산업을 이해한다. 상위 10개 출판사를 목표로 한다.
- 비즈니스에 관한 간호 교과서를 비교한다.
- 다수의 출판사별 저술 제안과정을 이해한다.

체적 목표(objectives)는 일반목표를 달성하는 데 중요한 활동이다. 우리가 출판업계를 알지 못하고서 저자로 성공하길 바라는 것을 상상해보라.

다음 단계는 "우리가 어떻게 그러한 전략적, 구체적 목표를 달성하느냐"라고 우리 자신에게 묻는 것이다. 그러한 방법(전략)은 구체적 목표로부터 나온다. 프로젝트 전략은 단순하거나 복잡하다. 새로운 사고방식과 문제해결 방식을 요하는 패러다임의 변화를 포함하는 변화과정에서는 여러 구체적인 사항에 대해 주목할 필요가 한다. 비즈니스 관련 간호학 교재와 비교 및 대조하기 위해 우리가 설정한 전략의 사례는 표 7-9를 참조하라.

당신이 저자라면, 당신의 출판 성공을 촉진하는 다른 전략이 있을 수 있다. 주지하다시피, 이러한 전략은 우리의 일반 목표를 달성하도록 이끄는 구체적인 실행단계이다.

사명은 큰 그림으로, 일반 목표는 큰 그림의 한 부분으로, 구체적 목표는 그 부분의 일부이고, 전략은 큰 그림을 완성하는 개별 조각으로 생각하라. 전략은 그 작업이 어떻게 이루어지는지에 대한 운영측면의 개념 정의이다.

3-1 설계자, 변화매개자, 의사소통자: 전략계획수립에서의 3가지 중요한 역할

우리는 균형성과표에 대해 카플란과 노턴이 창시한 팀 개념을 사용하기로 한다. 카플란과 노턴(1996)은 전략계획수립 과정에서 설계자(architect), 변화매개자(change agent), 그리고, 의사소통자(communicator)로서의 3가지의 중요한 역할을 정의했다.

일반적인 전략계획에서, 그 설계자가 전략검토를 통해 알게 된 사실을 기반으로 하여 계획을 설계하는 책임을 진다. 설계자는 그 프로젝트의 범위에 따라 한 사람이거나 집단일 수 있다. 설계자는 그 계획과정을 이끌 청사진을 만든다. 청사진은 가구 및 장식이 구비되지 않은 방을 보여준다. 가구와 장식을 꾸미는 것은 변화매개자의 역할이다. 변화매

표 7-9 간호 비즈니스 교과서를 비교하는 전략 사례

- 간호 교과서를 검토하기 위해 10군데 대학 서점을 방문한다.
- 비즈니스와 관련된 간호 교과서를 인터넷으로 검색한다.
- 미국 내 전국적인 그리고 국제적인 간호조직이 추천하는 간호 교과서를 검색해 본다.
- 서적 판매상이 책을 서가에 어떻게 배열하는지를 알아보기 위해 적어도 3개 주에 있는 일반인들이 자주 찾는 서점을 방문한다.
- 적어도 10권의 간호 비즈니스 혹은 비즈니스 서적을 읽는다.

> *"인생에서의 비극은 당신의 목표를 이루지 못하는데 있는 것이 아니라*
> *이룰 목표가 없는 것이다."*
> – 벤자민 메이 박사, 1895–1984

개자는 계획을 이루는 사람이고, 새로운 전략 실행에 동기 부여된 사람이다. 의사소통자는 각각의 모든 점들을 잇게 해주는 사람이다. 이것이 바로 프로젝트가 중요하도록 유지시키는 전략적 설계 혹은 연결이다. 의사소통자는 팀의 과정, 전략, 시너지 그리고 협동에 능통한 사람이다. 의사소통자는 모든 이해관계자로부터 동의와 지원을 이끌어내야 하는 막중한 임무도 맡고 있다. 표 7–10에 전략계획수립팀의 업무가 설명되어 있다.

제7장에서는 간호계가 직면한 과제에 대한 이전의 논의를 살펴보고, 전략계획수립 과정의 주요 요소들을 적용한다. 전략검토는 고통스럽거나 활력을 불어넣을 수 있지만 관

표 7–10 전략계획수립팀의 역할과 책임

팀 구성원과 역할	임무와 특징
전략검토 위원회, 간호 리더십과 관리	최상의 실무관행과 전략검토에 의한 방향을 설정하고, 분명한 가치와 비전을 보여주고, 가용 자원을 효과적으로 활용하고, 능력을 갖추고, 자원을 할당하고 관리하며, 표준, 지침, 윤리에 맞게 과정을 정렬하고, 간호사들에게 전문적인 권한 부여를 가능케하고, 변화에 긍정적인 문화를 형성한다.
전략계획수립 과업 요인들 설계	계획 수립 역량을 보여주고, 이해관계자와 상의하며, 일반목표, 구체적 목표, 전략과 평가 기준을 설정하고, 품질향상 과정에 대해 분명하게 이해한다.
전략계획수립 팀의 변화매개자	변화 과정과 이론을 숙지하며, 인간의 행위와 전략계획수립 과정에 대해 이해하고, 다른 사람에게 동기 부여하고, 모든 이해관계자를 관여하게 하고, 능숙하게 갈등을 해결하고, 문서 혹은 구두로 효과적인 의사소통을 한다.
전략 설계자 / 연결 의사소통자	원활한 의사소통을 하고, 변화 과정 및 이론 그리고 전략계획수립에 대한 전문적인 지식을 갖추고, 전체 조직에 부합하는 가치와 비전을 가지며, 전사적 품질향상 방법과 전략에 대해 몰입한다.

련자에 대해 항상 존중하는 자세를 지녀야 한다. 가치(value)란 당신이 개인적 및 전문적인 마음으로부터 행하는 것이다. 당신이 전문적인 혹은 개인적인 삶에서 원하는 비전은 당신의 가치에 기반을 둔다. 당신의 사명은 비전에서 나온다. 전략계획수립 과정의 3가지 중요한 역할은 설계자, 변화매개자, 의사소통자이다. 팀을 잘 구성하는 것이 성공에 이르는 지름길이다.

> 어느 간호사도 뒤쳐지게 해서는 안된다는 것을 기억하라. 최고위층에서 말단 직원까지 전략적으로 조율하는 데는 노력이 많이 든다. 계층과 국경을 초월하여 모든 간호사들이 돌봄의 전문직에 중요하다.

제1부에서 우리는 간호계에서 비즈니스와 전략계획의 원리가 필요함을 언급하였다. 제2부에서 전략계획수립의 기본원칙에 대해 논의했다. 제3부에서는, 이러한 비즈니스 구성 개념의 이면에 있는 이론을 보다 깊이 이해하도록 한다. 다음은 간호리더들이 돌봄 서비스를 향상시키기 위해 전략계획수립을 한 사례를 살펴본다.

4. 간호 실무에 전략계획을 적용한 3가지 사례

4-1 사례 #1:

현재 우리가 어디에 있고, 우리가 어디로 가고자 하며, 어떻게 그곳에 가는가?

Julie A. Serstad, MSN, RN

새로운 직위로 인한 도전은 항상 흥미롭다. 나는 대체로 3-6개월 간은 잠시 뒤로 한 발 물러서서 중개인, 구조, 종업원들, 비공식적인 의사소통 등에 대해 듣고 배우는 데 보낸다. 내가 최근에 부임한 지역 보건국의 보건국장에 대한 임무 역시 이와 다르지 않았다. 우리가 새로운 고객을 만나고, 새로운 이웃에게 다가가고, 평가를 하는 것이 우리가 수행하는 모든 것이다. 간호과정이 우리가 수행하는 모든 것의 한 부분이다.

내가 처음에 목격한 것 중 하나는 구체적인 전략계획이 없다는 것이었다. 그곳의 직원들은 작업에 대해서 열심이었으나, 지향성이나 비전이 없었다. 나는 나의 상관에게 외부 전문가를 초빙하여 공식적인 전략 수립 워크숍을 개최할 것을 제안했고, 외부 장소에서 그 워크숍을 진행할 수 있도록 예산 협조를 부탁했으며, 허락을 받았다.

전략계획이 성공하기 위해서는 경영층의 지원과 격려가 매우 중요하다. 최고 경영층뿐만 아니라 중간경영층도 포함한다. 다수의 직원들이 참여를 주저하고 일부는 회의적이었기에, 일반 직원들에게 알리기 전에 수퍼바이저들과 만나는 것이 매우 중요했다. 나는 전략계획수립의 가치에 대한 정보를 수퍼바이저들과 공유했다. 이것이 대다수의 직원들이 경험한 최초의 "전 직원" 전략계획수립 회의였다. 나는 모든 직원들이 참석할 것을 당부했다.

우리 워크숍의 구체적인 목표는 다음과 같다.

1. 최근 12개월 보건 서비스 진행과정과 성과에 대한 검토
2. 현실적인 토론과 계획 수립을 위해 내부, 외부의 작업환경의 중요한 요인에 대한 탐색과 논의
3. 국내의 여러 부서들에 대해 전향적이고 현실적인 미래의 시나리오를 구성하고, 비전을 이루기 위해 3개년 전략계획 프레임워크 설정

처음 두 가지 목표들은 조직 자체에 대한 평가이다. 1-10까지의 척도(10이 가장 긍정적)에 기반해서 프로그램의 특징을 1-3, 4-6, 7-8, 9-10의 단계로 열거했고, 우리의 현 상황을 탐색했다. 참여자들은 추세, 이슈, 영향요인들을 우리 현재 환경에서 적절한 요인이라고 규정했다.

우리는 조직 전체의 사명 선언문, 비전 선언문, 전략적 일반목표를 도출하면서 전략적 프레임워크를 정의했다. 우리는 각 부문의 개별적인 전략을 인식하는 것이 중요함을 파악하고, 해당 부서별로 나누었으며, 서비스와 성공 지표를 열거했다.

우리는 우리의 전반적인 전략적 일반 목표에 합의했고, 향후 12~36개월간 3개 부문들의 개별적인 전략적 일반목표도 수립했다. 우리는 적어도 매년 조직의 목표와 전략을 검토하기로 하였고, 각 부문별 목표와 전략은 분기마다 검토하기로 하였다.

전략계획이 잘 수용되고 성공하기 위해서는 전체 팀의 관여와 참여가 매우 중요하다. 따라서 이러한 과정을 잘 수행할 사람을 고르는 것 역시 중요하다. 계획수립 과정은 정적인 것이 아니고 시간을 두고 수정되고 새로운 해결책이 제시되는 활발하고 역동적인 행위의 연속이다. 포괄적인 계획의 가치는 실무관행에서 우수성 단계와 공중보건을 보호, 유지하도록 하기에 아무리 강조해도 지나치지 않는다.

4-2 사례 연구 #2:

왜 전략계획을 수립해야 하는가? 변방 지역사회 보건의료에서의 난제를 극복하라

Peggy Stevens, BSN, RN

변방 지역에서의 공중보건은 여러 문제점, 소외감, 서비스의 부재, 지역 경기 불황 등의 여러 가지 난제에 직면해 있다. 재정 자원, 시설, 장비 등도 부족하고, 이에 더해서 이 지역의 돌봄 서비스의 장애요인은 공중보건 간호 인력이 부족하다는 것이다. 즉 모집뿐만 아니라, 자금 확보가 충분치 못하고, 공중보건 간호사에게 경쟁력 있는 급여를 줄 수 없는 것도 문제이다.

자원이 부족한 환경하에서 돌봄 서비스를 어떻게 제공할 것인가 하는 문제에 대해서는 신중한 계획 수립에 따른 분명한 전략을 만들어야 한다. 따라서 창의적인 생각이 필요하다. 우선, 지역사회가 필요로 하는 것 즉 그 지역사회가 어떤 서비스를 원하는지, 그리고 그러한 지역사회의 필요와 가용 재무자원이 잘 부합하도록 결정해야 한다.

비용을 감당할만한 자금을 확보하는 것이 필요하다. 변경의 지역사회들은 자금확보가 어렵고, 따라서 소규모 지역사회는 기본 급여와 예방접종, 여성 및 아동 보건, 그리고 전염병 예방 등의 서비스를 제공하기 위해서는 외부에서 자금을 끌어와야 한다. 누군가의 기부에 의해 돌봄 서비스가 이루어지지 않는다면, 분명한 전략 실행이 필요하다.

예산과 자금을 확보하고, 인력을 관리하며, 팔방미인처럼 여러 일을 처리하며, 서비스 품질을 측정하는 것은 한두 사람 혹은 임시 근무자들이 하기에는 매우 버거운 일이다. 전략계획수립을 통해 지역 사회 보건의료의 필요를 충족시키면서, 자금, 프로그램 그리고 인력을 잘 활용할 수 있다.

4-3 사례 연구 #3

급성 간호 환경하에서의 전략계획수립

Carrie Stensrud, BSN, RN, CCRN-CSC

비터루트 지부(Bitterroot Chapter)는 미국중환자치료간호사협회의 작은 지역 지부이다. 이 지역에서는 우리가 전국적 조직과 연계된 유일한 조직이지만, 우리는 우리 지역에 중환자치료 전문간호사들의 적극적인 참여를 이끌어내지 못했다. 우리는 지향성과 목적의 부재라는 문제에 직면했다. 일할 수 있는 중환자 치료 간호사를 모집하고 유지하는 데 애로를 겪고 있다. 이 문제 해결을 위해 전문가를 고용하여 우리의 노력을 재정비하고, 우리 지부를 재건하고, 전략계획을 수립하기로 하였다.

본 지부에서는 우리 조직과 유사한 전국적인 혹은 지역 지부 조직의 전략계획을 검토하였다. 우리는 우리 전국 조직(미국중환자치료 간호사협회)의 사명, 비전, 가치를 검토하였고, 미래에 우리 지부가 어떻게 하면 하는지에 대해 격의 없이 토론하고 아이디어를 이끌어냈다. 우리는 컨설턴트와 상의하였고, 협회임원들은 지부의 필요에 부응하는 과정을 설계하였다. 역사와 과거의 성과를 검토하고, 과거와 현재의 전략을 천명하고, 내부 및 외부의 이해관계자들을 규정하고, 현재 프로그램의 효과성을 검토함으로써 우리는 우리 지부를 평가하였다. 수집한 정보를 요약 정리한 후에, 정보를 선별하고, 우선 순위를 정했다.

우리 지부의 전략계획은 공중보건 간호인력의 모집과 유지뿐만 아니라, 우리가 매년 개최하는 중환자간호 심포지움에 관련 업계의 지원을 늘리고, 지역사회 서비스 프로젝트를 실시하고, 장학기금을 설립하는 것까지도 포함한다. 우리의 계획은 우리의 목표를 분명히 밝히지만, 지부의 필요에 따라 수정 가능한 작업을 진행 중이다. 우리는 3~5년의 기간 동안에 달성 가능한 목표에 초점을 두며, 현실적인 기대치를 벗어나지 않도록 한다. 우리의 목표를 구체적이고 합리적으로 세움으로써, 우리는 향후 성공을 축하할 준비가 되어있다.

우리는 이제 우리의 작업을 이끌 사명과 비전 선언문을 가졌고, 인력의 모집, 유지, 성장 전략, 향후의 프로그램, 회원의 혜택에 대한 단기 및 장기 목표를 분명히 세웠다. 우리는 전략계획수립 과정을 통해 리더십과 교육기회를 제공하여 지향성과 활력을 얻고, 우리의 환자와 그 가족에게 뛰어난 서비스를 제공할 수 있게 되었다.

복습 질문

1. 전략검토(strategic review)는 무엇이라고도 하는가?
2. 전략검토(strategic review)의 3가지 주요 구성요건들은 무엇인가?
3. 전략검토(strategic review)는 간호과정(nursing process)의 어느 부분과 비교될 수 있는가?
4. 어떻게 가치(value)와 비전(vision)이 전략검토(strategic review)에 영향을 주는가?
5. 수잔 히쓰필드(Susan Heathfield)의 말에 의하면, SMART는 무엇을 의미하는가?
6. 전략검토(strategic review)의 3가지 중요한 역할을 열거하라.

참고문헌

Altman, L(2000, March 24) Study links bacteria, long nails and baby deaths. *The New York Times.* Retrieved April 29, 2009, from http:// www.nytimes.com/ 2000/ 03/ 24/ us/ study-links-bacteria-long-nails-and-baby-deaths.html

American Nurses Association (ANA) (2008) *The ANA's bill of rights for registered nurses.* Silver Spring, MD: Author.

American Nurses Credentialing Center (ANCC) (2008a) *Accreditation of continuing nursing education providers.* Retrieved December 1, 2008, from http:// www.nursingcredentialing.org/ ContinuingEducation/ Accreditation.aspx

American Nurses Credentialing Center (ANCC) (2008b) *Program overview announcing the Pathway to Excellence ™ Program.* Retrieved December 1, 2008, from http:// www.nursingcredentialing.org/ Pathway/ ProgramOverview.aspx

Brigham and Women's Hospital(2008) *Vision for Nursing at BWH.* Retrieved December 1, 2008, from http:// www.brighamandwomens.org/ nursing/ BWHNursingVision.aspx

Govindarajan, V., & Trimble, C(2005) *10 rules for strategic innovators.* Boston: Harvard Business School Press.

Health Resources and Services Administration (HRSA) (2008) *The registered nurse population: Findings from the National Sample Survey of Registered Nurses.* Retrieved December 1, 2008, from http:// bhpr.hrsa.gov/ healthworkforce/ reports/ nursing/ samplesurvey00/ default.htm

Heathfield, S(2008) *Beyond traditional SMART goals.* Retrieved December 3, 2008, from http:// www.humanresources.about.com/ cs/ performancemanage/ a/ goalsetting.htm

International Council of Nursing (ICN) (2008) *ICN's vision for the future of nursing.* Retrieved December 1, 2008, from http:// www.icn.ch/ visionstatement.htm

Kaplan, R. S., & Norton, D. P(1996) *The Balanced Scorecard: Translating strategy into action.* Boston : Harvard Business School Press.

Miller, S. K., Alpert, P. T., & Cross, C. L(2008) Overweight and obesity in nurses, advanced practice nurses , and nurse educators. *Journal of the American Academy of Nurse Practitioners,* 20(5), 259– 265.

Moolenaar, R. L., Crutcher, J. M., San Joaquin, V. H., Sewell, L. V., Hutwagner, L. C., Carson, L. A., et al(2000) A prolonged outbreak of *Pseudomonas aeruginosa* in a neonatal intensive care unit: Did staff fingernails play a role in disease transmission? *Infection Control and Hospital Epidemiology, 21*(2), 80– 85.

Mosby's dictionary of medicine, nursing and health professions (7th ed.) (2005) St. Louis, MO: Mosby Elsevier.

National League for Nursing (NLN) (2004) *Mission and goals.* Retrieved November 28,

2008, from http:// www.nln.org/ aboutnln/ ourmission.htm

National League for Nursing (NLN) (2005) *Position statement: Transforming nursing education.* Retrieved November 28, 2008, from http:// www.nln.org

Schmidt, E(2008, November 12) UCLA study reveals smoking's effects on nurses' health, death rates. UCLANews. Retrieved December 1, 2008, http:// www.newsroom.ucla.edu/ portal/ ucla/ PRN-new-ucla-study-reveals-smoking-71590. aspx

Smith, H(1989) *Franklin Day Planner System.* Salt Lake City, UT: Franklin International Insti-tute, Inc.

Space Nursing Society(2008) *About Space Nursing.* Retrieved April 29, 2009, from http:// www.spacenursingsociety.net

World Health Organization (WHO) (2000) *Health and Millennium Development* Goals. Retrieved December 1, 2008 , from http:// www.who.int/ mdg

부록 7

전략계획수립 과정에 대한 견본 서식

간호 전략계획수립 워크시트

다음의 자원에 대해 1부터 5까지 척도로 평가하라: 1은 필수적이 아님, 2는 있으면 좋은 것, 3은 다소 필수적인 것, 4는 대체로 필수적인 것, 5는 필수적인 것.

a. 사람 ____________

b. 자금 ____________

c. 지식/전문성 ____________

d. 관계/팀 ____________

e. 파트너십 ____________

f. 학습 기회/학교 ____________

g. 기술 ____________

h. 장비 ____________

i. 시간 ____________

j. 기타 ____________

각각의 우선순위를 정하라(1–5):

a. 사람 ______________

b. 자금 ______________

c. 지식/전문성 ______________

d. 관계/팀 ______________

e. 파트너십 ______________

f. 학습 기회/학교 ______________

g. 기술 ______________

h. 장비 ______________

i. 시간 ______________

j. 기타 ______________

다음의 질문에 답하라.

a. 전략계획수립 과정의 목적이 무엇인가? 달성해야 할 구체적인 목표가 무엇인가?

b. 누가 전략검토팀 구성원이 될 것인가?

c. 무엇이 평가 고려사항인가?

d. 우리가 알게 된 것을 어떻게 규정하고, 개발하고, 해석하려고 노력하는가?

e. 어떻게 우리가 발견한 것들을 해석할 것인가?

f. 발견한 것들에 기반하여 간호에 대한 권한부여에 대해 강점, 약점, 기회, 위협에 중점을 두고 누가 추천할 책임이 있는가?

g. 어떤 전략이 어떻게 사용될 것인가?

h. 전략들이 어떻게 우선순위가 매겨질 것인가?

i. 우리가 어떻게 전략의 성공을 평가할 것인가?

제 3 부

설계자, 변화매개자, 의사소통자

제8장

전략계획수립 이론에 대한 개요: 전략계획수립 설계자

학습목표

1. 3가지 비즈니스 이론을 정의한다.
2. 간호 이론과 비즈니스 이론과의 유사점을 정의한다.
3. 전략계획수립 설계가 어떻게 GPS 수신기와 같은지 설명한다.
4. 비즈니스 이론가들과 이들의 아이디어가 어떻게 간호에 적용될 수 있는지 요약한다.
5. 전략계획수립 설계자의 과업을 정의한다.
6. 확장성이 전략계획에 어떻게 적용될 수 있는지 설명한다.
7. 다양한 전문직 조직으로부터 간호에 대한 비전을 평가한다.
8. 바람직한 비전과 가치와 연관된 성취가능한 목표에 대한 도구를 정의한다.
9. 전략계획을 만들고 실행하기 위한 역할을 구분한다.

비즈니스의 리더들은 비즈니스의 전사적 기능에 대한 지식을 축적해왔다. 포터(Porter), 카플란(Kaplan), 노턴(Norton), 드러커(Drucker)와 같은 경영학자와 SWOT 분석, 리스크 규명, 프로젝트 관리 등과 같은 아이디어들이 전략계획수립에 대한 이론을 이해하는 데 도움을 준다. 간호와 비즈니스에는 독자들에게 지적 부담을 주어 휘청거리게 만들 정도로 다수의 이론과 모델이 존재한다. 일견에는 이러한 모델들과 이론들이 "우리"와 "그들"이라는 것처럼 반대편에 있는 듯 보인다. 제8장은 독자들이 전략계획수립의 원리 이면에 있는 이론을 이해할 수 있도록 하며, 서로 상극처럼 보이는 패러다임이 보편적으로 상호 호환이 가능함을 보여준다. 이론이란 필요하지만, 따분한 것이다. 독자들은 비즈니스와 간호로부터 모델들과 이론들을 종합함으로써 상상 속에서 설계할 기회를 가지게 될 것이다.

1. 전략계획수립 설계자(Strategic Planning Architect)

어떻게 돌봄 서비스에 대해 새롭고 현대적인 설계를 할 것인가? 당신의 직무가 환경 친화적인 병원을 구상하는 것이라고 하자. 어디서부터 시작하겠는가? 그리고 무엇을 알아야 하는가? 그리고 설계자로서 완수해야 할 과업은 무엇인가? 프로젝트를 시작하기 전에 당신은 환경공학, 자원 가용성, 건설, 재료 등에 대해 전문적인 지식이 있어야 한다. 거기서부터, 당신은 건설회사에 지침을 줄 수 있고, 소요 자재의 품질과 종류 그리고 건설 규정과 세부지침을 상세히 묘사하는 청사진을 구상할 것이다.

전략계획수립 설계자는 어디에서 시작할지를 결정한다. 그들은 지속가능한 계획을 구상하기 위해 필요한 요구사항과 과업을 규정한다. 균형성과표(balanced scorecard)에서 카플란(Kaplan)과 노턴(Norton)은 설계자(architect), 변화매개자(change agent), 의사소통자(communicator)의 3가지 중요한 역할을 지닌 변화관리팀을 설명했다(Kaplan & Norton, 1996). 전략계획 설계자는 가치, 비전, 사명에 대해 철저히 이해한다. 전략계획 설계자는 전략계획수립의 새로운 초점을 이해하지만, 가장 중요한 것은, 그들이 전략계획수립 과정에 필요한 이론을 숙지하고 있다는 것이다. 전략계획수립에 있어서 설계자의 역할은 사람들에게 지침을 주고 여건에 따라 적절한 실행을 원활하게 해주는 목적을 지닌 청사진을 보여주는 것이다. 예컨대, 장기 요양시설은 간호사와 환자의 비율(환자 40명당 간호사 1인)과 같은 청사진이 고려해야 할 특정한 요구사항을 포함해야 한다. 장기 요양 보호 환경은 간호 돌봄 서비스의 최적화를 추구하는 것이 아닌, 요양보호를 받는 환자들의 운동기능에 맞게 설계되어야 하듯이 사람이 직접 움직이고 보살펴야 하는 노동집약적인 분야이다. 이러한 요양시설과 중환자실을 비교해 보자. 중환자실은 편의품이 환자에게 효율적으로 가까이에 있고, 간호사들에게도 즉시 사용가능할 정도로 비치되어 있어야 한다. 이렇듯 간호 돌봄의 청사진은 그 환경에 따라 달라진다.

전략 설계자는 그 전문직에 대해 충분히 이해하고 있어야 한다. 그 전문직은 그 직업의 전형을 이끌 수 있는 이론에 기반해야 한다. 모든 학문 분야는 해당 실무를 지시하는 운영이론이 있다. 전문적인 간호는 이론에서 출발한다. 간호이론은 전문간호 관행을 지원해주고, 지침을 주는 지식의 집합체이다. 이론 지식이 전략계획수립의 중요한 도구이다.

2. 전략계획수립 이론

과거에 당신은 간호 이론에 대해 어떻게 반응했었는가? 좋아하는 이론가가 있었는가? 아니면, 당신이 이론을 싫어했는가? 간호처럼 다수의 전문직들은 특정 이론에 근거하고 있다. 간호과정은 간호에서 시작된 것이 아니고, 실제로는 사회과학에서 나왔다. 마찬가지로, 이론들은 다른 학문으로부터 차용하기도 하면서 그 직종을 전문적으로 만드는 도구이다. 예컨대, 매들린 라이닝거(Madeline Leininger)의 다문화 간호(Transcultural Nursing) 이론은 문화인류학의 연구에 기반하고 있다. 설명하고 정당화될 수 있어야 발전이 가능하다. 이론들이 전문직에 유형을 설계하는 것, 즉 청사진이다.

이론이란 그 과정이 잘 이해되지 않았다면 혼란스럽고 성가신 존재처럼 여겨진다. 이론은 의미있는 현재 지식을 잘 고려하고, 지속하고, 체계화한 것이다. 이러한 체계에는 이론, 모형, 프레임워크의 3가지 차원이 있다. 이론은 모형보다 더 구체적이고, 모형은 프레임워크보다 더 구체적이다. 이 3가지의 목적은 돌봄 서비스와 같은 일어난 현상을 정의하고 설명하는 것이다. 이론들은 일어난 현상을 전문직 종사자들이 이해할 수 있도록 설명함으로써 전문직에 적합한 용어로 해석하려 한다.

예컨대, 돌봄 서비스는 모든 문화와 나라에서 일어난다. 따라서, 이는 보편적인 현상이다. 당신은 전통, 가치, 행위, 관행 등을 포함한 돌봄 서비스를 정의하고, 설명하고, 해석할 수 있는가? 질적, 영적, 물리적, 집중적, 감성적, 환경적, 장기요양, 응급의료 등 인간이 제공하는 돌봄 서비스는 우리 주변에 있다. 돌봄 서비스가 나타나는 효과적 특징으로서 모든 형태의 돌봄 서비스가 있다. 따라서 당신은 돌봄 서비스에 대한 모든 것에 대해서 요약해서 말할 수 있는가? 연구자들은 모든 현상이 왜 그렇게 되는지 명확히 이해하기 위해 더 깊이 탐색한다. 이론가들은 몇 단계 더 앞선 질문을 한다. 그들은 그러한 가설을 내놓고, 누가, 무엇을, 어디서, 왜, 어떻게라고 질문할 것이다.

방혈(피뽑기)이 좋은 요법이라는 이론을 상기해보자. 미국 초대 대통령이었던 조지 워싱턴(George Washington)은 그런 믿음의 신봉자였다. 목이 쉬고 목이 아프자 워싱턴은 자신의 재산을 관리하는 사람에게 방혈치료의 한 방법인 베네섹션(venesection)을 하도록 지시했다. 워싱턴 대통령의 인생 마지막 시기에 진료했던 3명의 의사들은 방혈을 실시했다. 물론, 워싱턴 대통령의 감기를 치유하기 위해 식초, 당밀, 찜질제 그리고 그의 발을 뜨거운 물에 담그는 등의 처치를 실시했다. 워싱턴 대통령은 방혈요법의 신봉자였고, 그 요법을 그의 흑인 노예들이 걸렸던 다수의 질병을 성공적으로 치료하는 데 사용했다(Vadakan, 2002). 워싱턴은 2일 이내에 적어도 5회 이상 혈액 4단위에 해당하는 20~40온스의 피를 방혈하였다. 흥미롭게도 영부인이었던 마사 워싱턴(Martha Washington)은 방혈요법을 믿지 않았다.

왜 어떤 사람은 방혈요법을 통해 회복되었는지에 대해 다양한 설명이 있지만, 그 관행은 마술과 종교적인 의례에 기반했다(Seigworth, 2002). 3천년 이상 동안, 이론이 정립되지 않았으면서도 방혈요법이 보편적으로 사용되었다.

이론가들은 정의를 내리고, 설명할 뿐만 아니라, 정당화하기도 한다. 현재의 지식으로 방혈요법을 정의하고, 설명하고, 정당화 해보라. 이론가들은 증거와 과학적 과정[1] 의 원칙에 기반한다. 믿음과 인과관계 관찰에 근거한 방혈과 다른 요법들에 대해서 엄격하고 집중적인 연구가 필요해졌다. 연구를 통해, 현상을 바라보고 인식하는 새로운 방식이 고안되었는데, 예컨대, 사람들이 언제나 방혈요법을 통해 상태가 개선되는 것은 아니라는 것이 밝혀졌다. 즉 다른 변수나 고려사항이 치료가 되도록 하는 것은 아닌지에 대해 사람들이 문제를 제기하게 되었다.

이론가들은 진실을 추구하는 사람들이다. 전략계획수립의 발견단계(전략검토 단계)와 같이, 이론가들은 현 실체를 파악하기 위해 내부 혹은 외부 자료를 모으고 분석한다. 오늘날에는, 만성 폐쇄성 폐(肺)질환(Chronic Obstructive Pulmonary Disease, COPD)을 치료하기 위해 방혈요법이 사용된다. 그 이유는 적혈구가 증가하는 것이 병의 합병증일 경우, 방혈을 통해 적혈구의 수를 줄이기 때문이다. 폐쇄성 폐질환에 대해 방혈요법을 처방하는 (아직은 입증되지 않은) 다른 이론들은 기도염증을 야기하는 산화 스트레스(oxidate stress)가 감소한다고 인용한다(Lagente, Planquois, Leclerc, Schmidlin, & Bertrand, 2007). 방혈요법의 장점을 지지하거나 부정하는 이론들은 새로운 정보가 발견됨에 따라 지속적으로 진화한다.

플로렌스 나이팅게일은 관찰에 근거해서 상쾌한 공기, 빛과 깨끗한 환경이 감염 감소와 환자의 회복을 개선시키는 데 효과가 있음을 규정하고 설명하였다. 1860년에 출간된 나이팅게일의 '간호비망록(Notes on Nursing)'은 돌봄 서비스에 대해 그녀가 학습한 것을 해설하고 정리해놓았다. 최초의 여성 간호이론가가 되기를 희망했던 나이팅게일 이래로, 간호 이론들은 산업 근로자 모델(industry worker model), 생의학 혹은 의학 모델(biomedical or medical model), 그리고 전사적 모델(social model)이라는 3가지의 핵심분야를 다루었다.

우리는 간호사가 의사의 조수 역할을 하는 산업 시대의 역할(industrial role)에 대해

---

1) 관찰하거나 경험한 것을 이해하도록 하고, 개념을 정의하고, 가정을 하고, 개념과 가설을 설정하고, 이론적 모델을 만드는 과정도구는 과학적인 방법이다. 과학적인 방법은 현재 과학, 사회과학, 비즈니스 혹은 철학적 사색활동에 있어서 믿을만한 연구의 표준이다. 과학적인 방법은, 적어도 6가지의 구성요인이 있다.

1. 목적 – 왜 우리가 이것을 찾고 있는가?
2. 연구 – 계량적 혹은 정성적 연구
3. 가설 – 연구에 근거해서 답을 예상해 보는 것
4. 실험 – 가설을 확인 또는 부정하는 것
5. 분석 – 실험 중에 발생한 것을 기록하는 것
6. 결론 – 그 가설이 옳았는지 여부

논의하였다. 그 시기가 간호 분야에 이론이 정립되기 전이긴 하지만, 간호사에 대한 산업 시대의 역할이 지속적으로 간호문화와 사회적 역할에 영향을 끼치고 있고, 1900년대 중반까지 산업 시대적 역할이 주류를 이루었다.

간호의 두 번째로 중요한 핵심 이론은 생의학 혹은 의학모델(biomedical or medical model)에 기반을 두고 있는데, 이 모델은 사람을 질병 혹은 질병의 집합체로 연구한다. 이 이론은 간호실무에 큰 영향을 미치고 있다.

세 번째이자 가장 현대적인 이론은 전사적 모델(social model)이며, 이 모델은 환자를 질병에 근거해서 보지 않고, 그 환자 자체를 전체로 본다. 이러한 전사적 모델은 문화, 종교, 민족, 성, 연령, 가족, 공동체, 교육 그리고 인생경험 등 생명의 모든 측면을 고려한다. 각각의 이론은 간호사의 학위 혹은 인증 그리고 연령, 실무환경, 전문적인 경험, 관리 스타일 등 다른 방식으로 간호 실무에 기여한다.

만일 우리가 전통적인 간호 이론과 비즈니스 이론을 결합함으로써 간호전문직에 권한을 부여하는 21세기형의 이론을 첨가한다면 어떨까? 그런 모델이 어떻게 비춰질 것인가? 우리는 현재 시점이 간호 이론에서 획기적인 변화가 필요한 시점이라고 주장한다. 돌봄 서비스를 선도하는 것을 주장한다면, 간호사가 자율적인 변화매개자이고 리더라고 정의하는 간호 이론이 필요하다. 산업, 의학, 전사적 모델은 간호사들이 환자들, 의료팀, 그리고 환경과 어떻게 상호작용하는지에 대해 알려준다. 현재 간호계는 간호사들이 서로 어떻게 상호작용하고, 돌봄 서비스에 어떤 영향을 미치고, 세계적으로 보건의료의 변화매개자로 되는 것을 설명할 수 있는 모델과 이론을 필요로 한다. 이 점이 바로 전략계획수립 설계자의 임무이다.

새로운 이론, 모델 프레임워크를 확대하려면, GPS 장비가 필요하다. GPS는 지구상에서 위치 파악을 위해 3개의 위성을 필요로 한다.[2] 한 위성만으로는 정보가 충분하지 않다. 하나의 과정을 만들기 위해서는 다양한 견해가 필요하다. GPS는 사용자가 운행을 하기 위해서 24~32개 가량의 다른 위성 신호를 사용한다.

간호계는 과거 수십년간 그 견해를 확대해 왔지만, 불충분한 정보를 가지고 운영해 왔다. 같은 방식으로 간호사들 역시 그들의 미래를 보다 정확히 탐색하기 위해 더 많은 위성 신호에 접근할 수 있어야 한다. 우리가 돌봄 서비스의 새로운 세기로 항해해 나감에 따라, 견해가 확대되는 것은 간호사의 역할이 중요해짐을 의미한다. 간호계는 돌봄의 모델과 비즈니스 모델을 잘 정렬시키는 것을 배워야 한다.

---

2) 고정된 지점을 결정하기 위해 (위성의 위치처럼) 알려진 거리로부터 각도를 사용하는 삼각함수 방정식을 사용한다.

3. 비즈니스 이론과 간호 이론이 어떻게 연계되는가?

칼리스타 로이(Callista Roy) 수녀, 마가렛 뉴먼(Margaret Newman), 패트리시아 베너(Patricia Benner), 마사 로저스(Martha Rogers), 매들린 라이닝거(Madeline Leininger), 버지니아 핸더슨(Virginia Henderson), 이모진 킹(Imogene King), 도로시 오렘(Dorothea Orem)과 이다 진 올랜도(Ida Jean Orlando)는 당신이 들어보았을 만한 간호 이론가(nursing theorist)들이다. 기술 습득은 단순한 것에서 복잡한 것으로 간다는 베너(Benner)의 견해로부터 문화적 맥락하에서 인간의 돌봄을 정의하는 라이닝거(Leininger)의 견해에 이르기까지 간호 모델들과 이론들은 광범위한 간호 특징을 포함한다. 표 8−1a는 이러한 이론가들과 그들의 업적을 개략적으로 보여준다.

누가 비즈니스 이론가들인가? 그 명단은 20여명의 간호 이론가들보다는 더 많다. 비즈니스 이론가들은 리더십, 관리, 시간, 인적 자원, 과학적 관리, 조직관리, 운영, 시스템, 전략, 조직 심리학 등 다수의 비즈니스 분야에서 이론들을 규정하고 개념을 설명했다. 표 8−1b는 비즈니스 이론 리더들 중 4명의 업적을 나타낸다.

간호와 비즈니스 이론이 상호 교환 가능하다는 것이 우리의 가설은 아니지만, 어떤 이론을 근간을 형성하는 기본 원리는 존재한다. 이론의 7가지 기본적인 구성 요소를 살펴보자(표 8−1).

그 다음 단계는 친화도(affinity diagram)를 이용하여 비즈니스 문제와 간호 문제를 비교하는 것이다. 기초적인 친화도를 연구하면, 보건의료 비즈니스와 간호의 목적이 얼마나 밀접하게 정렬되어 있는지 알게 된다.

우리가 비즈니스와 간호의 이론이 정렬되어야 한다는 명제를 세웠기에 설계와 실행

표 8−1a 간호이론가들과 그 업적

간호 이론가	이론 / 모델
칼리스타 로이(Callista Roy) 수녀	적응 모델(Adaptation Model)
마가렛 뉴먼(Margaret A. Newman)	양심의 확장으로서의 보건(Health as Expanding Consciousness)
매들린 라이닝거(Madeline Leininger)	다문화 간호 모델(Transcultural Nursing Model)
이모진 킹(Imogene King)	일반 시스템 이론(General Systems Theory)

표 8-1b 비즈니스 이론가들과 그 업적

비즈니스 이론가	이론 / 모델
카플란과 노턴(R. Kaplan & D.Norton)	균형성과표(Balanced Scorecard)
마이클 포터(Michael Porter)	5가지 경쟁 세력 모델(Five Forces Model)
피터 드럭커(Peter Drucker)	목표관리(management by objectives, MBO), 현대 경영학의 아버지로 불림, 지식 근로자라는 명칭을 만듦
다이치 오노(Taiichi Ohno)	도요타 생산 시스템(Toyota Production System)

이라는 전략계획수립의 2가지 주요 부문을 검토해 보자. 우리는 기초적인 개요부터 살펴보고, 전략계획수립의 구성요인들을 강조하고, 전략수립 설계 시 그 설계자의 역할을 살펴 본다(그림 8-2).

표 8-1 이론의 7가지 기본적인 구성 요인들

1. 관찰한다.
2. 관찰 혹은 경험을 설명하고 규정한다. 방혈요법은 나쁜 피를 빼줌으로써 환자의 건강을 개선시켜 준다.
3. 가정을 세운다. 나쁜 피가 몸에서 빠진다면 건강은 나아질 것이다.
4. 가설을 지지해주는 개념이 형성된다. 사악한 영혼이 질병을 야기시키고, 피는 가장 지배적인 체약이다(중세 용어로는 4가지 기본적인 체내의 체액을 언급했는데, 이는 혈액을 비롯하여 황담즙, 흑담즙, 침을 말한다). 4가지 기본적인 체액 중 어느 하나의 불균형이 질병을 유발한다고 하였다.
5. 가설을 세운다. 고대의 의료 관행이 모든 건강 문제가 항상 균형을 유지해야 하는 4가지 체액과 관련된다는 관념에 기초를 두고 있었다. 혈액이 가장 많은 체액이었기에, 질병에 걸린 경우 혈액을 빼낸다면 균형을 찾을 수 있고, 따라서 건강 역시 회복된다는 가설이다.
6. 관찰의 대상이 되는 각 구성요인들 간의 상호관계를 설명하는 이론적인 모델이 만들어진다. 방혈요법이 치료도구라는 이론은 고대 이집트 시대까지 거슬러 올라간다. 19세기 말 혹은 20세기 초까지는 현대의 과학적인 엄격한 분석이 받아들여지지 않았다. 워싱턴 대통령이 1930년대에 살았다면 방혈로 인해 사망하지는 않았을 것이다.
7. 이론은 세심하게 점검될 때까지 다시 연구된다.

그림 8-2 전략계획수립 과정에 대한 개관

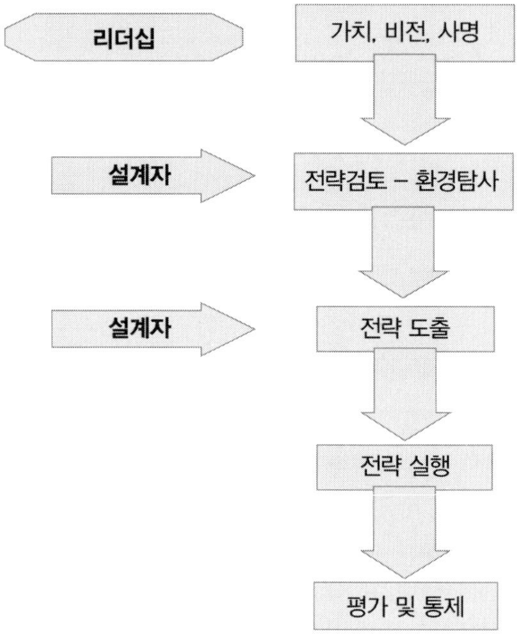

표 8-3은 친화도(표 8-2)를 사용하여 전략계획수립과 설계자의 통합 이론을 보여준다.

4. 전략계획수립의 기본 원리

본서에서는 하버드 경영대학원 교수인 마이클 포터(Michael Porter)의 "5가지 경쟁세력 모델(5 forces model)"과 "본원 전략(generic strategies)"을 설명한다. 또한, 카플란(Kaplan)과 노턴(Norton)의 "균형성과표(balanced scorecard)"도 활용한다. 하버드 대학 교수이자 팔라디움 그룹의 설립자인 카플란과 노턴은 전략계획수립 이론 개발분야의 리더이다. 포터 교수의 모델과 이론이 전략계획을 수립하는 것에 초점을 둔 반면, 카플란과 노턴은 전략의 실행과 평가에 주안점을 두고있다.

전술한 양 이론가들은 일정 기간을 두고 이론을 적용해 왔다. 이를 비즈니스 주

표 8-2 친화도: 7가지 이론의 구성 요인에 대한 비즈니스 문제와 간호문제 대비표

문제	관찰한 것 혹은 경험한 것을 이해한다.	관찰한 것 혹은 경험한 것을 설명하고 정의한다.	가설을 세운다.	개념을 정립한다.	가설을 설정한다.	이론적인 모델을 만든다.	평가하고 더 발전시킨다.
손실 (비즈니스)	비용이 수익을 초과하는 경우	관상동맥 우회시술 후 (CABG)*의 합병증으로 인해 비용이 2만 달러 소요되고, 병원에 추가로 6-7일 입원해야 한다.	합병증이 적으면 비용이 절감된다.	수술 후 성인 호흡기 질환증후군(ARDS)***이 가장 흔한 질환이고; 패혈증이 두 번째로 흔한 질환이다.	수술 전과 도중, 그리고 수술 후의 간호가 개선될 수록 합병증은 감소한다.	의료의 질 향상을 위해 SWOT(강점 약점 기회 위협) 분석을 실시한다.	관상동맥우회시술* 후의 결과를 측정한다.
관상동맥우회시술(CABG*) 후의 합병증	관상동맥우회시술 환자의 13.64%가 합병증을 겪고 있다(2005).**	관상동맥우회시술* 환자는 응급환자이기에 숙련된 중환자 간호가 필요하다.	합병증의 비율이 높다(13.64%)는 것은 중환자 간호인력의 비율과 숙련기술 혹은 환경과 관련되어 있다.	안전한 인력확보 비율, 생의학적인 지원과 훈련이 필요하다.	환자 대비 간호사 비율이 낮아지고(즉 간호사를 보다 많이 확보하고), 생의학적인 지원이 많아질수록 합병증 발생 가능성은 낮아진다.	간호사 인력 확보율과 환자의 사망률과 이환율(다시 질병이 발생할 비율)****	관상동맥우회시술* 후 환자의 건강 상태를 평가한다.

*CABG = coronary artery bypass graft 관상동맥우회시술
** cardio data solution, 2008. http://www.examhealth.com/80/23141.html
*** ARDS = adult respiratory distress syndrome 수술 후 성인 호흡기 질환 증후군
****Alken, Clarke, Skoane, Skalski, Siber, 2002

표 8-3 전략계획에 대한 이론부터 실행까지의 설계도

설계자 ⇩ 설계자 ⇩ 설계자 ⇩ 설계자 ⇩ 설계자 ⇩

문제	관찰한 것 혹은 경험한 것을 이해한다.	관찰한 것 혹은 경험한 것을 설명하고 정의한다.	가설을 세운다.	개념을 정립한다.	가설을 설정한다.	이론적인 모델을 만든다.	평가하고 더 발전시킨다.
손실 (비즈니스)	비용이 수익을 초과하는 경우	관상동맥우회시술 후(CABG)*의 합병증으로 인해 비용이 2만 달러 소요되고, 병원에 추가로 6-7일 입원해야 한다.	합병증이 적으면 비용이 절감된다.	수술 후 성인 호흡기 질환증후군(ARDS)***이 가장 흔한 질환이고; 패혈증이 두 번째로 흔한 질환이다.	수술 전과 도중, 그리고 수술 후의 간호가 개선될수록 합병증은 감소한다.	의료의 질 향상을 위해 SWOT(강점 약점 기회 위협) 분석을 실시한다.	관상동맥우회시술* 후의 결과를 측정한다.
관상동맥우회시술 후(CABG)*의 합병증	관상동맥우회시술 환자의 13.64%가 합병증을 겪고있다(2005). **	관상동맥우회시술 환자는 응급환자이기에 숙련된 중환자 간호가 필요하다.	합병증의 비율이 높다(13.64%)는 것은 중환자 간호 인력의 비율과 숙련기술 혹은 환경과 관련되어 있다.	안전한 인력확보 비율, 생의학적인 지원과 훈련이 필요하다.	환자 대비 간호사 비율이 낮아지고 (즉 간호사를 보다 많이 확보하고), 생의학적인 지원이 많아질수록 합병증 발생 가능성은 낮아진다.	간호사 인력 확보율과 환자의 사망률과 이환율(다시 질병이 발생할 비율)****	관상동맥우회시술* 후 환자의 건강 상태를 평가한다.

*CABG = coronary artery bypass graft 관상동맥우회시술
** cardio data solution, 2008. http://www.examhealth.com/80/23141.html
*** ARDS = adult respiratory distress syndrome 수술 후 성인 호흡기 질환 증후군
****Alken, Clarke, Skoane, Skalski, Siber, 200

기(business cycle)라고 한다. 일반적으로 비즈니스 주기란 확장(expansion), 성장(growth), 축소(contraction), 침체(recession)라는 4가지 단계를 거친다. 비즈니스 종류별로 비즈니스의 주기가 다르다. 한 사업체 내에 여러 비즈니스가 있는 경우에는 각각의 개별 비즈니스마다 독특한 주기를 지닌다. 예컨대, 분주한 응급부서에서는 주말과 공휴일, 혹은 인기 많은 지역 행사 후에는 음주 운전 차량 사고관련 건수가 증가할 것을 기대한다. 주말에 고도의 응급을 요하는 환자가 많이 내방할 경우 응급실 비즈니스의 주기에 영향을 준다. 다른 사례로는, 독감 계절이 오면 임상 간호사들은 환자 방문 수가 증가하는 것(비즈니스가 증가하는 것)을 보게 된다. 위의 경우에서 주기에 따라 시설과 인력에 대한 필요가 변동하게 된다. 유능한 관리자는 이러한 비즈니스 주기에 대한 예측을 바탕으로 예산, 인력확보, 시설관리에 능하다. 응급실 비즈니스 주기에 대한 구체적인 사례가 표 8-4에 나타나 있다.

비즈니스 주기는 조직의 경제 활동에서의 정상적인 변화를 포함한다. 보건의료 비즈니스 주기는 도전과 요구 사항에 직면해 있다. 규제가 강화되고 있으며, 혁신, 검증, 리스크 관리에의 요구가 끊이지 않고 있다(Tatum, LLC, 2008). 1997년 균형예산법(Balanced Budget Act) 이후로 비즈니스 주기가 불안정적으로 되었다(제3장 참조). 간호사들이 보건의료 비즈니스에 대해 이해하게 됨에 따라, 보건의료 관리자들로부터 나은 대우를 받게 될 것이다. 보건의료는 복잡하고, 예측할 수 없고, 규제가 심한 비즈니스이다. 장기요양 보호시설 관리자들에게 회자되는 이야기가 있다. 그것은 장기요양 산업이

표 8-4 응급실 산업의 비즈니스 주기 사례

주기	사례
확장 (Expansion)	응급실 침상 수를 40개로 늘렸다. 새로운 공사를 실시하고, 10명의 응급실 입원환자 전문의, 20명의 응급실 등록간호사, 5명의 보건 보조인력, 5명의 호흡치료사(respiratory therapist, RT)를 고용하고, 필요한 지원용 생의학 기자재를 확보하고; 인적 자원과 재무 최고책임자를 선임하였다.
성장 (Growth)	전년 대비 응급실 방문 건수가 28% 증가했다.
축소 (Contraction)	경쟁 병원 응급실에서 당원 응급실 방문 환자의 5%를 빼앗아 가고, 인력 유지율이 낮아지고, 투자 수익 대비 대출금 상환이 낮아지고 있다.
침체 (Recession)	지역 사회에서 인구통계학적, 사회정치적 변화로 인해 건강 보험에 가입되지 않은 사람의 수가 증가하였고, 새로운 사건, 즉 더 높은 생활 수준을 요구하는 노동조합 가입 직원들의 출현과 함께 CMS로부터 받는 비율이 감소하였다.

핵폐기물 산업보다 더한 규제를 받고 있다는 것이다. 이것에 대한 진실 여부에 관계 없이 보건의료는 매우 다루기 힘든 비즈니스이다. 균형성과표와 5가지 경쟁세력 모델 같은 비즈니스 이론들을 적용시킨다면, 보건의료가 당면한 문제해결과 이윤확보를 보다 용이하게 할 수 있다. 당신은 당신이 일하는 조직에서 4가지(확장, 성장, 축소, 침체) 단계의 비즈니스 주기를 규정할 수 있는가?

카플란과 노턴의 비즈니스 이론인 균형성과표는 1996년 출간 이후로 엄격한 검증을 받았다. 전략 도구로서 그 관리 시스템은 조직이 전략 목표를 설정하고, 자원을 할당하고, 운영 시 우선순위를 정하고, 과정과 전략의 유효성을 평가하는데 도움을 준다. 그 단어가 의미하듯이 균형성과표의 목적은 이런 모든 변수들 간에 균형을 이루는 것이다. 필요한 지원 자원 없이 분명한 전략 목표를 상상해볼 수 있는가? 예컨대, 외래환자를 받는

그림 8-3 카플란과 노턴의 균형 성과표는 프로젝트 성공에 필요한 모든 기본적인 변수들을 균형시킨다.

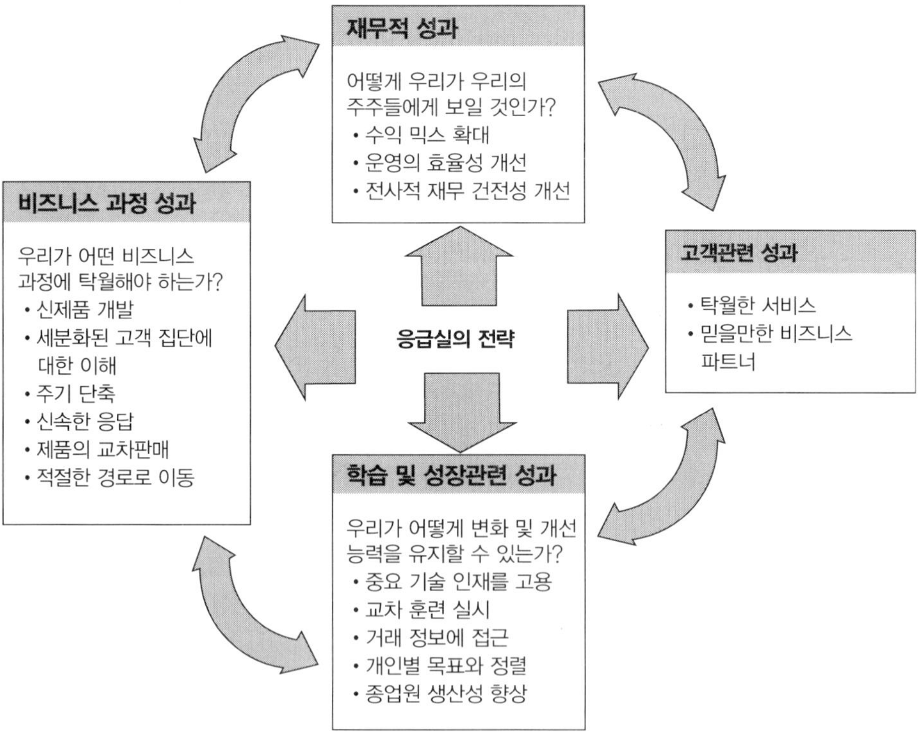

출처: Kaplan and Norton, 1996

병원의 문이 부상자를 싣는 들것의 너비를 고려하지 않고 건설되는 전략계획 같은 것 말이다. 혹은 계획의 진도를 추적하지 못하고, 단지 프로젝트가 완성된 것을 발견하고, 아무도 그것이 마지막 단계인 것조차 알지 못하는 것을 상상할 수 있는가? 균형성과표는 전략뿐만 아니라 매일 매일의 운영에도 필요한 관리 시스템을 구축한다. 그림 8-3은 균형성과표의 구성요인을 보여준다.

이제 균형성과표 접근법을 응급실 사례에 적용해보자. 응급실의 지속가능성에 대한 필요한 변수들(균형요인들)에 대한 사례로 그림 8-4을 검토해 보자. 성과표의 핵심은 재무, 고객, 비즈니스 및 운영, 학습 및 성장의 4가지 관리 과정 영역에서 진척도를 추적하는 것이다. 이는 과정 및 변화 관리에 대한 전사적 견해이다. 균형성과표는 시골 병원에서부터 Fortune 500대 기업[3] 에 이르기까지 다양한 조직에 적용된다. 그 원칙은 조직과

그림 8-4 응급실 변화에 적용한 균형성과표 서식

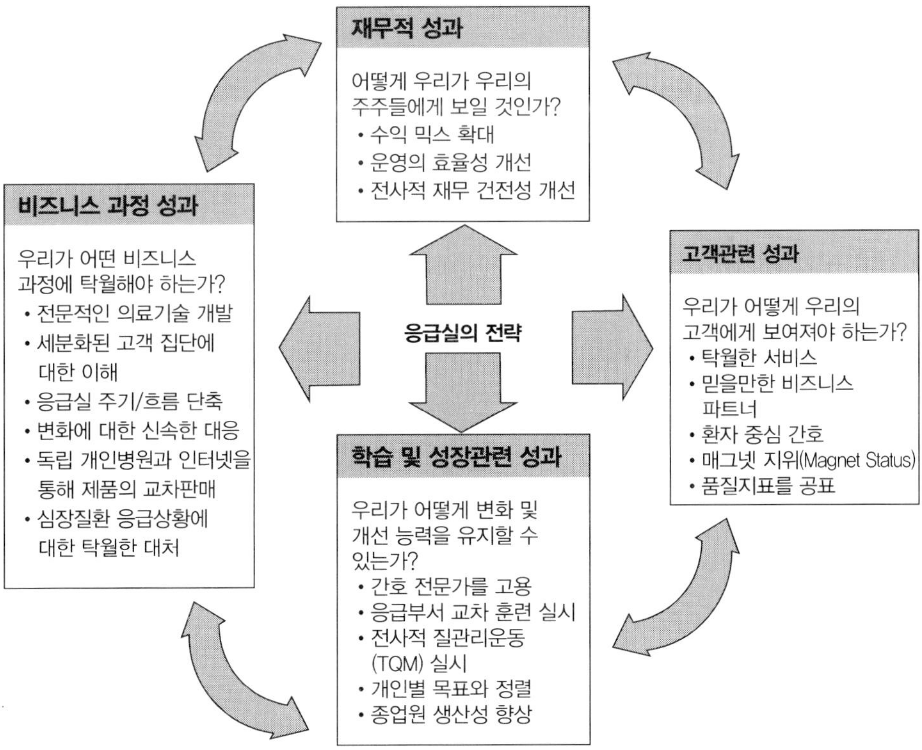

지역 공동체 내에서 협동과 통합된 작업을 필요로 한다. 간호사들은 진공상태에서 작업하는 것이 아니다. 그림 8-4를 다시 생각해 보고, 어느 주기(cycle)에 간호가 기여하는지 고려해보라. 또한, 우리가 어느 분야를 간과했고, 회피했는지도 생각해보라. 그리고 우리가 영향을 주기를 포기했던 분야 역시도 생각해보라. 어느 학문 분야에서나 자아 중심주의는 편협한 시각을 갖게 한다. 균형성과표는 모든 이해관계자들이 큰 그림을 평가하고, 메타리더십이 필요하다는 것을 보여준다.

마이클 포터(Michael Porter) 교수의 5가지 경쟁세력 모델(5 forces model)과 본원전략(generic strategies)들은 비즈니스가 직면한 중요 이슈들을 명확히 해주는 비즈니스 이론이다. 방혈요법의 사례를 상기하라. 우리가 문제라고 생각했었던 것들이 정확할 수도 혹은 정확하지 않을 수도 있다. 마이클 포터의 5가지 경쟁세력 모델(표 8-5)은 "왜 그러한 것들이 지금처럼 존재하는가" 혹은 심도 깊은 전략 분석을 이해하는데 도움을 준다.

5가지 경쟁세력 모델은 전략검토 과정(환경 탐사, 상황 분석)을 촉진한다. 그림 8-5는 5가지 경쟁세력 모델을 응급실 산업에 적용해본 것이다. 이는 전략계획수립 과정에 있어서 내부 및 외부 검토에 필요한 도구들이다. 경쟁 강도는 경쟁상황이 이윤에 미치는 경제 모델에 기반을 둔다. 보건의료는 비즈니스이고, 모든 비즈니스는 경쟁우위(고객 점유율, 높은 이윤, 최고 인력의 선발 및 유지, 높은 주가 수준 유지 등)를 얻으려고 한다. 다른 4가지 경쟁 세력들은 비즈니스가 어느 정도 우위를 확보할 수 있는지를 결정한다.[4]

마이클 포터의 본원적 전략은 간호사가 비즈니스를 이해하는 데 지침을 주는 세 번째 비즈니스 이론이다. 이제까지 우리는 전략계획수립의 참여자들과 내용을 이해하는 수단으로 균형성과표를 주목했다. 다음으로 우리는 5가지 경쟁세력이 전략검토에 있어서 어떻게 구성요인을 정의하는지 살펴본다. 본원전략[5] 들은 우위에 대해 정의할 것이다. 본원

표 8-5 마이클 포터의 5가지 경쟁 세력 모델

1. 공급자 교섭력
2. 신규 진입의 위협과 진입장벽
3. 구매자 교섭력
4. 대체재의 위협
5. 기존 업계의 경쟁강도

4) 마이클 포터의 5가지 경쟁 세력 모델에 대해 더 알고자 한다면 http://porter.multimedia.hbr.org를 참조하라.

5) '본원 전략(generic strategies)'라고 명명한 이유는 어느 산업이나 기업체에 적용할 수 있기 때문이다.

그림 8-5 마이클 포터의 5가지 경쟁세력 모델: 응급실에 영향을 주는 내·외부 요인 분석

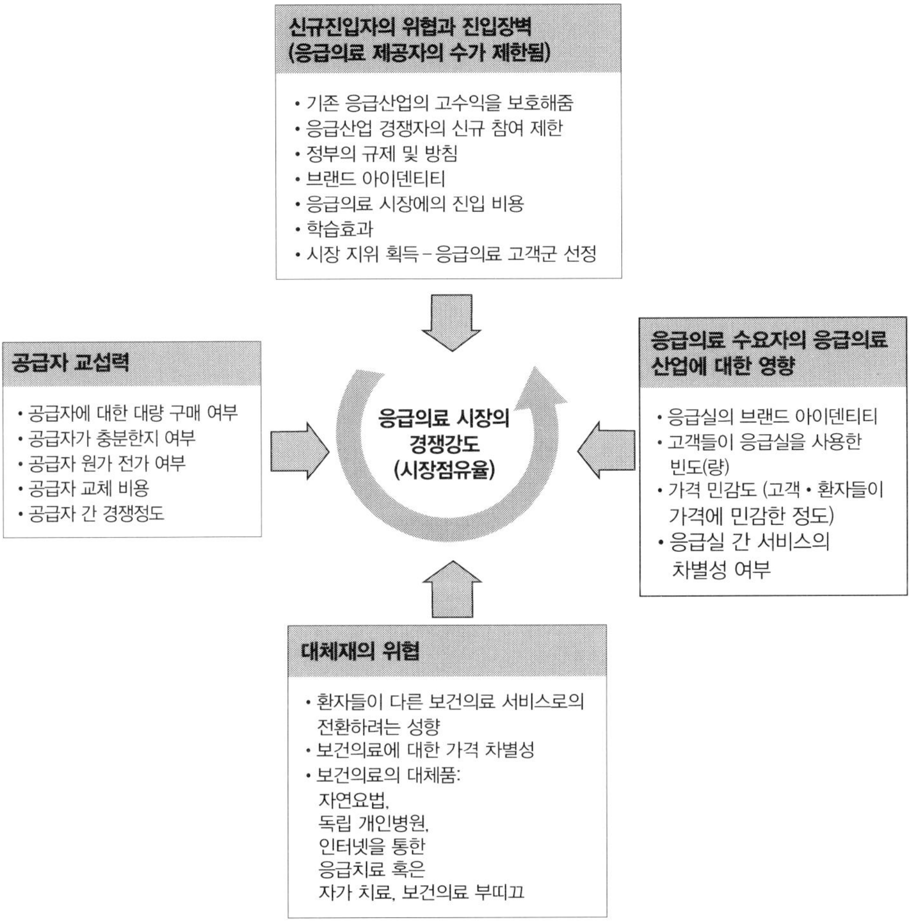

전략에서 경쟁우위란 원가 우위(저원가, 대규모 생산량 등), 차별화 우위(독특한 제품/서비스를 제공하는 것 – 즉 그 지역 유일의 Level I 증후군 치료 센터), 그리고 집중화 우위 전략(어느 특정 분야에 집중하여 우위를 점하는 전략, 예컨대, "심장 전문 병원")이다.

이들은 간호사들이 접할 수 있는 일반적인 비즈니스 이론들이다. 다수의 비즈니스 이론가들이 있지만, 우리는 카플란, 노턴과 포터를 선택하였다. 그 이유는 그들이 현재 전략계획수립 및 경영 분야의 리더들이기 때문이다. 그들이 비즈니스가 이루어지는 방식에

혁명적인 변화를 불러왔지만, 이는 다양한 분야의 극히 일부 표본일 뿐이다. 보다 깊이 연구하고자 한다면, 전략 이론에 대한 참고문헌[6] 은 부록 8을 참조하라.

5. 전략계획수립(Strategic Planning)과 간호과정(Nursing Process)의 유사성

간호과정(nursing process)[7]에 대해 간략히 살펴보자. 일단 간호과정이 시작되면, 과학과 돌봄의 예술에 근거하여 환자의 상태와 회복도에 대해 비판적인 사고를 하여야 한다. Taylor, Lillis와 LeMone (2005)는 간호과정을 "사정, 간호 진단, 진료의 결과, 진료 실시, 그리고 평가를 지시하는 대칭적 방법"이라고 하였다. 간호사들이 로봇처럼 일한다면, 돌봄 서비스에 대한 이러한 비법은 인간 상호작용의 역동성과 문제해결 원리를 포함하지 않을 것이다.

간호과정의 5가지 단계는 비판적 사고를 필요로 한다. Finkelman과 Kenner은, "간호교육에 대한 미국 의학연구소 보고서에 대한 시사점 해설(Teaching IOM Implications of the Institute of Medicine Reports for Nursing Education)"이라는 저서에서 비판적

표 8-6 핀켈만(Finkelman)과 케너(Kenner)의 비판적 사고의 5가지 단계

1. 비판적 사고 태도를 지닌다. 즉 질문하는 태도를 취한다.
2. 비판적 사고를 저해하는 요인을 인식하고 이를 지양한다. 즉 그 문제에 대한 장애요인을 고려한다.
3. 주장을 규정하고 특징 지운다. 즉 가능한 원인과 병인을 규명한다.
4. 정보원을 평가한다. 즉 신뢰할 수 있는 정보원인지, 철저히 검증한다.
5. 각 주장에 대해 모든 시각으로 평가한다.

출처: Finkelman & Kenner, 2007, pp. 66 - 67.

6) Harvard Business Review 2008년 1월호를 참조하라: http://hbr.harvardbusiness.org

7) 간호과정은 (1) 사정(assess), (2) 진단(diagnosis), (3) 계획(plan), (4) 실행(implement), (5) 평가(evaluate)이다.

사고란 사람이 문제에 대해서 합리적인 해결책을 고려하는 5가지 단계라고 정의했다(표 8−6).

간호 돌봄 서비스는 진공상태에서 이루어지지는 않는다. 간호사들은 평생교육, 호기심, 질문하는 자세, 개방성, 추상화 그리고 고객, 동료, 학생들과 논증에 관여한다. 여러 경우, 문화적 맥락 그리고 복잡한 사회정치적 요인들 중에서, 간호사들은 매일매일 문제해결에 직면한다. 관리자들 역시 간호사들처럼 복잡한 환경에서 매일매일 문제 해결에 매달린다.

간호의 중요한 역할은 사정(assessment)을 통해 증거에 기반한 돌봄 서비스를 제공하는 것이다. 간략히 말하자면, 전략계획수립은 사정을 통해 습득한 증거를 기반으로 한 행위이다. 우수한 돌봄 서비스는 비판적 사고의 결과이다. 성공적인 전략계획수립과 전략계획수립 과정은 비판적 사고를 적용한 결과이다.

비즈니스 모델 및 이론들과 간호 모델 및 이론들은 밀접한 관련이 있다. 미국의학연구소는 비즈니스에 근거한 보건의료 청사진을 만들었다. 미국의학연구소는 보건의료 전달 시스템의 재구축과 전문직종 간 협업을 지향하는 운동의 중심에 있다(Finkelman & Kenner, 2007, p.xi). 메타리더십과 학제 간 돌봄 서비스를 지향하고 우리가 수세기 동안 지속해왔던 각각 따로 일하던 싸일로(silos)으로부터 멀어지려는 전국적인 추세가 일반 비즈니스와 보건의료계에 일고 있다. 이는 더 이상 “간호 모델과 이론”, “의료 모델과 이론”, 그리고 “비즈니스 모델과 이론”에 관한 것이 아니다. 보건의료의 균열(chasm)은 돌봄 서비스를 제공하는 전문직종 간의 통합을 필요로 하고 있고, 간호사들은 권한이 부여된 돌봄 개혁의 설계자이다.

6. 상상을 동원한 설계와 브레인스토밍 활용

제8장에서는 방대한 분량의 이론을 압축해서 설명했다. 우리는 당신이 이러한 전략계획수립이론들을 적용할 수 있는 기회를 주고자 한다. 우리는 본 장에서 응급실 사례를 통해 균형성과표와 5가지 경쟁세력 모델을 사용하는 방법을 보여주었다. 간호전문직에서 진정한 변화를 바란다면, 모든 간호사들은 돌봄 서비스의 근본적인 재설계에 목소리를 내야 한다. 다음의 두 가지 서식(그림 8−6과 그림 8−7)을 통해 당신이 돌봄 서비스에 대해 상상을 동원한 설계를 해보라. 상상을 동원한 설계(imagineering)란 월트 디즈니에 의해 정의된 개념으로 전사적 계획, 창조적인 개발, 설계, 생산, 프로젝트 관리, 연구 개발을 포괄하는 의미이다. 상상을 동원한 설계(imagineering)는 브레인스토밍과 전략 비전 설정시의 일반 용어로 되었다. 본 연습에서는 당신에게 적절한 근무환경을 선택하라.

그림 8-6 당신 부서의 균형 성과표를 설계해 보라.

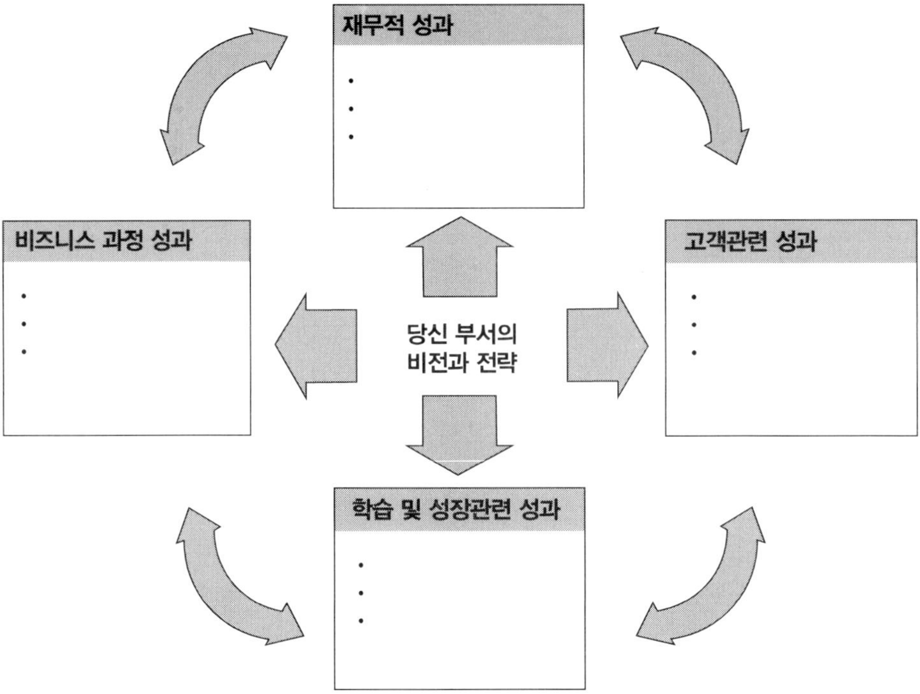

당신의 근무환경에 적용한다면, 어떤 변수가 포함되어야 하는가? 모든 직원들이 자신들의 근무환경을 개선하는 아이디어를 가지고 있다. 당신은 간호에 대해 어떠한 상상을 동원해서 재설계할 것인가? 변화의 설계자가 되고, 균형성과표와 5가지 경쟁세력 도표를 그려보라. 당신의 아이디어를 다음 전략계획수립 회의에서 동료들과 공유할 수도 있다.

이론은 우리가 하는 것을 왜 해야 하는지에 대해 설명할 수 있다. 이론은 작업환경 개선, 이윤, 환자 치료 결과, 종업원 유지율, 의료 과오 및 종업원 부상 감소, 협업 분위기 조성 등 여러 가지 이슈를 강조하기 위해 비판적으로 사고하는 기초가 된다.

미국의학연구소는 우리가 싸일로(silo)에 있지 말고 보건의료의 균열을 메우기 위해 전문직종 간 소통할 것을 요구한다. 비즈니스와 의료의 이론들을 잘 정렬시키는 것은 간호계에 권한을 부여하는 문제해결을 위한 파트너십을 이루는데 매우 중요하다. “정부와

그림 8-7 당신의 5가지 경쟁세력 모형을 작성하라.

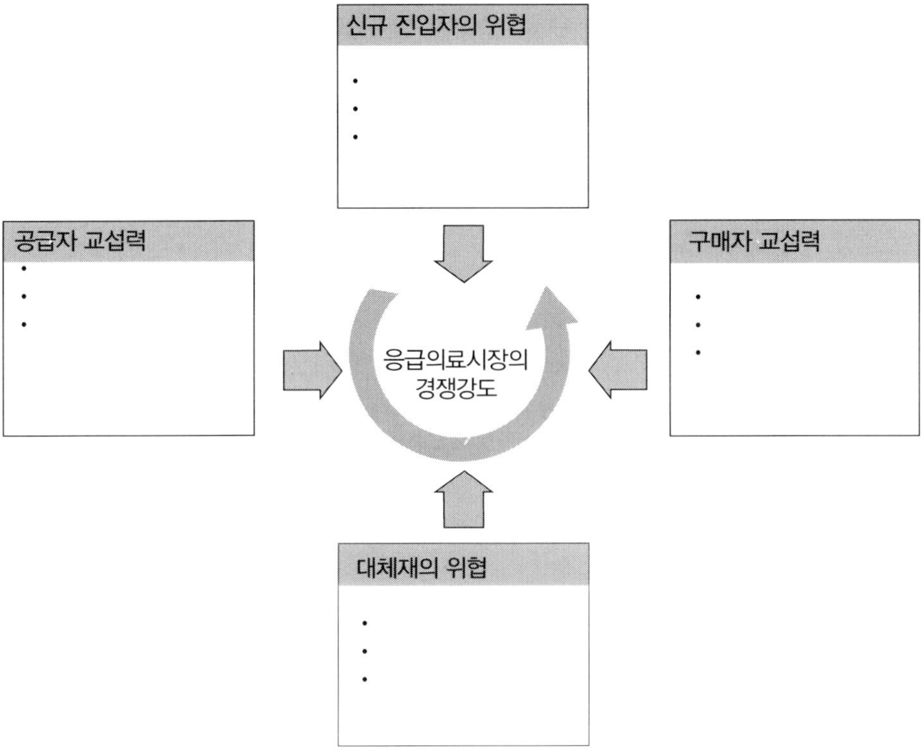

긴밀한 연계를 구축하기 위한 메타리더십과 전국민 응급 상황 준비 전략(Metaleadership and National Emergency Preparedness Strategies to Build Government Connectivity)"이라는 보고서에서, 저자들은 전통적으로 특정 학문분야에만 의존하는 것의 단점을 지적하였다. 특징적 문화, 예산, 좁게 초점을 둔 경력 경로 추구 등의 부서이기주의(silo effect)로 인해 정부부처는 보신주의, 편협성, 자기부서 옹호, 독립성 등을 고집하게 되었다(Marcus, Dorn, & Henderson, 2007, p.1)."메타리더십이란 사람과 조직에 대해 그들의 전통적인 관심 및 활동 분야의 범위를 넘어서 소통하도록 하는 것이다." 이러한 것이 간호를 어느 방향으로 나아가게 할지 상상해 보라.

복습 질문

1. 전략계획수립의 3가지 중요한 역할은 무엇인가?
2. 이론의 목적을 정의하라.
3. 가치와 비전이 어떻게 전략 설계자의 역할에 영향을 주는가?
4. 친화도를 사용하여 간호 이론과 비즈니스 이론 간에 어떤 유사성을 파악할 수 있는가?
5. 포터의 5가지 경쟁세력 모델을 이용하여 생전 마지막 날들에 워싱턴 대통령의 진료에 대한 결정이 어떻게 이루어졌는지 그려보라.

참고문헌

Aiken, L., Clarke, S., Sloane, D., Sochalski, J., & Silber, J(2002) Hospital nurse staffing and patient mortality, nurse burnout, and job dissatisfaction. *Journal of the American Medical Association,* 288(16), 1987– 1993.

EmaxHealth(2008) *Complications after cardiac surgery increase hospital costs.* Retrieved December 27, 2008, from http:// emaxhealth.com/ 80/ 23141. html

Finkelman, A., & Kenner, C(2007) *Teaching IOM implications of the Institute of Medicine Reports for Nursing Education.* Silver Spring, MD: American Nurses Association.

Kaplan, R., & Norton, D(1996) *The Balanced Scorecard: Translating strategy into action.* Boston: Harvard Business School Press.

Kaplan, R., & Norton, D(2008) Mastering the management system. *Harvard Business Review,* 86(1), 63– 77.

Lagente, V., Planquois, J. M., Leclerc, O., Schmidlin, F., & Bertrand, C(2007) Oxidative stress is an important component of airway inflammation in mice exposed to cigarette smoke or lipopolysaccharide. *Clinical and Experimental Pharmacology and Physiology,* 35(5– 6), 601– 605.

Marcus, L., Dorn, B., & Henderson, J(2007) *Meta-leadership and national emergency preparedness.* Retrieved December 27, 2008, from http:// 209.9.235.208/ CMSuploads/ Meta-Leadership-(3)-38488. pdf

Porter, M(2008) The five competitive forces that shape strategy. *Harvard Business Review,* 86(1), 79– 93.

Seigworth, G(2002) *A brief history of bloodletting.* Retrieved December 23, 2008, from http:// www.pbs.org/ wnet/ redgold/ printable/ p_bloodlettinghistory.html

Tatum, LLC(2008) *Industries: Healthcare.* Retrieved December 28, 2008, from http:// www.

tatumllc.com/ industries/ healthcare.asp

Taylor, C., Lillis, C., & LeMone, P, (2005) *Fundamentals of nursing: The art and science of nursing care* (5th ed.) Philadelphia: Lippincott Williams & Wilkins.

Vadakan, V(2002) *The asphyxiating and exanguinating death of President George Washington.* Retrieved December 23, 2008, from http:// xnet.kp.org/ permanentjournal/ spring04/ time.html

부록 8

참고자료 목록

Disruptive Strategy

Clayton M . Christensen and Michael E. Raynor, *The Innovator's Solution: Creating and Sustaining Successful Growth,* Harvard Business School Press, 2003

Emergent Strategy

Gary Hamel, "Strategy Innovation and the Quest for Value," *Sloan Management Review,* Winter 1998

Henry Mintzberg, "Crafting Strategy," *Harvard Business Review,* July– August 1987

Translate the Strategy

Robert S. Kaplan and David P. Norton, *The Strategy-Focused Organization: How Balanced Scorecard Companies Thrive in the New Business Environment,* Harvard Business School Press, 2000

Robert S . Kaplan and David P. Norton, *Strategy Maps: Converting Intangible Assets into Tangible Outcomes,* Harvard Business School Press, 2004

Robert S. Kaplan and David P. Norton, *The Execution Premium: Linking Strategy to Operations for Competitive Advantage,* Harvard Business School Press, 2008

PLAN OPERATIONS

Process Improvement

Wayne W. Eckerson, *Performance Dashboards: Measuring, Monitoring, and*

Management System Tool Kit-From the Harvard Business Review, January 2008, in the article "Mastering the Management System" by Kaplan and Norton (see http:// hbr.harvardbusiness.org/)

DEVELOP STRATEGY

Competitive Strategy

Michael E. Porter, *Competitive Advantage:* Creating and Sustaining Superior Performance , Free Press , 1985 (republished with a new introduction, 1998)

Michael E. Porter, *Competitive Strategy: Techniques for Analyzing Industries and Competitors,* Free Press, 1980 (republished with a new introduction, 1998)

Michael E. Porter, "What Is Strategy?" *Harvard Business Review,* November– December 1996

Chris Zook and James Allen, *Profit from the Core: Growth Strategy in an Era of Turbulence,* Harvard Business School Press, 2001

Resource-Based Strategy

Jay B. Barney, *Gaining and Sustaining Competitive Advantage* (3rd edition), Prentice-Hall, 2006

Jay B. Barney and Delwyn N. Clark , *Resource-Based Theory: Creating and Sustaining Competitive Advantage,* Oxford University Press, 2007

David J. Collis and Cynthia A. Montgomery, "Competing on Resources: Strategy in the 1990s," *Harvard Business Review,* July– August 1995

Gary Hamel and C. K. Prahalad, *Competing for the Future,* Harvard Business School Press, 1994

Blue Ocean Strategy

W. Chan Kim and Renée Mauborgne, *Blue Ocean Strategy: How to Create Uncontested Market Space and Make the Competition Irrelevant,* Harvard Business School Press, 2005

Managing Your Business, John Wiley & Sons, 2006 Michael Hammer, Beyond Reengineering: How the Process-Centered Organization Is Changing Our Work and Our Lives, HarperBusiness, 1996

Peter S. Pande, Robert P. Neuman, and Roland R. Cavanagh, *The Six Sigma Way: How GE, Motorola , and Other Top Companies Are Honing Their Performance,* McGraw-Hill, 2000

James P. Womack, Daniel T. Jones, and Daniel Roos, *The Machine That Changed the World: The Story of Lean Production,* Macmillan, 1990

Budgeting and Planning Resource Capacity

Jeremy Hope and Robin Fraser, Beyond Budgeting: How Managers Can Break Free from the Annual Performance Trap, Harvard Business School Press, 2003

Robert S. Kaplan and Steven R. Anderson, Time-Driven Activity-Based Costing: A Simpler and More Powerful Path to Higher Profits, Harvard Business School Press, 2007

TEST AND ADAPT STRATEGY

Dennis Campbell, Srikant Datar, Susan L. Kulp, and V. G. Narayanan, *Testing Strategy Formulation and Implementation Using Strategically Linked Performance Measures,* HBS Working Paper, 2006

Thomas H. Davenport and Jeanne G. Harris, *Competing on Analytics: The New Science of Winning,* Harvard Business School Press, 2007

Anthony J. Rucci, Steven P. Kirn , and Richard T. Quinn, "The Employee-Customer-Profit Chain at Sears," *Harvard Business Review,* January– February 1998

This bibliography of the *Management System Tool Kit* was retrieved 12/ 28/ 2008 from: http:// hbr.harvardbusiness.org/ 2008/ 01/ mastering-the-management-system/ ar/ 1

제9장

변화이론에 대한 이해:
전략계획수립 변화매개자

학습목표

1. 변화를 정의한다.
2. 패러다임 변화의 영향을 설명한다.
3. 변화의 동기 요인을 정의한다.
4. 관리(management)와 리더십(leadership)을 비교한다.
5. 르윈(Lewin)의 변화의 3단계를 설명한다.
6. 프로차스카(Prochaska)와 디클레멘테(DiClemente)의 변화의 5단계를 검토한다.
7. 일반적인 변화의 장애요인들을 열거한다.

간호에서 변화 과정이란 어디에서나 일어난다. 제9장에서는 이러한 변화 과정과 변화 매개자를 살펴본다. 독자는 최선의 실무관행의 구성요건으로서 변화와 변화매개자의 사례를 살펴볼 것이다. 제9장은 독자들에게 스스로 자신의 "변화 지수(change quotient)"를 측정하고, 변화를 거부하는 개인적인 장애요인을 규정할 수 있는 기회를 준다.

1. 변화가 없는 핵심 주변에 변화를 지휘하라

저항에 직면했다면, 전략계획이 얼마나 유효할 것인가? 변화매개자는 사람들이 전략계획을 실행할 수 있도록 도움을 준다. 코터(Kotter)와 코헨(Cohen)은 "기업이 원하는 변화의 기술(The Heart of Change: Real-Life Stories of How People Change Their Organizations, 2007)"에서 현재의 격변하는 세계에서 성공하기 위해서는 변화는 근본적인 탈바꿈이어야만 한다고 했다. 이 책을 통해서, 우리는 간호에 있어서 근본적인 변신의 사례를 만들었다. 간호의 위기로 인해 간호라는 전문직 자체는 새롭게 태어나야 한다. 각각의 간호사들이 작업장에서 변화를 이끌고, 지역사회에서 그들의 동료와 함께 지속적으로 그 결과를 공유하는 것을 상상해보라.

간호계는 변화의 필요성을 인식하고 있다. 간호사들은 개인과 지역 공동체의 보건 행위를 변화시킬 개념에 대해 연구해 왔다. 변화매개자는 전략계획수립 과정에서 두 번째로 중요한 역할이다(Kaplan & Norton, 1996). 그림 9-1은 전략계획수립 과정에서 변화매개자의 역할을 규정하고 있다.

스티브 코비 박사[1](2004)는 현재의 비즈니스 환경을 항상 변화가 가능한 영원한 백지라고 표현했다. 항상 변화한다는 것이 변치 않는 원칙이다. 간호 전문직종은 보건의료 비즈니스의 변화 과정의 중요한 부분이다. 지속적인 변화에 영향을 주었던 요인들이 돌봄 서비스의 패러다임과 문화에 노출된 취약점을 집중적으로 파고들며, 간호의 핵심 원리에 도전해 왔다.

그림 9-1 전략계획 과정에서 변화매개자의 역할

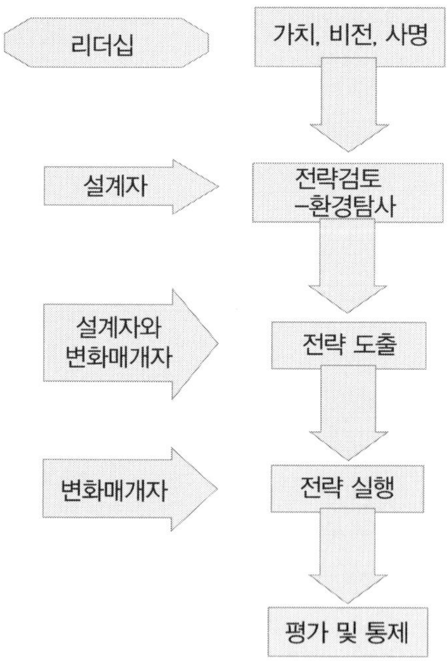

1) 역자주. 스티브 코비는 "The 8th Habit: From Effectiveness to Greatness"의 저자이다. 그의 저서는 "성공하는 사람들의 8번째 습관"[김영사, 2005]으로 국내에 번역 출간되었다.

2. 간호의 패러다임

패러다임이란 생각하고, 행동하고, 존재하는 모델 혹은 양식이다. 패러다임의 변화는 일반적으로 "패러다임 전환"이라고 불린다. 상자 9-1은 한 강의실에서 일어난 패러다임 전환의 사례이다.

과거 150년간 간호계는 여러 번의 중요한 패러다임의 전환이 있었다. 1854년, 플로렌스 나이팅게일과 38명의 간호사들이 터키의 스쿠타리에 크림 전쟁에 참여한 의사를 도우러 갔을 때, 간호 실무관행은 큰 변화를 겪었다. 당시 의사들은 간호사들의 필요성을 느끼지 않았고, 간호사들을 원하지 않았다. 환영받지는 못했지만, 나이팅게일은 그녀의 지식과 위생과정이라는 비전을 비참한 환경에 적용했다. 154년이 지난 후에도 우리

상자 9-1 패러다임 전환

> 한 여학생이 수업에 늦게 왔고, 수업에 지장을 주었으며, 주장이 강하고, 다른 학생들에게 무례했다. 그 학생은 자신과 인종 및 민족적 배경이 다른 학생들을 무시했고, 강의실 안에서나 밖에서 다른 학생들과 어울리지 않았다. 그녀는 거의 친구가 없었고 학점 역시 형편 없었으며, 학급에서는 소외되었으나, 2번째 학기로 겨우 진급할 수 있을 정도는 되었다. 2학기에 그녀는 자원이 빈약한 나라를 여행한 것에 대해 발표할 기회를 가졌다. 그 발표에서 나타난 내용은 다음과 같았다. 그녀는 자기와는 인종이 다른 여러 남자들에게 총구의 위협 하에서 집단 성폭행을 당했으며, 허르피스 바이러스로 고통을 겪었고, 에이즈 발병에 대한 공포에 떨고 있었다. 물론 정신적으로도 심한 고통을 당해 종종 과격한 행동을 하는 등 정신적으로 황폐된 상태였다. 그녀는 그 발표에서 아무것도 토론하려 의도하지는 않았지만, 그 상처가 매우 깊었기에 이야기하게 되었다. 그 시점부터 그녀의 학점, 교우관계, 간호학생으로서의 태도가 몰라보게 나아졌다. 당신은 이 학생에 대한 당신의 견해, 당신의 패러다임이 어떻게 완전히 바뀌었는지 보았는가? 우리의 견해는 완전히 바뀌었다. 우리의 생활은 이러한 용감한, 지성적인, 그리고 매우 열정적인 젊은 여자로 인해서 충만해졌다. 물론 나중에 알려진 것이지만, 그녀는 원래 아무런 편견도 가지지 않았었고, 후에는 유능한 숙련 간호사가 되었다. 그녀는 그녀가 끔찍한 일을 당했던 국가로 돌아가서 그녀가 끔찍한 일을 당했던 바로 그러한 문화 여건을 돕기 위해 간호 자원봉사자로 일하고 있다. 얼마나 대단한 인생에서의 패러다임 전환인가!

는 여전히 나이팅게일이 간호 서비스에 미친 영향을 참고하고 있다. 그녀의 돌봄 서비스 하에서, 환자의 사망률은 60%에서 2%로 급격히 줄었다(American Association of the History of Nursing, Inc., 2008). 수리 및 통계 원리를 적용하여(전략검토), 나이팅게일은 간호 실무를 변화시켰을 뿐만 아니라, 간호전문직의 신뢰도를 향상시켜 간호라는 직종을 여성이 종사하는 존경받는 전문직으로 이끌었다.

전술한 학생과 나이팅게일의 사례에서, 무엇이 패러다임 전환을 야기시켰는가? 두 사례에서 모두 패러다임의 전환은 쉬운 과정이 아니었다. 중요한 변화는 자주 저항, 혼란, 불만에 직면한다.

변화가 고통을 꼭 동반하는 것은 아니지만, 고통은 강력한 동기유발 요인이다. 진정한 변화는 하나 혹은 여러 동기유발 요인으로부터 시작된다.

병원이 받는 지급액(reimbursement), 수익, 이윤이 민간과 정부 지급기관에 의해 점차 줄어들고 있기에, 환자 대비 간호사 비율이 증가하고, 간호사의 봉급 수준이 다른 분야 밑으로 떨어졌으며, 초과 근무 시간이 늘었고, 직무 만족도가 하락했다. 더욱이, 스트레스, 불규칙적인 작업 시간, 악화되는 근무 환경, 사기저하에 따라 자기 직무에 만족을 느끼지 못하는 간호사들이 이직을 하게 되었고, 또한, 최적의 돌봄 서비스를 제공하지 못한다는 좌절감이 간호인력의 부족을 더욱 부채질했다(Institute for the Future, 2003, p. 104).

간호계는 동기 요인을 받아들일 수 있고, 패러다임 전환을 받아들일 준비가 되어있다. 그림 9-2는 긍정적인 변화를 위해서 왜 도전이 필요한지 상기시켜 준다.

간호계는 돌봄 서비스의 역사를 지니고 있고, 모든 중요한 진보는 전통적인 사고와 관행을 혁파함으로부터 나왔다. 중요한 변화는 패러다임 전환으로부터 진화했다. 이러한 발상의 전환은 교육, 질문, 차별화 할 수 있다는 간호계의 긍정적인 믿음, 그리고, 우수한 간호 서비스에 대한 헌신으로부터 나온다. 고통이 돌봄 서비스의 변화에 대한 동기 요인이었는가? 고통의 경로를 지속하지 않으려면, 간호계는 위기의 동기유발 요인을 선택해야 한다. 어느 환자에게 물어보라. 고통만 생각한다면, 더 많은 고통이 온다.

3. 전략검토: 간호의 다양성

간호계의 변화 사례는 많다. 우리는 제9장에서 변화와 변화 이론에 대해 논의하기 위해 한 가지 사례를 지속적으로 이용할 것이다. 우선, 간호전문직의 한 구성요인, 즉 간호 인구통계학에 대해 간단한 전략 검토를 해보자.

그림 9-2 돌봄 서비스는 세월이 흘러도 변치 않는다, 다만, 진화할 뿐이다.

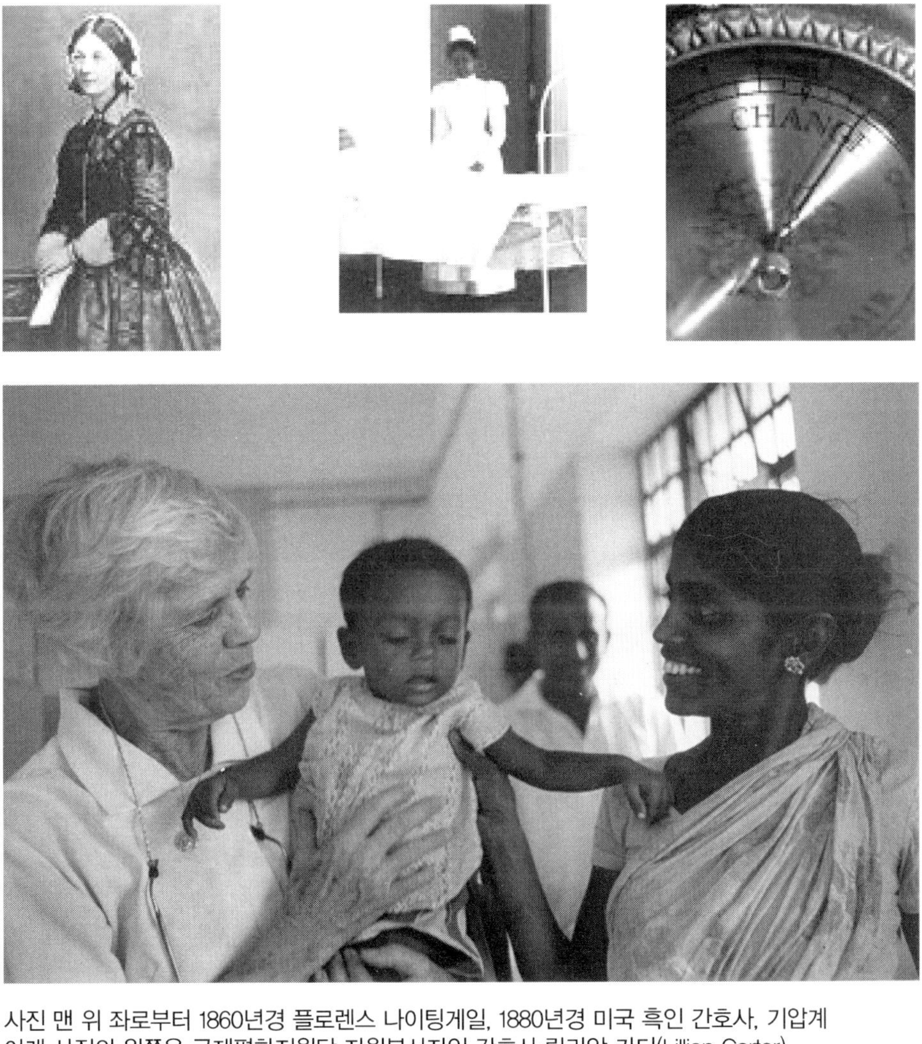

사진 맨 위 좌로부터 1860년경 플로렌스 나이팅게일, 1880년경 미국 흑인 간호사, 기압계
아래 사진의 왼쪽은 국제평화지원단 자원봉사자인 간호사 릴리안 카터(Lillian Carter)

3-1 간호 인구통계학: 간호인력의 다양성이 필요한 이유

1872년 미국에서 최초로 간호 전문 교육 프로그램을 실시했던 “여성과 아동을 위한 뉴잉글랜드 병원(New England Hospital for Women and Children)”[2] 에서 간호전문직이 탄생한 이후 간호계는 대단한 발전을 이루었고, 많은 도전을 잘 해결해 왔다. 1873년 10월에, 12개월의 교육 훈련을 마친 Linda Richards가 첫 졸업생이었다. 최초의 흑인 간호사는 1879년에 졸업한 Mary Eliza Mahoney였다. 우리의 첫 간호사들 중 하나가 흑인이었지만, 오늘날, 단지 등록간호사의 21%만이 소수인종이다(Bureau of Labor Statistics, BLS, 2008). 미국 인구 중 34%가 소수 인종이고(U.S. Census Bureau, 2008), 미국 내 인구가 점차 다양해지고 있지만, 몇몇 소수 인종과 민족들은 보건 인력 종사자 비율이 낮은 실정이다(Institute of Medicine, IOM, 2004).[3]

“간호 프로그램에 등록한 흑인, 히스패닉계 미국인, 아시아계 미국인, 하와이계 혹은 태평양지역 원주민계통 미국인, 그리고, 미국원주민과 알래스카 원주민 학생들은 그 인구 구성비에 비해서 아직도 현저히 적은 비율이다. 일반적으로 이러한 그룹들이 간호학교에서 더 적은 분포를 보이고 있다”(AllNursingSchools.com, 2008). “간호학교들은 공중 보건분야를 제외한 다른 어떤 보건의료 관련 학교들에 비해서 간호학교 내에서 소수 인종 학생들의 비율이 낮다”(Cowen & Moorhead, 2006, p.535).

다수의 간호학교들이 문화적 다양성을 포함하도록 교과과정을 수정하여 왔으나, 아직도 간호 전문직의 79%는 주류 문화[4] 구성원들이 차지하고 있다. “아직 간호계에 진출이 적은 인종 그룹들은 보건의료계에서 등록간호사가 아닌 주로 간호보조원(nurse aides) 혹은 실무간호사(practical nurses)로 일하고 있다. 이러한 현상이 간호계 주류 내에서 소수 인종이 더 높은 지위에 오르는 능력을 제한하고 있다”(Cowen et al., 2006, p.532). “1960년대 이래로, 과거에는 사회 전반에 잘 진출하지 못했던 소수 인종 그룹의 여성들이 상당히 진출해왔으나, 간호계에서는 간호사의 색깔이 일부 바뀐 것 말고는 그 상황이 별반 변한 것이 없다”(Cowen et al., 2006, p.532).

이러한 자료에 대한 이유와 정당화에 대해 논의하는 것은 너무도 큰 작업이다. 무엇이 우리가 전략검토를 하기 위해 적절한 질문인가? 어떤 간호사는 어떤 환자를 잘 돌볼

---

2) 자세한 내용은 미국간호역사협회 웹사이트, www.aahn.org를 참조하라.

3) 미국의학연구소(IOM) 발간 “미국의 필수 불가결한 이해관계: 보건의료 인력의 다양성 확보(IOM In the Nation's Compelling Interest: Ensuring Diversity in the Health Care Workforce.)”에 대해 더 알고 싶으면, http://www.iom.edu/CMS/3740/4888.aspx를 참조하라.

4) 주류 문화는 백인 즉 코카서스 인종의 문화를 말한다.

수 없다는 말인가? 그 물음에 대한 답은 "그렇다. 잘 돌볼 수 없을 수 있다"이다. 2002년도 보고서에서 미국의학연구소(IOM)는 소수인종 환자와 간호사 간에 의사소통의 장애가 있을 경우 환자의 치료 결과와 품질지표에 있어서 부정적인 효과가 있다고 보고하였다(BLS, 2008). 미국노동통계국(BLS)은 "소수인종 환자의 의료에 대한 필요가 항상 충족되는 것은 아니라는 것을 시사한다"라고 하였다(Lien & BLS, 2004). 보건의료 품질연구소(Agency for Healthcare Research and Quality, AHRQ)에서 발간한 미국보건의료불평등보고서(The National Healthcare Disparity Report)에 따르면, "보건의료에서 소수인종 종사자가 적어서 일어나는 진료 결과의 악영향은 막대하다"라고 하였다. 바비와 깁슨(Barbee & Gibson, 2001)은 "인종주의 문화가 간호 교육에 존재한다"고 하였다(Cowen et al., 2006, p.547).

전문직종에서 인종 구성비가 전체 인구 구성비와 일치하지 않는 경우 돌봄 서비스에서도 불일치가 일어나며, 간호계는 이러한 균열을 시정할 전략을 세워야 한다. 우리는 변화와 변화이론에 대한 우리의 전반적인 논의에 있어서, 전략계획수립을 중요한 도구로서 사용하고, 변화관리를 전략적 사고와 실행을 촉진하는 도구로 사용하면서, 이러한 인종 구성의 불일치를 돌봄 서비스에 대한 전략 경영의 기준으로서 사용할 것이다. 설계자가 전략을 설계하고, 변화매개자는 전략계획이 결실을 맺을 수 있는 한도 내에서 패러다임 전환을 가능하게 한다.

간호계에서 인구통계학적으로 소수인종이 덜 분포한 것을 고려한다면, 보건의료계가 다루는 전체 인구에 대해 간호 전문직이 문화적으로 잘 정렬되려면, 어떠한 패러다임 전환이 있어야 하는가? 필요한 변화(패러다임 전환)에 대한 당신의 아이디어를 가장 중요한 것부터 순서대로 열거하라.

1. ______________________________
2. ______________________________
3. ______________________________
4. ______________________________

(당신의 아이디어를 Michele@nursesfornursesinternational.com or Leann@nursesfornursesinternational.com으로 보내주세요. 우리가 당신의 아이디어를 우리의 웹사이트에 게시할 것입니다. 혹은 더 나은 방법으로 간호전문지에 논문을 투고하세요!)

4. 변화관리와 변화이론

현상 유지를 하려고 해도, 변화는 언제나 존재한다. 표 9-1에 나타난 변화를 예상하는 4가지 주요 요소를 보라. 변화 과정을 이해하기에 앞서, 우리는 자연스레 평가의 단계를 거친다는 것을 인식해야 한다. 변화관리(change management)에 대한 4가지의 과업을 생각해보라.

표 9-1 변화를 예상하는 4가지 요소

1. 지배적인 패러다임을 규정한다.
2. 변화의 필요를 인식한다.
3. 상황을 평가한다(전략검토).
4. 변화하기 위해 바뀌어야 하는 패러다임을 정의한다.

우리는 “변화라는 것이 유일하게 변하지 않는 상수”라고 들었다. 하지만, 사람들은 변화에 저항한다. 왜 이러한 이분법이 존재하는가? 잠시 멈추고, 당신이 변화라는 단어를 들었을 때 떠오르는 느낌이나 생각을 적어보라. 아마도 당신은 변화에 대한 느낌을 적으면서 떠오를 다양한 감정에 놀라게 될 것이다.

“리더는 변화를 위해서 기존의 문화를 해체할 수 있어야 한다”(Freshwater, Taylor, & Sherwood, 2008, p.139). 이는 어떤 변화를 실행하기 위해서 상대적으로 간단한 일이다. 불필요한 시스템을 바꾸는 것은 공급자를 바꾸거나, 비품을 다시 저장하거나, 직원을 교육시킴으로써 이루어진다. 어느 정도의 불만이 나올 수 있지만 간호사들은 충분히 납득하지 않아도 교대 근무를 받아들이곤 한다. 이러한 변화에 대한 전제적인 접근법은 경영에의 도그마가 존재하는 곳에서 이루어진다. 리더들은 직원 개인과 조직이 우수성을 추구하도록 독려한다. 산업 근로자를 관리하는 것과 지식 근로자를 이끄는 것을 상기해보라.

우리의 인구통계학적 변수를 참고한다면, 다양성에 대한 이슈 역시 강제하는 것이 가능하다. 1957년에 아칸사(Arkansas) 주 리틀럭(Little Rock)에 9명의 흑인 학생[5] 이 백

5) 미국유색인종지위향상협회(National Association for the Advancement of Colored People, NAACP)에 의해 선정되어 전에는 백인 일색이었던 학교에 등록하게 된 9명의 흑인 학생들을 말한다.

인만 다니던 쎈트럴 고등학교에 등록하여 리틀럭의 위기[6] 라는 사태가 야기됐다. 이것은 전국적인 반향을 불러 일으키며, 민권운동에 결정적인 계기를 만들었다. 당신은 1950년대와 1960년대 흑백 분리에 반대하는 민권운동을 어떻게 규정하겠는가? 리더 혹은 관리자의 노력이 있었는가, 아니면 둘 다인가? 인종분리 문제에 대해 전국적인 패러다임의 전환을 위한 다른 방법이 있었는가?

간호전문직과 간호교육에 만연한 다양성에의 균열을 어떻게 강조해야 하는가? 리틀럭의 위기는 전국적인 문화, 즉 전국적인 패러다임의 전환을 가져왔다. 그 질문을 다시 자문해보라. 그것은 리더십이었는가 아니면, 관리였는가? 무엇을 간호계가 필요로 하고 있는가? 하나가 다른 것을 위해 필요한가? 그들이 서로 배타적인가 아니면 서로 의존하고 있는가?

항상 중요한 변화를 야기하는 것은 리더이다. 40년 이상 리더십과 조직론을 연구한 코비(Corvey) 박사는 변화라는 것은 개인 혹은 그 구성원이 비전을 만들 수 있는 진정한 재능을 이용할 수 있는 집단의 결과라고 주장했다(Covey, 2004). 빅터 프랭클(Victor Frankl[7], 1984)은 변화에 대해서 다음과 같이 언급했다. 사람이 진정으로 필요로 하는 것은 긴장이 없는 상태가 아니라, 자신에게 가치있는 목표를 위해 노력하는 것이다. 그가 필요로 하는 것은 어떤 대가를 치르더라도 긴장을 없애는 것이 아니고, 자기가 달성할 잠재적인 의미에 대한 부름이다(p.166). 과거로 돌아가보면, 변화란 리더 혹은 권력자의 영역이 아니었던 것처럼 보인다. 코비와 프랭클이 주장했듯이, 변화는 분명한 목적에 대한 것이다. 1882년, 해인즈(Haines)와 야기(Yaggy)는 "의미가 근본이고, 지식은 줄기와 나뭇잎이며, 감정은 꽃이다. 무엇을 행함으로써 해결하는 자는 바로 그러한 해결책에 의해 그 장애요인을 평가하게 되고, 목표를 성취하게 된다"라고 언급했다(Haines & Yaggy, 1882, p.217).

그러면, 간호사 변화매개자는 어떻게 변화를 야기하는가? 이는 분명한 비전과 전략의 집합이라고 간단히 결정할 문제인가? 새해의 결심과 헬스클럽 멤버십과 체력단련 기구 매출이 늘어나는 것과 같은 언제나 인기있는 의례가 있다. 그것이 어떻게 작용하는가? 당신은 대단한 아이디어로 충만한 새로운 일을 시작했지만, 결국 고뇌만 남은 적이 있는가? 변화매개자로서 변화의 책임을 맡는다는 것은 계속 재앙으로 가는 미끄러운 내리막

---

6) 아칸사(Arkansas) 주지사는 주방위군을 동원해서 9명의 흑인 학생들의 등교를 막았다. 아이젠하워 대통령은 흑인 학생들이 등교할 수 있도록 법원의 명령을 촉구했고, 흑인 학생들은 긴장된 학창시절 내내 군대의 보호하에 학교를 다녔다.

7) 빅터 프랭클(Victor Frankl, 1905 - 1997)은 "죽음의 수용소에서: 죽음조차 희망으로 승화시킨 인간 존엄성의 승리(Man's Search for Meaning)"를 집필한 오스트리아의 심리학자이다.

길일 수 있다. 변화가 꼭 고통을 동반할 필요는 없지만, 변화가 지속가능 하려면, 관여된 사람과 이 변화에 영향을 받을 사람들로부터 존중받을 필요가 있다. 우리는 이런 변화를 홀로 할 수는 없다. 변화 이론들은 우리에게 연구를 통해 검증된 도구와 방식을 제공하면서 패러다임 전환과 효과적이고 긍정적인 변화를 이끌 수 있다.

조직심리학의 창시자로 불리는 커트 르윈(Kurt Lewin)은 1940년대에 조직 변화에 대한 3단계 이론을 발전시켰다(그림 9-3). 그는 또한 세력장분석(force-field analysis)이라는 용어도 만들었으며, 이는 오늘날 경영 이론 분야에서 넓은 의미를 내포하고 있다. 1994년에 프로차스카(Prochaska)와 디클레멘테(DiClemente)는 변화가 보건의료 행위를 변화시키는 것과 관련되어 있기에 변화에 대한 TTM이론(Transtheoretical Model)을 만들었는데, 이는 사람이 건강한 습관을 시작하거나 혹은 건강에 나쁜 선택을 중지하는 것은 5가지 단계를 거친다는 것이다(표 9-2 참조). 리핏(Lippitt), 왓슨(Watson)과 웨슬리(Westley)는 르윈(Lewin)의 3단계 이론에 덧붙여서 변화매개자의 역할과 책임에 관련된 7단계 이론을 제시했다(그림 9-4 참조). 우선 우리는 각각의 이론들을 개괄적으로 살펴보고, 우리의 간호 인구통계학에서의 딜레마에 적용해 보고자 한다(그림 9-5 참조).

4-1 르윈(Lewin)의 변화 3단계

르윈(Lewin)은 변화과정에 영향을 주는 복잡한 인간적 과정, 태도, 사고방식을 분류하기 위해 해동(unfreezing), 변화(change), 재동결(refreezing)이라는 3단계를 규정했다. 해동단계에서는, 변화의 대상은 믿을 수 있고 안정감을 주는 습관의 형태이다. 르윈은 이를 준정적인 균형상태(quasi-stationary equilibria)라고 불렀다.[8] 이 단계의 과업은

그림 9-3 Lewin의 변화의 3단계

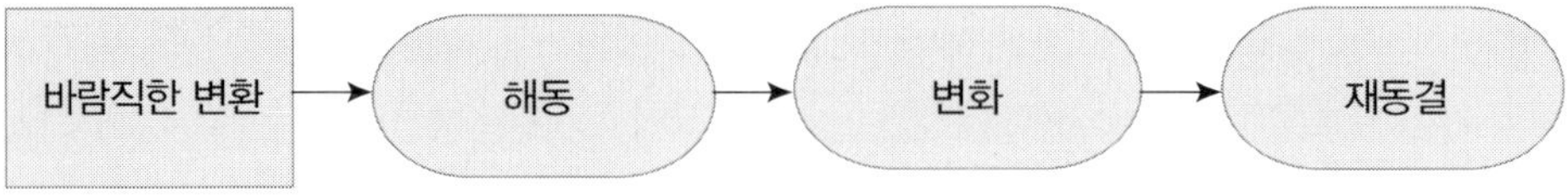

8) Kurt Lewin, 1957, Massachusetts Institute of Technology.

표 9-2 프로차스카(Prochaska)와 디클레멘테(DiClemente)의 변화 5단계 모델

변화의 단계	특징	행위
고려하기 전 단계 (Pre-contemplation)	변화를 고려하지 않음. 미처 알지 못하거나 아니면 충분히 교육받지 못했을 수 있다.	모르는 게 약이다라는 식의 행위
고려 단계 (Contemplation)	중립적인 애매한 태도를 취한 단계. 한 달 내에는 변화를 고려하고 있지 않음	두 개의 상반된 감정을 가진 상태. 어느 정도 알고는 있으나, 변화의 필요에 대해 크게 느끼지 못하는 단계
준비 단계 (Preparation)	변화에 대한 어느 정도 경험이 있는 단계. 1개월 내에 변화를 계획하는 단계이다.	변화에 대한 인식이 증가하고, 변화에 대한 필요성을 느끼는 단계
실시 단계 (Action)	점진적으로 변화를 실시하는 단계. 새로운 행위를 3~6개월 내에 실시하는 단계이다.	사회적 신호가 변화된 경우, 지원 시스템이 변화한 경우, 자아 효능감에 대한 자아존중감으로 나타남
유지 단계 (Maintenance)	6개월에서 5년 기간, 지속적으로 변화에 몰두하는 단계이다.	보상 체계, 대응 메커니즘

그림 9-4 리핏(Lippitt), 왓슨(Watson)과 웨슬리(Westley)의 변화매개자의 단계와 역할

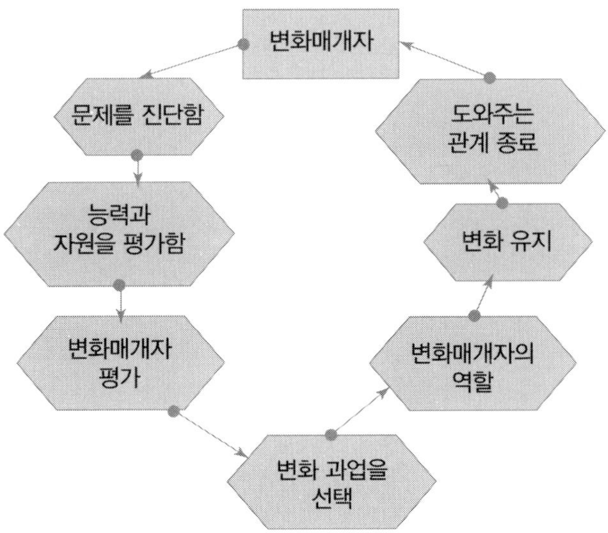

그림 9-5 간호에서의 전략적 시도를 위해 르윈(Lewin), 프로차스카와 디클레멘테 (Prochaska & DiClemente), 리핏, 왓슨, 웨슬리(Lippitt, Watson, Westley)의 변화 이론을 재설계함.

전략계획	Lewin의 3 단계		
	해동	변화	재동결
전략검토; 간호계의 도전과제와 관련된 요소들	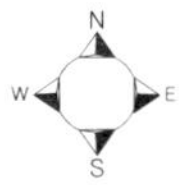		
변화의 동인 PDC3, L2-3			
변화 저해요인 PDC3, L2-3			
전략도출과 과업 설정 PDC4, L4		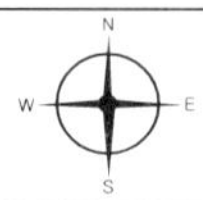	
전략/변화 실행 PDC4, L4-5			
전략/변화 평가 PDC5, L5-6			
전략/변화를 계산 PDC5, L7			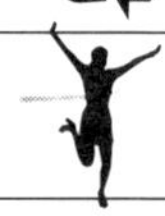
PDC=Prochaska와 DiClement, L= Lippitt 등			

출처: Sare (2008)

어떤 힘이 현상 유지를 하려고 하는지 평가하기 위해서 세력장분석(force-field analysis)을 사용한다. 해동의 다음 단계는 어떤 세력이 변화의 긍정적인 동인이고, 어떤 세력이 변화의 부정적인 저해요인인지를 결정하는 것이다. 마지막으로, 해동 단계에서는 바라는 변화의 결과를 얻기 위해서 어느 세력이 증가되어야 하고, 어느 세력이 감소되어야 하는지 결정한다. 해동과정은 과거의 패턴에서 벗어나는 것이다.

2번째 단계는 변화(change)단계 (혹은 새로운 수준으로의 이동단계)이다. 이 단계에서는 변화의 주체가 규정된 변화를 촉진하는 세력(패턴, 태도, 신념, 관행, 사고방식)을 받아들인다. 이 단계의 목표는 변화 과정 내의 작업이다. 변화는 변화의 목표를 실현시키도록 일어나고 있다.

3번째 단계는 재동결(refreezing) 단계로 새로운 패턴, 관행, 신념, 태도, 규범으로서의 사고방식을 정립하는 단계이다. 그것들이 과거의 것을 대체하고 새로운 습관이 된다. 새로운 행동양식이 문화적으로 정립되는 시기이다. 재동결 시기에는 다시 뒤로 미끌어지거나, 과거의 패턴으로 회귀하지 않도록 해야 한다. 이런 3단계 이론은 복잡하지만, 3단계의 어느 한 단계라도 시행하지 않는다면 변화가 효과적이지 못하고, 지속 가능하지도 않게 된다. 변화는 항상 역동적이다.

4-2 프로차스카(Prochaska)와 디클레멘테(DiClemente)의 변화의 5단계

간호사는 프로차스카와 디클레멘테(Prochaska & DiClemente)의 변화 과정에 매우 친숙할 것이다. 모든 수준의 간호사들은 환자 교육을 책임지고 있다. 인슐린 처리 방법부터 잭슨 프랫 상처감염(Jackson-Pratt wound vac) 관리까지 모두 간호사가 환자를 가르친다. 가르치는 목적은 긍정적인 변화를 거두기 위함이다. 가르치는 것이 변화를 이루는 전략이다. 변화에 대한 5단계 모델은 공통적인 인간의 변화행위를 규정하고, 환자가 어떻게 그리고 언제 새로운 패턴(습관), 신념, 감정, 생각을 갖게 되는지에 대해 지침을 제공한다. 학습자가 들으려고 준비가 되지 않았다면, 아무리 가르쳐도 쇠 귀에 경 읽기이다. 표 9-3은 학습에 준비가 되어있는지에 관련된 다른 고려 사항을 열거해 두었다.

표 9-3 변화에 대한 준비가 되어 있는지에 대한 추가적인 고려 사항

- 감정 상태 - 슬픔, 공포, 신체 이미지, 걱정
- 고통 혹은 불안정 - 가르침에 주의를 기울일 수 있는 능력
- 연령, 문화, 성별
- 언어, 읽고 쓸 수 있는 능력, 학습 스타일
- 투약치료, 영양, 심리적 상태
- 정신 건강

4-3 리핏, 왓슨, 웨슬리(Lippitt, Watson, Westley)의 변화매개자의 역할

르윈의 동료였던 리핏과, 왓슨(Watson), 웨슬리(Westley)는 르윈의 3단계 변화이론에 몇 단계를 추가했다. 그들은 변화과정 내에서 변화매개자가 어떻게 일을 해야 하는지에 대한 필요성을 강조했다. 전략계획 연계는 변화매개자와 유사하고, 같은 역할을 할 것이다. 첫 번째 과업은 문제를 진단하는 것이다(전략검토). 환경 탐사의 연장으로서, 두 번째 단계에서, 변화매개자는 개인, 단위부서, 혹은 시스템의 동기부여 수준을 결정한다. 이 단계에서는 변화의 능력을 평가한다. 즉 예컨대, 우리는 5000명의 소수인종 간호학생을 받아들이고자 하는데, 간호학교가 이런 수의 학생을 받을 만큼 충분한가? 라는 것을 평가하는 것이다. 세 번째 단계는, 변화매개자 자신을 평가하는 것이다. 변화매개자가 충분한 체력, 대인관계를 성공적으로 이끌 수 있는 인간적 특징, 권한 혹은 권력을 갖추었는가? 네 번째 단계는, 전략계획수립 단계와 유사하다. 즉 목표를 완수할 수 있는 전략을 도출하고, 과업을 수행하는 단계이다. 다섯 번째 단계는, 변화매개자의 역할과 책임을 모든 이해관계자들에게 알리는 것이다. 여섯 번째 단계는, 재동결 단계와 유사하다. 이는 변화를 관리하는 단계이다. 일곱 번째 단계는, 변화매개자의 역할과 책임이 종료되는 단계로, 일단 의도된 변화가 문화에 깊숙이 자리 잡으면, 변화매개자의 역할은 끝난다.

- 1-3단계 – 해빙단계에 해당
- 4-5단계 – 변화 혹은 새로운 단계로의 이동에 해당
- 6-7단계 – 재동결 단계에 해당

전략계획수립 과정은 변화를 유도하는 원칙이 무시된다면, 막다른 골목에 이르게 될 것이다. 우리는 3가지 선도적인 변화 이론을 살펴보았다. 이제 그 변화 이론을 간호 인구통계학적 다양성 딜레마에 3가지 이론을 결합하는 방식으로 적용해보자. 변화는 복잡한 과정이고, 간호는 다차원적이고 역동적인 복잡한 전문직이다. 간호계 내의 인구통계학적인 불일치를 언급하려면 다차원적인 접근법이 필요하다.

그림 9-6은 전략계획수립 과정을 통해 해결될 수 있는 간호계 내의 도전에 대해 변화이론을 적용하는 것을 개념화 해주고 있다. 우리는 최상의 전략을 설계할 수 있지만, 모든 이해관계자들이 효과적으로 참여할 수 있도록 해야 한다. 전략은 변화 이론을 능숙하게 적용함으로써 이루어져야 한다. 간호 다양성 사례를 활용하여 그림 9-6을 명확히 하자.

전문적인 간호 영역이 전통적으로 백인의 직종이었지만, 미국 간호사들이 간호하는

환자들은 적어도 30%는 소수인종이다. 문제는 바로 이러한 균열에 대한 대비책을 마련하는 전략계획을 세우는 것이다. 전략계획은 "해동"에 대한 것이다. 즉 질과 우수성에 대한 지표 향상을 촉진하는 새로운 관행을 창출하고, 이를 문화에 내재시키고, 변화를 굳건히 하는 것이다(동결). 여기서 전략계획은 간호계 내에서의 문화적 대응성을 향상시키는 것이다. 변화는 더 많은 소수인종 간호사들을 육성하는 것이다(물론 이것만이 유일한 변화라고는 말할 수 없지만, 변화이론을 간호에 작용한 우리의 사례를 설명할 수 있는 변화이다).

예시 9-1에서, 상이한 변화이론들이 어디서 어떻게 정렬되는지를 보여주었다. 르윈(Lewin)은 3가지 단순한 단계들이 변화를 가져온다고 가정하지 않았다. 그의 이론에서는 행위를 수정하는 많은 과정들이 각각의 단계를 촉진한다. 프로차스카와 디클레멘테

그림 9-6 단순화된 전략계획수립 과정에서의 변화이론

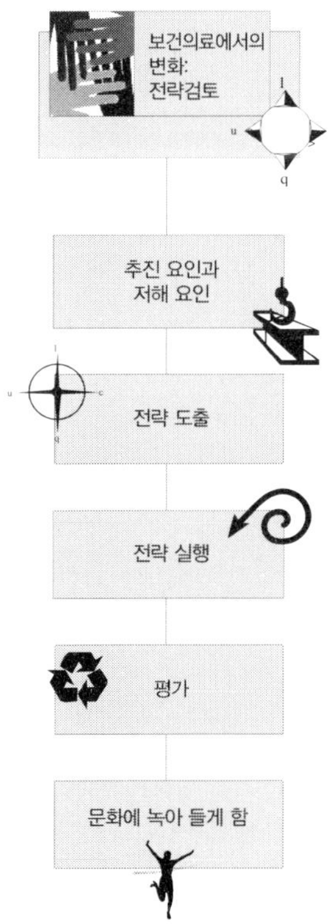

출처: Sare, 2008.

예시 9-1 전략계획수립 과정을 통해 적용된 변화 이론

I. 전략검토:

A. 해동(그림 9-6에서 나침반은 방향, 즉 가치와 비전을 결정 혹은 정렬할 필요를 나타낸다.)

1. 리핏(Lippitt): 1단계 - 진단. 간호계 내에서의 문화적인 불일치(전략검토라는 부제하에서 간호계의 다양성에 관한 내용(2-5문단) 참조.)
2. 리핏(Lippitt): 2단계 - 변화에 대한 동기부여와 능력에 대한 평가(외부, 내부 세력장; 문화적 불합치성과 관련된 돌봄 서비스에서의 균열 - 불일치란, 의료 접근성, 과오율, 원가, 삶의 질, 질병상태, 사망률, 기대수명 등이 인종별로 차이가 나는 것과, 인구통계학적으로도 질병률이 다른 것을 말한다. 예컨대, 후천성면역결핍증(AIDS), 당뇨병, 심장병 발병률이 인종 혹은 인구 통계학적으로 차이가 나는 것 등이다. 간호의 핵심은 돌봄 서비스이다. 우리는 모든 간호사들과 간호교육자들이 문화적 조화를 이루고 문화적 역량을 발휘할 수 있도록 동기부여 되었다고 가정한다.
3. 리핏(Lippitt): 3단계 - 변화매개자에 대한 평가. 역사적으로 간호계에서의 변화매개자들은 이론가들, 간호행정가들과 간호 조직들이었다. 문화적 역량에 대해 중점적으로 연구한 유일한 간호 이론가는 매들린 라이닝거(Madeline Leininger)이다. 그녀의 연구는 소수인종 간호사들의 필요성을 구체적으로 주장하고 있지는 않으나, 문화적 역량이 있는 보건의료 인력에 대한 필요성을 설명하였다. "2002년도 미래에 대한 간호의 의제"라는 논문은 "간호계는 다양한 전체 인구를 반영한다"라고 언급한 바 있는데, 이는 보건의료품질연구소(AHRQ)와 미국의학연구소(IOM)의 자료와는 상치된다(ANA, 2002). "비전...간호계는 점차적으로 그 간호 대상이 되는 인구를 반영하고 있다. 주요 전략은 교육 프로그램과 작업 현장에서의 표준을 통해 다양성과 문화적인 역량을 창조하는 것이다. 교수진, 학생, 대학 및 평생교육 교과과정의 다양성을 증진시킨다[1]" (ANA, 2002). 간호 변화매개자는 간호 인구통계학에서 이러한 변화를 이루기 위해 동기부여 되어있고 권한을 지니고 있다.
4. 프로차스카와 디클레멘테(Prochaska & DiClemente) -1단계 - 고려 이전 단계. 전국적인 간호조직들은 다양성의 필요성을 생각해 왔다. 지역, 각주, 지역공동체, 조직, 개별 간호사들은 이러한 변화를 고려한 적이 있는가? 몇몇 상명하달식의 정부 혹은 비정부 규제조치가 보조금, 학자금 그리고 노동법 상에서 다양성을 요구하거나, 보상해주고 있다. 비공식적인 조사결과 간호계 전체적으로는 아직도 이러한 변화를 고려하고 있지 않는 것으로 나타났다.
5. 프로차스카와 디클레멘테(Prochaska & DiClemente) - 2단계 - 고려 단계. 몇몇 간호분야는 이러한 간호계 내의 다양성의 균열을 인식하고 있다.
6. 동인 [2]: 원가, 품질, 과오, 비전, 돌봄 서비스의 목적/사명, 미국 공중보건과 인력서비스부(DPHHS), 미국의학연구소(IOM), 공동위원회(The Joint Commission), CMS, 보건의료품질연구소(AHRQ) 등.
7. 저해요인 [2]: 실행 비용, 교육 측면에서의 장애요인, 소수인종의 역할 모델이 별로 없는 현실, 교육 측면에서 문화적인 균열, 간호 역사 측면에서 볼 때 주로 백인 여성의 직종이라는 간호의 특성, 소수 인종 간호사는 주로 학사학위를 소지하지 않은 준학사학위 프로그램 이수자들이 대부분(문화적인 균열은 상급전문간호사(AP)와 박사학위 소지자 수준에서 가장 차이가 많다. Cowen et al., 2006) 간호사의 이미지, 경력 측면에서 다른 많은 대안의 존재, 새로운 간호사를 모집하는 데 어려움, 제한된 경력개발 선택 대안 등.

예시 9-1 전략계획수립 과정을 통해 적용된 변화 이론(이어서)

II. 전략 도출 (그림 9-6에서 나침반은 정북방향을 가리키는데, 이는 정확히 어느 것으로 가는지 알고 있는 것처럼 전략을 도출하는 것을 의미한다.)

A. 변화(새로운 차원으로의 이동)

1. 리핏(Lippitt): 4단계 - 실행 계획과 전략을 개발. 미국 공중보건과 인력서비스부(DPHHS), 미국의학연구소(IOM), 공동위원회(The Joint Commission), CMS, 보건의료품질연구소(AHRQ), 미국간호사협회(ANA), 그리고 전미간호연맹(National League for Nursing, NLN) 개발된 전략의 사례: 전미간호연맹(NLN)의 사명은 "강력하고 다양한 간호인력을 육성하기 위해 우수한 간호교육에 힘쓰고, 포괄적이고, 적극적인 방식으로 다양한 멤버십을 구축하는 것이다"(NLN)[3]. 보건의료 전문인들에 대한 캘리포니아주립대학 샌프란시스코 센터는 인력확보 비율을 전략으로 정했다. 미국의학연구소는 보건의료 인력의 다양성을 확보하는 3가지 전략을 언급했다. 다양성에 대한 혜택을 평가하고 설명하고, 다양성을 증가시킬 수 있는 조직 혹은 정책 수준의 전략을 평가하고, 보건의료 리더들 중에 광범위한 지지를 얻기 위해 메커니즘을 규정한다(IOM, 2004).
2. 프로차스카와 디클레멘테(Prochaska & DiClemente) - 4단계 - 준비. 간호직종의 몇 분야에서는 간호계의 인구통계학적인 균열에 대해 인식하고 있고, 다양성과 문화적 반응성을 개선하기 위한 단계적인 조치를 해왔다(이 부분은 리핏(Lippitt)의 4단계와 일맥상통한다).

III. 전략 실행(그림 9-6에서 원형 화살표는 프로젝트(전략/변화)가 준비된 정도를 나타낸다.)

A. 변화(새로운 차원으로의 이동)

1. 리핏(Lippitt): 전에 설명한 바와 같이 4, 5단계. 전략은 과업 지향적이고, 구체적인 실행단계가 실시된다. 전국적인 수준에서는 많은 전략이 실시된다; 어떤 것은 제안, 아이디어, 혹은 별로 지지를 받지 못하는 권한이다[4].
2. 프로차스카와 디클레멘테(Prochaska & DiClemente) - 전에 언급했듯이 4단계. 전략은 과업 지향적이고, 구체적인 실행 단계가 실시된다. 전국적인 수준에서는 많은 전략이 실시된다. 어떤 것은 제안, 아이디어, 혹은 별로 지지를 받지 못하는 권한이다[4].
3. 프로차스카와 디클레멘테(Prochaska & DiClemente) – 5단계 – 유지 혹은 지속 단계. 이 단계는 재동결 단계와 밀접하게 연관되어 있지만, 프로차스카와 디클레멘테(Prochaska & DiClemente)의 정의에서 이 단계는 변화가 문화에 내재된 단계이다.

IV. 전략과 변화효과를 평가한다(그 과정은 강점, 약점, 개선의 필요성, 무엇을 유지할지, 무엇을 버릴지를 평가하기 위해 "재활용"된다. 그림 9-6에서는 이를 재활용 표시로 나타냈다).

A. 재동결

1. 리핏(Lippitt): 6단계 - 변화 유지 단계. 몇몇 변화 전략이 실시되었지만, 본 집필 시점에서는 간호교육에서 문화적인 대응성을 향상시키기 위한 다수의 전략이 실시되어 왔지만, 과거 5년 간에 간호 인구통계학에는 다양성에 대한 별다른 중요한 변화가 나타나지 않았다.
2. 리핏(Lippitt): 7단계 - 점차적으로 변화매개자의 역할을 종료시킨다(본서의 사례에서는 아직 다양성이 별로 이루어지지 못했기에, 이 역할이 아직 종료되지 못했다.)
3. 프로차스카와 디클레멘테(Prochaska & DiClemente) - 5단계 - 과거의 습관과 패러다임을 대체하고, 유지 및 지속한다. 간호교육에서 문화적인 대응성을 향상시키기 위한 다수의 전략이 실시되어 왔지만, 과거 5년간에 간호 인구통계학에는 다양성에 대한 별다른 중요한 변화가 나타나지 않았다. 따라서, 간호계 내의 다양성에 관해서는 아직 5단계에 미치지 못했다.

예시 9-1 전략계획수립 과정을 통해 적용된 변화 이론(이어서)

V. 문화가 내재된 전략/변화 (이 부분은 언급될 수 없는데 그 이유는 이 문제가 아직 해결되지 못했기 때문이다.)

[예시 9-1 각주]

[1] 이 보고서의 전문은 http://ncsbn.org/Plan.pdf에서 찾아볼 수 있다.

[2] 그림 9-5에서, (철골)빔은 저해하는 요인의 무게를 나타내고, 케이블과 고리는 동인을 나타낸다. 변화가 일어나기 위해서는, 동인이 저해요인보다 커야 한다.

[3] 전미간호연맹(NLN)의 다양성을 이루기 위한 전략적 노력에 대해 관심이 있는 사람은 http://nln.orgaboutnln/ourmission.htm을 참조하라.

[4] 몇몇 변화 전략이 실시되었지만, 본 집필 시점에서는 간호교육에서 문화적인 대응성을 향상시키기 위한 다수의 전략이 실시되어 왔지만, 과거 5년간에 간호 인구통계학에는 다양성에 대한 별다른 중요한 변화가 나타나지 않았다.

(Prochaska & DiClemente)는 변화 과업과 관련된 5가지의 변화단계를 규정했다. 리핏(Lippitt) 등은 르윈(Lewin)의 이론을 확장하여 변화매개자를 강조했으나, 자신들이 주장한 동일한 행위원칙과 잘 정렬되어 있다.

그림 9-6은 변화와 전략계획수립 과정 매트릭스의 개요이다.

4-4 변화에의 장애요인

변화가 나쁜 것은 아니고, 어려울 필요도 없다. 오바마 대통령은 변화라는 주제로 성공적인 대선 캠페인을 이끌었다. 변화는 권한을 부여하고, 상향적이며, 긍정적으로 인생을 변화시킨다. 필요를 파악했기에, 즉 동기가 있기에 변화가 일어난다. 필요는 2가지 방식, 즉 고통스런 학습(강제, 고통 혹은 비극 등)을 통해서 혹은 스스로 학습(질문, 확대된 세계관, 태도, 촉진 학습 등)을 통해서 전면에 나타난다. 새로운 정보는 다음 2가지 중 하나의 방식, 즉 (1) 긍정적 혹은 부정적인 개념정의를 통해 혹은 (2) 시행 착오를 통한 학습을 통해 변화를 가능케 한다(Schein, 2004). 어느 경우에서든, 학습은 새로운 패러다임, 즉 새로운 사고, 행동, 존재방식을 야기시킨다. 학습은 지속적인 동기부여의 가장 중요한 원천 중 하나이다. 총체적 질관리(TQM), 증거기반 실무(EBP), 매그넷 지위는 변화의 동기요인이 되는 학습의 결과이다. 변화는 종종 매우 좋은 결과를 낳는다. 변화, 즉 건전한 전략계획에 기반한 변화가 주홍글씨를 떼어버리는 유일한 방법이다. 그런데 왜 그

표 9-4 일반적인 변화 장애 요인

- 일이 늘어날 것이라는 위협
- 그 과정을 이해하지 못하는 경우
- 과거에 경험했던 변화가 좋지 않았던 경우
- 관리직과 관계가 좋지 않은 경우
- 리더십 부재
- 조직 내 의사소통이 효과적이지 못한 경우
- 안전한 상태가 영향을 받을지 모른다는 불안감 – 즉 잘 모르는 것에 대한 불안감
- 점진적인 것을 좋아하는 사람의 성향
- 학습된 순응성
- 계층과 부서 간 불신
- 전략계획수립을 잘하지 못하는 경우
- 미래에 대한 공포
- 기업문화가 잘 작동하지 못하는 경우
- 피해자 의식
- 타성 깊은 습관과 문화 – 자아 정체성에 대한 위협으로 간주하는 경우
- 개별 구성원들이 변화의 필요를 느끼지 못할 때, 부적절하다고 미리 가정해버리는 경우

리도 많은 장애 요인이 존재하는가? 왜 우리가 이론을 필요로 하는가? 왜 우리가 나이키의 광고처럼 "그래 해보자(Just do it)"라고 하지는 못하는가?

변화매개자이자, 스스로 전문직종 리더로서, 당신은 변화에 대한 일반적인 저해요인을 이해할 필요가 있다(표 9-4). 이는 변화 과정을 통해 직면하게 되는 저해요인들 중 몇몇이다. 당신은 아마도 다른 것도 생각하고 있을 것이다. 꼭 알아야 할 숙제는 누구든 조직이든 변화를 이야기한다면, 사람들은 현상유지 혹은 르윈(Lewin)이 지칭했듯이, "유사정적 균형상태(quasistationary equilibria)"를 선호한다. 대다수의 사람들은 균형상태에서 벗어나기를 원하지 않는다. 사람들은 자기가 할 수 있는 것과 할 수 없는 것 그리고 자신들의 직업에서 만들어진 리듬을 즐기는 것을 알기를 원한다. 변화란 사과 수레를 뒤집는 것과 같이 보일 수 있다. 변화와 전략계획이 성공을 거두기를 원한다면 이러한 저해요인들을 초기에 언급하라.

4-5 문화의 변화매개자가 되는 것

> *"시의적절한 아이디어만큼 강력한 것은 없다."*
> – 빅토르 위고, 1802-1885

변화는 선형적으로 이루어지지도 않지만 위계를 지닌 것도 아니다. 변화는 과정이지 그대로 있는 실체는 아니다. 변화는 일회성에 그치는 것이 아니라, 변화는 학습하고 성장하는 것이다. 변화는 개인, 집합체, 공동체, 팀, 조직에서 이루어질 수 있다. 조직은 변화매개자를 활용할 수 있으나, 모든 개인이 변화에 시동을 걸 수도 있고, 변화를 지휘할 수도 있다.

변화의 의미와 필요를 이해한다면, 개별적으로 혹은 전문직종으로서 간호사들은 적극적이고 권한이 부여되는 상황에 보다 잘 준비할 수 있을 것이다. 저자들은 이 책이 토론의 물꼬를 트고, 돌봄의 문화, 간호의 문화에서 간호의 여러 계층 종사자들이 상호 존중하도록 촉진하는 계기가 되기를 바란다. 우리 간호사들은 오랜 길을 왔지만, 새로운 21세기는 우리에게 우리가 간호사, 즉 돌봄 서비스의 제공자라는 것의 의미가 무엇인지에 대해서 지속적으로 노력할 기회를 제공한다.

우리는 변화가 쉬운 것은 아니라고 했지만, 변화는 가능하고, 우리가 원하는지, 참여하는지, 이해하는지, 선호하는지 여부에 상관없이 변화는 일어난다. 우리 직종의 위기는 전국적인 야단법석 없이 일어났다. 간호의 변화는 간호사들이 일하는 중에 아주 은밀하게 일어났다. 간호사들은 더 이상 변화의 물결이 소용돌이 치게 두어서는 안 된다. 커다란 주홍글씨는 없어져야 한다. 간호계가 더 다양해져야 한다고 생각해보라. 그 딜레마를 해결하기 위해 어떤 아이디어가 생각나는가? 당신은 변화매개자이다. 당신은 간호와 돌봄 서비스에 어떤 변화를 원하는가?

> *"평범함의 바다에 우수한 섬이 되시오. 우수함이란 전염성이 있다."*
> – 스티브 코비, 1932 - 2012

우리가 변화라는 주제를 떠나기 전에, 우리는 당신에게 전통적인 학계 모델은 아니지만, 많은 사람들이 목표를 이루게끔 만든 효과적인 변화에 대한 아이디어를 주려고 한다. 이는 변혁적인 리더십과 성공 원칙에 대한 연구분야에서 나온 아이디어와 이론들이

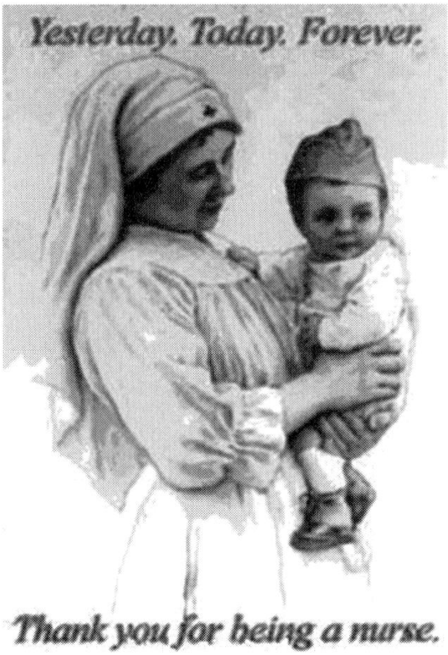

다. 드럭커(Drucker), 블란차드(Blanchard), 코터(Kotter), 로빈스(Robbins), 코베트(Covet), 캔필드(Canfield), 다이어(Dyer)와 다수의 이론가들이 효과적인 변화의 도구와 방식을 제공했다. 당신이 원하는 변화를 이룰 수 있도록 다양한 방식을 탐험해보라. 우리는 부록 9에 이러한 변화매개자들에 대한 자료 목록을 마련했다. 우리는 당신이 추가적인 학습을 통해 오직 하나 변하지 않는 것인 변화의 매력적인 분야를 즐기기를 바란다.

간단한 퀴즈: 꽉 막혔나요?

1. 문화적 다양성에 대해 마지막으로 강의를 들은 것이 언제였는가?

____

2. 돌봄 서비스에 있어서 문화적 다양성에 대한 당신의 걱정거리는 무엇인가?

____

3. 변화에 대한 당신의 경험을 기술하라.

____

____

4. 변화는 a. 좋다 b. 나쁘다 __________

5. 문화적 역량(cultural competence)을 정의하라.

____

____

____

6. 변화는 a.어렵다 b. 쉽다 __________

7. 나는 초과근무를 하고 있고, 봉급을 적게 받고 있고, 과소평가 받고 있으며, 더 이상 대처할 생각이 없다: 그렇다, 그렇지 않다.

8. 내가 더 보상을 받는 경우에만, 나는 변화 과정 혹은 전략계획에 동조할 것이다: 그렇다, 그렇지 않다.

(우리는 당신이 테스트 결과를 스스로 해석할 수 있을 것이라고 믿는다.)

복습 질문

1. 패러다임 전환(paradigm shift)이란 무엇인가?
2. 변화 "동기유발 요인"의 3가지 사례를 열거하라.
3. 르윈(Lewin)의 변화 3단계를 설명하라.
4. 프로차스카와 디클레멘테(Prochaska & DiClemente)의 변화의 5단계 중 재동결 단계란 무엇인가?
5. 변화의 장애요인은 무엇인가? 변화에 장애요인 3가지를 열거하라.

참고문헌

Agency for Healthcare Research and Quality (AHRQ) (2003) *National healthcare disparities report 2003: Executive summary.* Retrieved December 20, 2008, from http:// www.ahrq.gov/ qual/ nhdr03/ fullreport/ exec.htm

AllNursingSchools.com(2008) *Nursing programs for minorities.* Retrieved April 28, 2009, from http:// www.allnursingschools.com/ faqs/ diversityfaq.php

American Association of the History of Nursing, Inc(2008) *Marie E. Zakrzewska, 1829–1902.* Retrieved December 30, 2008, from http:// www.aahn.org/ gravesites/ zakrzewska.html

American Nurses Association (ANA) (2002) *Nursing's agenda for the future: A call to action.* Retrieved October 22, 2008, from www.nursingworld.org/MainMenuCategories/HealthcareandPolicyIssues/Reports/AgendafortheFuture.aspx

Bureau of Labor Statistics (BLS) (2008) *Occupational outlook handbook, 2008– 09 edition.* Retrieved April 28, 2009, from http:// www.bls.gov/ oco/ ocos083. htm

Covey, S. R(2004) *The 8th habit: From effectiveness to greatness.* New York : Free Press.

Cowen, P. S., & Moorhead, S(2006) *Current issues in nursing* (7th ed.) St. Louis, MO: Mosby-Elsevier.

Frankl, V. E(1984) *Man's search for meaning.* New York: Washington Square Press.

Freshwater, D., Taylor, B. J., & Sherwood, G(2008) *International textbook of reflective practice in nursing.* West Sussex, UK: Wiley-Blackwell.

Haines, T. L., & Yaggy, L. W(1882) *The royal path of life.* Chicago: Western Publishing House.

Institute for the Future(2003) *2003 ten-year forecast* (pp. 1– 183) Retrieved May 7, 2009, from http:// www.iftf.org/ system/ files/ deliverables/ 2003_Ten-Year_Forecast.pdf

Institute of Medicine (IOM) (2004) *Institutional and policy-level strategies for increasing the racial and ethnic diversity of the U.S. healthcare workforce.* Retrieved October 10, 2008, from http:// www.iom.edu/ CMS/ 3740/ 4888. Aspx

Kaplan, R., & Norton, D(1996) *The Balanced Scorecard: Translating strategy into action.* Boston: Harvard Business School Press.

Kotter, J. P., & Cohen, D. S(2002) *The heart of change: Real-life stories of how people change their organizations.* Boston: Harvard Business School Press.

Lien, M., & Bureau of Labor Statistics (BLS) (2004) *Workforce diversity: Opportunities in the melting pot.* Occupational Outlook Quarterly. 28– 37. Retrieved December 2, 2008, from http:// www.bls.gov/ opub/ ooq/ 2004/ summer/ art02. pdf

National League for Nursing (NLN) (2008) *Mission and goals.* Retrieved October 22, 2008, from http:// www.nln.org/ aboutnln/ ourmission.htm

Schein, E. H(2004) *Organizational culture and leadership* (3rd ed.) San Francisco: Jossey-Bass.

U.S. Census Bureau(2008) *U.S. Hispanic population surpasses 45 million: Now 15 percent of total.* Retrieved April 28, 2009, from http:// www.census.gov/ Press-Release/ www/ releases/ archives/ population/ 011910. Html

부록 9

변화매개자 관련 자료

Ken Blanchard (Author of The *One Minute Manager*)
The Ken Blanchard Companies
http:// www.kenblanchard.com

Jack Canfield (Author of *The Success Principles*)
The Jack Canfield Companies
http:// www.jackcanfield.com

Stephen R. Covey (Author of *The 8th Habit: From Effectiveness to Greatness*)
Franklin Covey Co.
http:// www.franklincovey.com

Peter F. Drucker (Author of *Management Challenges for the 21st Century*)
The Drucker Institute
http:// www.druckerinstitute.com

Wayne Dyer (Author of *Excuses Begone! How to Change Lifelong Self-Defeating Thinking Habits*)
http:// www.drwaynedyer.com

Napoleon Hill (Author of *Think and Grow Rich*)
The Napoleon Hill Foundation
http:// www.naphill.org

John P. Kotter (Author of *The Heart of Change: Real-Life Stories of How People Change Their Organizations)*
http:// www.johnkotter.com

Anthony (Tony) Robbins (Author of *Awaken the Giant Within: How to Take Immediate Control of Your Mental, Emotional, Physical and Financial Destiny!*)
Anthony Robbins Companies
http:// www.tonyrobbins.com/ Home/ Home.aspx

Mark Victor-Hansen (Author of *The Power of Focus: What the Worlds Greatest Achievers Know about The Secret of Financial Freedom and Success*)
Mark Victor Hansen & Associates, Inc.
http:// www.markvictorhansen.com/ contact.php

제10장

전략계획 알리기

학습목표

1. 비언어적 의사소통(nonverbal communication)의 사례를 설명한다.
2. 비언어적 의사소통(nonverbal communication)의 구성요인을 설명한다.
3. 미국간호사협회(ANA)에서 제시한 간호사의 의사소통 역량에 대해 검토한다.
4. 메타커뮤니케이션(metacommunication)에 대해서 정의한다.
5. 조직 의사소통 통로에 대해 정의한다.
6. 전략계획수립 의사소통자(communicator)의 역할에 대해 설명한다.
7. 의사소통 장애요인에 대해 열거한다.
8. 드보노(De Bono)의 색깔 있는 모자 유추(colored hat analogy)를 검토한다.

카플란과 노턴(Kaplan and Norton, 1996)에 의하면, 전략계획 과정의 세 번째 과정은 의사소통, 즉 알리는 것이다. 의사소통이 잘 이루어지지 않고서는 긍정적이고 효과적인 변화가 이루어질 수 없다. 의사소통이 적절하게 이루어지지 않으면, 세계에서 가장 잘 만들어진 최상의 전략계획일지라도 갈 곳이 없다. 비즈니스, 전문 직종, 개인 간의 어떠한 종류의 상호작용의 중심에는 의사소통을 촉진하거나 제어하는 의사소통의 품질이 자리잡고 있다. 최상의 관리자는 효과적인 의사소통을 하는 사람이다. 좋은 리더는 소통의 달인이다. 우리는 언어적 혹은 비언어적으로 우리의 모든 감각을 통해서 들어오는 신호, 실마리, 반응 그리고 기타 투입물을 통해 이 세계에 살고 있다.

의사소통은 다양한 형태로 이루어진다. 간호사들이 친숙한 언어적, 비언어적인 의사소통 기법들이 있다. 언어적 의사소통 기법들은 언어, 신호, 문서에 의한 것이며, 비언어적 의사소통은 (어떤 사람이 다른 사람보다 더 숙련된) 몸짓 혹은 환경에서 오는 실마리 등이다. 의사소통은 사람들 상호 간에 일어나며, 개인 내적으로 혼자 중얼거림, 특정 종파내의 의견교환, 혹은 공개적으로 특정 집단을 향해서 일어나기도 한다. 그림 10-1은 전략계획 과정에 있어서 의사소통자의 역할을 나타낸다.

그림 10-1 전략계획 과정에서 의사소통자의 역할

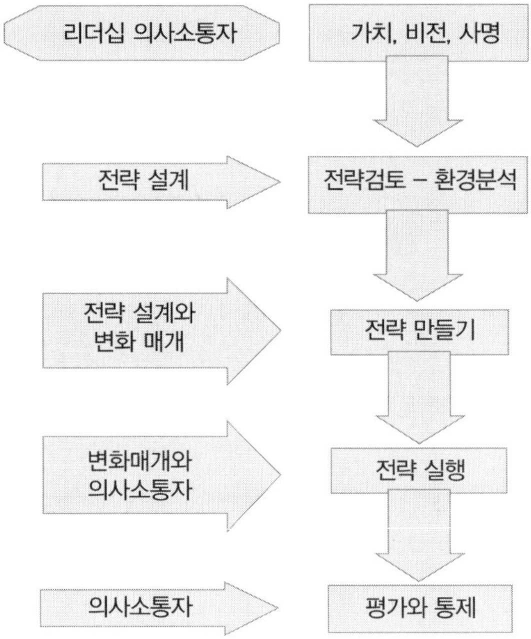

1. 비언어적 의사소통(Nonverbal Communication)

당신이 노력을 다했음에도 불구하고, 상대가 당신을 오해했다고 느낀 적이 있는가? 상대가 당신의 말보다 당신의 비언어적 소통행위에 영향을 받았는가?

환경. 첫째, 비언어적 의사소통(nonverbal communication)은 환경이다. 특정 환경하에서 전달된 정보는 매우 강력한 효과를 지닌다. 우리는 의미, 태도, 신념을 전달하는 단계를 정한다. 쇼핑몰, 상점, 그리고 그들이 관심을 끌고자 하는 고객의 유형을 생각해보라. 혹은 다른 보건의료 환경과 그들의 독특한 목적을 생각해보라. 소아과병원, 수술실, 항암치료실의 장식과 배치는 환자에 대한 특별한 돌봄의 신념과 환자의 필요에 맞게 설계된다. 만약 산부인과의사 사무실이 트로피와 사냥 도구들로 가득하다면, 그것은 그 의사의 우선순위를 보여주며, 주 고객이 여성이라는 징후가 전혀 없어 보인다.

환경 관리. 간호 의사소통의 다른 사례로는 환경을 관리하는 것을 통해 나타난다. 안정감, 존중, 청결함과 감염관리, 건강, 환자와 그 가족에 대한 안전과 같은 원칙에 대해 우리가 의사소통하는 중요한 방식은 적절하게 주변 환경을 관리함으로써 이루어진다. 더러운 천, 잡동사니, 주름지거나 잘 정돈되지 않은 침대, 쓰레기, 오물, 장비 혹은 배치가 엉망으로 된 경우는 "여기는 간호 서비스가 엉망이다", "우리는 당신에 대해 별로 신경을 쓰지 않는다" 혹은 "우리는 허둥대고 잘 조직화 되어 있지 못하고, 우리는 그러한 세세한 것까지 신경쓸 시간이 없다" 혹은 "우리는 우리 자신과 우리 자신의 일에 자부심을 느끼지 못한다"라는 것을 암시하기 때문이다. 이것은 다수의 간호사들이 간과하고 있는 간호 의사소통의 중요한 원칙이다. 당신의 환경을 돌본다는 것에 기반해서 당신의 작업환경에서 당신은 환자들에게 어떠한 것을 말해주고 있는가? 다음에 당신이 환자의 방에 들어가거나, 당신이 일하는 플로어에 갈 때 "이 환경을 통해 우리가 무슨 의미를 전달했는가?"에 대해 스스로에게 물어보라. 당신의 상사 사무실에 들어갈 때, 회의에 참석할 때, 어느 누구의 사무실에 들어갈 때, 잠시 시간을 내서 자문해 보라. "이 공간은 사람들에게 어떤 메시지를 주고 있는가?"

행위. 비언어적 의사소통은 사람의 표정, 몸짓, 분위기를 통한 것이다. "당신의 행위, 혹은 당신이 누구냐가 당신의 말보다 더 큰 영향을 준다"라는 격언을 생각해 보라. 문화적 차이를 이해하는 것은 매우 중요하다. 사우디아라비아에서 소매가 없는 블라우스를 입는 것은 매우 상대를 자극하는 것이지만, 캘리포니아에서 비키니를 입는 것은 문화적으로 용인되는 일이다. 우리는 옷을 입는 것, 단정함, 헤어 스타일, 화장과 손톱 손질, 보석, 신발 등 우리가 나타내고 있는 것에서 강력한 메시지를 전달한다. 우리 의사소통의 첫 기회인 첫 인상은 첫 만남 7초만에 결정되는데, 그 이후로 우리가 하는 말들은 그 인상에 긍정적 혹은 부정적 영향을 준다. 하지만, 첫인상은 그 후에 듣는 것에 영향을 준다. 주름진 복장, 헝클어진 머리, 닳아빠지고 더러운 신발, 너무 두드러진 화장, 손톱과 보석은 특정 메시지를 준다. 개인적인 표현은 우리 문화에서 존중되어야 하지만, 그러한 개인주의가 더러운 신발처럼 "나는 감염관리에 관심 없다", 주름지고 헝클어진 외모에서 나타나는 "환자 당신은 간호사인 내가 안전하게 다루어 줄 것을 기대하기에, 나는 전문가처럼 보이는 데는 관심이 없다" 혹은 진한 화장, 손톱, 보석과 같은 "나는 당신이 어떻게 느끼든 관심 없다"라는 인상을 준다면, 우리는 이를 통해 우리가 돌보는 환자들을 존중하지 않는다는 메시지를 주는 것이다.

옷차림. 우리는 입는 방식에 따라서도 여러 가지를 나타낼 수 있다. 어떤 관리자는 권위있는 정장차림에 보수적인 화장과 보석을 착용한다. 그들은 권위를 나타내며, 남성의 세계에서 경쟁하는 듯한, 엄격하고 통제하는 의미를 주는 스타일이다. 다른 관리자들은 보다 개방적이고, 캐주얼하며 친근한 복장을 하기도 한다. 문화는 옷차림으로 표현된다. 당신의 옷차림이 상대에게 무엇을 의미하고 있는가? 당신은 현재 간호의 정체성이 전반적으로 무엇을 말해준다고 생각하는가?

몸짓과 위치설정. 다음의 비언어적 의사소통 방식은 몸짓(gesture)과 위치설정(positioning)이다. 테이블의 맨 윗 좌석에 앉는 것 혹은 테이블에 손을 굳게 내려 놓는 것은 일반적으로 권위주의적인 면을 나타내며, 전제적인 메시지를 암시한다. 환자로부터 멀리 몸을 뒤로 빼면서, 엉덩이에 손을 얹어 놓고 이야기한다든지, 팔짱을 끼고 이야기하는 것은 분노, 성급함, 무관심, 존중하지 않는 것 등의 결합이다. 어떤 의사소통은 보편적으로 잘 이해되지만, 어떤 의사소통은 문화적으로 차이가 있다. 중동지역에서는 대화 도중에 손을 모으는 것은 존중의 표시이고, "나는 당신이 이야기하는 것을 잘 듣고 있습니다"라는 것을 나타내지만, 전체 대화 중에 손을 내내 잡고 있는 것은 서구 문화에서는 다른 의미를 나타낼 것이다. 첫인상이 상호작용의 첫 단계를 정하지만, 몸짓과 목소리의 톤이 가장 영향력이 크다. 이는 대화가 되어갈수록 다 전달되기 때문이다.

무의식적 습관적 행동(mannerism)과 위치설정(positioning). 우리는 본인이 의식하지 못하는 버릇 혹은 행위를 통해 비언어적으로 의미를 전달한다. 복부 덮개를 교체할 때 가벼운 접촉, 따뜻한 식염수, 따뜻한 담요는 환자에게 돌봄과 존중의 의미를 전달한다. 시의적절성 역시 중요한 의사소통 수단이다. 과업이 완수되는 시점 역시 잘 보살핌을 받는지 여부에 대한 의미를 전달한다. 급하게 마친 절차, 세심하지 못한 행동, 세밀한 부분에 주의를 기울이지 못하는 것 등은 "당신은 그럴만한 가치가 없어요"라는 식의 인상을 준다. 간호사가 환자와 같이하는 모든 것은 그 사람의 가치와 간호의 질을 증가시키거나 감소시킨다. 위치설정(positioning)은 또 다른 강력한 의사소통 수단이다. 아이들과 이야기할 때 앉아있고, 나이든 사람이 들어올 경우 일어서는 것, 말할 때, 연단 뒤에 있거나, 무대 주위를 걷는 등 청중과는 어느 정도 거리를 두는 것, 테이블의 맨 상석에 앉거나, 제일 뒷 좌석에 앉는 것 등이다.

위치설정(positioning)은 가장 강력한 의사소통이면서 잠재적으로 가장 권위를 박탈하는 의사소통수단이다. 오늘날 보건의료 분야에서, 간호는 어디에 위치해있는가?

> *"말이 고우면 신뢰가 가고, 생각이 고우면 심오해지고, 베푸는 것이 고우면 사랑이 된다."*
>
> – 노자

다른 스타일에 대해서 당신은 어떻게 반응했나 생각해보라. 간호계가 더 강력한 복장, 차별화된 유니폼, 표준화, 혹은 다른 더한 것을 필요로 하는가? 어떠한 비언어적 의사소통 방식을 간호계가 개발하고 숙지해야 하는가? 효과적인 관리자와 리더가 되기 위해서 간호계가 어떤 환경 변화를 주장해야 하는가? 판에 박은 듯한 인성과 환경 서식이 있는가, 혹은 간호계가 전체적인 새로운 이미지로 소통해야 하는가? 무엇이 간호의 현재 브랜드인가? 어떻게 우리가 세계를 바라보아야 하는가?

비언어적 의사소통은 경계를 설정하고, "들어오지 마시오"라는 식의 장애물을 구축하고, 예컨대, 작업환경 관련 규칙으로는 "종업원만 사용할 수 있음"과 같은 규칙과 "멀리 떨어지세요", "난 관심 없어요", "난 괜찮아요"라는 식의 개인의 인성 스타일을 상세히 설명하기도 한다. 환경 설계, 환경에 대한 돌봄 그리고 몸으로 표현되는 것(옷차림, 제스처, 무의식 중에 나타나는 습관, 행동, 시의적절성, 지위 구축 등)은 필수 불가결하고, 잠재적으로 억압적인 소통수단이다. 한마디도 안 하고 어떻게 세상을 향해 크게 소리칠 수 있는가? 간호의 미래에 전략적으로 정렬하고 계획하는 것을 바라보면서, 우리가 비언어적으로 의사소통하는 것과 우리가 돌봄 서비스의 의미를 전달하는 방식이 무엇인지를 시급히 파악해야만 한다. 간호계는 의사소통을 잘 하지 못하고 있고, 현재 "위기"이다.

2. 언어적 의사소통(Verbal Communication)

효과적인 의사소통을 위해서는 읽고 쓸 수 있는 능력이 필요하다. 오늘날 의사소통 인식률에 대한 구성 개념은 여러 가지 형태이다. 즉 읽기, 컴퓨터 활용능력, 기술활용 능력이 이에 해당한다. 미국간호사협회가 발간한 "간호계의 범위와 표준관행(Nursing: Scope and Standards of Practice, 2003)"이라는 보고서는 협업, 동료 간 협조관계, 자문, 평가, 리더십, 연구라는 6가지 의사소통 역량을 열거하고 있다. 이러한 소통 역량은 간호사가 환자 및 그 가족, 환자에 대한 보건의료 제공자와 의사소통할 수 있는 능력과 돌봄 서비스를 제공하는 데 있어서의 간호사의 역할(협업); 보건의료 회의 및 발표를 통해 지식을 공유하고 피드백을 받는 능력(동료 간 협조관계); 변화를 촉진하는 자문 및 권고안을 알려주는 능력(자문); 결과를 환자 및 관계자들에게 알려주는 능력(평가); 정보전달과 저술, 출판, 발표를 통해 전문직의 발전을 촉진하는 능력(리더십); 그리고 연구결과를 공식적으로 알려주는 능력(연구)으로 측정된다(ANA, 2003). 각각의 의사소통 방식들은 돌봄 서비스의 전략과 효과적으로 정렬되어 있어야 한다.

언어적 의사소통(verbal communication)은 말, 서명, 문서화를 통한 의사전달이고, 다수의 가능한 매체(인터넷, TV, DVDs, CDs, IPods, 음악, 연극, 언론, 연구보고서, 교육, 위성, 라디오 등)를 통해 전달된다. 문화적으로 우리가 접근 가능한 의사소통 방식은 많다. 우리는 어떤 것에는 능숙하고 어떤 방식에는 비교적 익숙하지 못하다. 나이, 성별, 민족 등 모든 것이 언어적 의사소통 중에 선호하는 방식에 영향을 준다. 예컨대, Y세대의 경우는 인터넷에 능통하지만, 베이비 붐 세대들은 컴퓨터 이용에 어려움을 겪을 것이다.

그 방식에 관계없이, 언어적 의사소통의 기술과 언어적 의사소통을 이해하는 것은 간호 브랜드를 재정립하는데 필수불가결하다. 우리가 어떻게 비언어적 의사소통이 강력하고, 중요하다고 말했는가? 메시지의 전달방식이 청중에 따라 달라지기에, 적절한 매체를 선택하는 것이 매우 중요하다. 즉 그 매체가 간호 메시지를 전달 가능하도록 하기 때문이다.

> *"우리 의사소통의 방식이 더 정교해질수록, 우리는 덜 소통하게 된다."*
> —Diogenes Laërtius

목소리 톤(tone)과 몸짓언어(body language)가 구두 의사소통에 대한 것이라면, 마침표, 단어선택, 간결성은 문서적 의사소통에 대한 것이다. 감탄부호, 거친 언어, 갑작스러움은 분노와 존중하지 않음을 나타낼 수 있고, 웃는 얼굴, 아이들다운 언어, 혹은 정겨운 농담은 다른 의미를 지닌다. 예컨대, 이모티콘은 이메일에서 일반적으로 사용되는데, 자판을 이용해서 만들어진다.

간호사의 노트, 전자의료기록, 흐름도, 간호계획은 간호사들에게는 보편적인 의사소통의 도구이지만, 간호사들은 전문적인 의사소통에 능한가? 대학의 간호교수들은 매년 교수 심사용으로 제출하는 강의 포트폴리오를 만들어야 한다. 몇몇 대학에서는 교수들의 이력과 학력을 자주 업데이트 할 것을 요구하지만, 전문적인 포트폴리오는 간호계에서 아직 표준으로 자리잡지는 않았다. 전문적인 포트폴리오를 유지관리하는 것은 모든 간호사들이 자신들의 경력을 전략적으로 계획하고, 자신들의 현재 위치 혹은 자신들이 달성하고자 하는 위치와 자신의 경력을 잘 정렬하기 위한 필수적인 도구이다.

3. 메타커뮤니케이션(Metacommunication)

메타커뮤니케이션(metacommunication)이란 메시지 안의 메시지를 말한다. 언어적이건 비언어적이건 보내는 메시지가 명확할수록 가장 최선의 결과를 가져온다. 메타케뮤니케이션은 조작, 수동-능동성, 경쟁, 피해의식, 피해자화, 그리고 여러 역기능적인 동인으로부터 나온다. 인간은 감정의 동물이다. 우리는 우리의 감정에 따라 동기부여 되지만, 그것이 꼭 사람이 감정에 좌우된다는 말은 아니다. 메타커뮤니케이션은 추정과 빗대어 하는 말이 될 수 있다. 감정이 개입되고, 의사소통의 목적이 소실될 수도 있다.

> *"의사소통에서 가장 중요한 것은 말하지 않은 것을 알아듣는 것이다."*
> – 피터 드럭커, 1909 – 2005

당신은 "낙타의 등을 부러뜨린 지푸라기[1]"라는 표현을 들어본 적이 있을 것이다. 의사소통은 인생과 상호작용을 하는 도구의 집합이다. 의사소통이란 많은 지푸라기로 낙타의 등을 부러뜨린 과정이다. 메시지 중에 있는 메시지는 해석하기가 어렵다. 즉 가능한 해석들이 존재하고, 이해하기 위해서는 노력이 필요하다. 휴식 시간에 나누는 정겨운 농담은 그런 해석이 필요한 수수께끼로 가득하다.

메타커뮤니케이션은 분노, 혼란, 피해의식으로 가득할 수 있다. 의사소통에 필요한 문화적 모호성으로 작용할 수 있다. 메타커뮤니케이션은 언제나 존재하고, 여러 형태의 비언어적과 언어적 메시지를 통해 전달된다. 예컨대, 이것이 인도네시아에서 체면을 살려주는 것처럼 문화적 의무사항이 아니라면, 이러한 것들을 의사소통에서 제거해야 하고, 문화적으로 적절하고 명확하게 의사를 전달해야 한다. 당신이 하려는 바를 이야기하고, 당신이 하려는 말이 어떤 의미를 지니는지를 파악하라. 그리고, 당신이 이를 처음에는 잘하지 못했다면, 다음에는 명확하게 하고, 만약 잘 이해하지 못했다면, 그것이 무엇을 의미하는지 정확히 물어보라.

그 해당 조직이 그 전달된 의미가 무엇을 말하는지 이해할 수 없다면, 그 계획은 시작하지도 못할 것이다. 그 의사소통이 개인 간, 개인 내적, 혹은 일반 대중에 대한 것인지 여부에 따라, 의사소통 전달자의 소통기술과 지식에 따라 그 효과 여부가 결정된다. 의사소통에는 메시지, 전달자, 수용자, 피드백이라는 4가지 구성요건이 있다(표 10–1 참조). 4가지 과업은 비언어적, 언어적 의사소통이 메타커뮤니케이션에 해당하는 경우 그 기능

표 10–1 의사소통의 구성요건

1. 메시지
2. 전달자
3. 수용자
4. 피드백

1) 역자주. 사소한 것으로 이미 무거운 짐을 진 낙타의 등을 부러뜨린다는 의미.

을 잘 하지 못하게 되고, 해를 입히게 된다. 메시지와 피드백은 분명해야 하고, 전략계획이 성공적으로 전달되기 위해서는 전달자와 받는 사람 모두 언어적과 비언어적 실마리를 잘 이해할 필요가 있다.

의사소통은 결코 메시지를 보내는 사람과 받는 사람간에 한 가지 경로만이 존재하는 선형적인 것이 아니다. 조직 내에 9가지 의사소통 경로가 존재한다(표 10-2). 전략계획수립 의사전달자는 그가 속한 조직의 공식적인 의사소통 과정과 종종 포도넝쿨(grapevine)이라고 불리는 조직 내의 비공식적인 의사소통 과정을 통해서 의사를 전달하는데 능통해야 한다. 이것이 가장 강력한 의사소통 줄기이고, 메시지가 자주 섞이고 부적절하게 해석되는 곳이다.

표 10-2 조직의 의사소통 경로

1. 하향형(위에서 아래로 향하는 경로)
2. 체인형(리더가 다른 사람들에게 의사 전달 책임이 있는 경로)
3. Y형(리더가 하급자에게 의사소통하는 경로)
4. 바퀴형(리더가 바퀴의 중심에 있고, 여러 방향으로 의사소통하는 경로)
5. 원형(리더가 다른 사람에게 의사 전달한 것이 결국 리더에게 다시 돌아오는 원형을 이루는 의사소통 경로)
6. 상향식(하급자가 상사에게 의사소통하는 경로)
7. 병렬형(동료들 간의 수평적 의사소통 경로)
8. 대각형(부서 간, 기관 간 의사소통 경로)
9. 포도넝쿨형(비공식적이고, 다방면의 의사소통 경로)

의사소통이란 모든 가능한 인간의 감각이 관련된 과정이다. 효과적인 의사소통은 단순하지 않지만, 특히 변화의 기간에는 매일매일 운영에 필수적이다. 다양한 방식, 주의사항, 경로를 통해 의사소통은 쉽게 왜곡된다. 전략계획수립 과정에 있어서 의사전달자의 역할은 중요하다. 설계자와 변화매개자는 의사소통, 즉 의사 전달이라는 실행도구를 필요로 한다. 설계자는 명확하고, 활력이 넘치며, 청중에 적합한 의사소통을 구상하고, 이를 통해 변화매개자가 관리하는 변혁적인 변화를 촉진하게 된다.

4. 의사소통 기초와 보건의료에서의 의사소통 장애요인

말하기 전에 생각하라. 당신이 속한 조직의 공식적, 비공식적 의사소통 경로를 알고 이해하라. 당신의 개인적인 의사소통 스타일과 비언어적 의사 전달자에 대해 숙지하라. 메타커뮤니케이션을 제거하라. 청중에 적합한 의사소통과 메시지를 활용하라. 다른 사람의 비언어적인 스타일을 인식하라. 문화적인 신념과 관행을 존중하라. 효과적인 의사소통의 중요한 규칙은 코비 박사가 정의한 "다른 사람을 먼저 이해하고, 그 다음에 자신이 다른 사람에게 이해될 수 있도록 하라"라는 말일 것이다(Covey, 1989).

오늘날 보건의료 환경에서 의사소통의 장애요인(communication barrier)들은 많다. 최근 뉴욕타임즈는 전문직종 간의 역기능적 관계를 다룬 기사를 게재했다. 이러한 의사소통 양식들은 간호사들이 직장에 지속적으로 근무하지 못하고 보건의료에 균열을 만드는 요인으로 지목되었다. "간호사들은 환자 혹은 다른 병원 스태프들 앞에서 자주 위축되고, 모욕을 당하며, 심지어는 의사들이 간호사들에게 고함을 지르기도 한다" (Tarkan, 2008). Tarkan은 "거만하고, 학대하며 불친절한 의사(Arrogant, Abusive and Disruptive—and a Doctor)"라는 기사에서 병원 스태프들을 대상으로 한 설문조사에 대한 논의에서 "처신을 잘하지 못한 의사들로 인해 사기가 저하되고, 스트레스를 받고, 이직률이 높아진다"고 비난하였고, 이는 분명히 수용할 수 없고, 효과적이지 못하다. 의사 전달자나 수용자나 비이성적으로 행위할 경우에 효과적으로 의사소통을 할 수 없다. 유일한 논리적인 반응은 그 사람에게 프로다운 방식으로 처신해줄 것을 요청하는 것뿐이다. 약해지지 말고, 울지도 말며, 피해 의식에 사로잡히지도 마시오. 누군가 당신에게, 특히 대중 앞에서, 고함을 친다면 좋게 느낄 사람은 없지만, 간호는 우리가 그 진절머리 나는 행위에 관용을 베풀지도 않았지만, 우리가 이를 허용했다는 사실을 받아들여야만 한다. 모욕을 주는 사람이 없다면 그런 행위는 존재할 수 없다.

대부분의 보건의료 행정은 상의하달식, 남성에 의한 전제적 위계 구조이다. 의료 전문직은 남성 우위의 구조이다. 남성과 여성이 의사소통하는 방식에 특징적인 차이가 존재할지라도, 전문적인 의사소통 원리는 누구도 학습할 수 있다. 간호사는 유능한 개인 간 의사소통자이다. 비즈니스 문화에서 권한이 부여된 변화를 촉진하는 역량은 대중 의사소통을 배우는 것이다. 기술적인 문서작성, 대중 연설, 간결한 언어 및 비언어적 의사소통은 간호사들이 전통적인 비즈니스 모델에 잘 참여할 수 있도록 하는 도구들이다.

5. 시각과 스타일을 보는 드보노(De Bono)의 6가지 방식

의사전달자의 역할이 설계자와 변화매개자를 지원하기에 매우 중요하지만, 의사전달자의 임무는 전문적인 의사소통 원칙에 충실한 것 이상이다. 즉 의사전달자는 6가지 생각 모자(6 thinking hats)에 대한 특징을 숙지하고 이에 맞추어나가야 한다(De Bono, 1999). 사람은 의사전달이 하나씩 이루어지는데 비해 사람들은 여러 가지를 동시에 생각하며, 동시에 여러 가지 문제를 해결한다. 간호사들은 항상 이러한 일을 한다. 즉 상처를 닦아주고, 환자의 옷을 갈아 입히고, 피부의 온도, 습도, 색깔을 판단하면서, 환자들에게 고통, 감각, 안정감이 어떤지에 질문하면서, 상처 냄새, 색깔, 출혈의 량과 지속성을 주시하고 평가한다. 이 모든 것을 동시에 행한다. 간호사의 업무에는 인지적, 감성적, 심리측정 능력(혹은 지적 능력)이 요구된다.

1985년에 하버드 대학교수인 드보노(De Bono)는 어떻게 생각할 것인가에 대해 생각하는 새로운 방식을 규정했다. 현재 서구 정신세계에 영향을 준 3명의 그리스 철학자들(소크라테스, 플라톤, 아리스토텔레스)은 생각하는 것이란 옳지 않은 것을 가려내는 것이었다. 이는 오늘날 지배적인 관리 패러다임의 하나이다. 비판은 개선을 부르고, 옳지 않은 것을 지적하는 것은 문제 해결을 이끈다. 이런 것이 당신에게는 어떻게 작용하는가? 당신은 그것이 과정, 시스템, 그리고 프로젝트에 어떻게 작용할 것으로 생각하는가? 어느 것이 잘못되었다고 지적하는 대신에, 소크라테스는 문제에 대해서 논쟁하는 것이 문제해결에 이르도록 한다는 개념을 개발했다. 밴드 처치 투약(band-standing medication) 요법에서 과오를 범하고 그 이유에 대해 논쟁을 하면 그것이 고쳐지는가? 투약 처방 과오(prescription medication errors)는 1990년과 2002년 사이에 0.6에서 0.53(1,000명당 53)으로 크게 변하지 않았다(IOM, 2007). 숫자만 가지고 논쟁하는 것은 인간의 역동적인 측면을 보지 못한다. 인간의 복잡성 문제는 병렬적 사고(parallel thinking)를 통해 다차원적 생각을 해야 한다.

이것이 과학적 방식의 기본이지만, 인간의 문제를 해결하는 데에는 잘 적용되지 못한다. "논쟁적 사고" 혹은 전통적인 사고방식은 현상을 이해하는 하나의 타당한 접근법이지만, 이는 인간 역동성과 문제해결에 대한 전체적인 시각은 아니다. 논쟁적 사고는 어느 현상을 각각 조각조각으로 나누어서, 현재와 과거를 입증하고, 결국에는 어느 누구는 맞고, 다른 사람은 틀릴 수밖에 없다고 결론 짓는다.

의료 진단은 과학적 방식에 기반하기에 분명히 이러한 논증적 사고 모델에 잘 맞는다. 예컨대, 간호사가 두통을 앓고 있는 환자를 만났다. 그녀는 병의 원인을 찾기 위해 환자를 사정(assess)했다. 고혈압과 관련이 있는가? 왜 그런가? 왜 아닌가? 어떤 부상과 관련이 있는가? 왜? 왜 아닌가? 혹은 투약, 열, 탈수증, 혈당수치 등과 관련이 있는가? 왜? 왜 아닌가? 이런 과정으로부터, 간호사들은 관련성에 대해 연습하고, 적절한 간호 진단을 도출한다. 논증적 사고는 이런 시나리오에서는 유용하며, 우리는 모든 과정에 대해 이러한 논증적 사고를 통해 우리의 접근법을 전향적으로 판단하는 방식으로 활용한다(De Bono, 1999, p.3).

드보노(De Bono)는 우리가 우리의 방식을 전향적으로 설계해야 한다고 주장한다(De Bono, 1999, p.3). 드보노의 연구는 다른 생각들이 관리와 리더십 과정에서 긍정적인 의사소통을 이끈다는 것을 보여준다. 그는 이러한 접근법을 설명하기 위해 병렬적 사고(parallel thinking)라는 단어를 명명하였다. 병렬적 사고란 "건설적인 생각, 창조적인 생각이라는 것"으로부터 영향을 받는다(De Bono, 1999, p.2). 이러한 "전향적 설계"는 전략계획수립에 적합하다.

병렬적 사고의 전반적인 원리는 모든 이해관계자가 같은 방향을 바라보고 있기에 반대 혹은 대면하는 견해가 없다는 것이다. 이는 모든 관계자들이 같은 생각을 한다는 것이 아니라, 이는 서로가 경쟁하고 상대를 이기기 위해서 노력하는 것보다 그 현상에 대해 모두가 전향적인 방향으로 이야기할 것이라는 것이다.

드보노[2]는 다양한 외모가 결합되고 강화되는 방식을 설명하기 위해 색깔 있는 모자 유추법을 사용했다. 이러한 모자들은 사람들이 어떻게 생각하는지 규정하거나 구분을 짓지 않는다. 사람들은 선형적이지 않다는 것을 기억하라. 이 6가지 모자는 특정 방향으로 생각하도록 설정하기 위해 생각의 방향을 나타낸다. 사람들은 지능, 강점, 재능이 다르지만, 필요한 구체적인 지능을 특이하게 적용할 수 있다. 도보노의 색깔 있는 모자 유추에 대해서는 표 10-3을 참조하라.

상처처치 사례를 생각하면서, 간호사들은 다수의 모자를 사용했다. 사정과정(assessment process)은 객관적인 자료(수량, 냄새, 색깔, 체온 등)와 함께 시작된다. 즉 하얀 모자이다. 환자에게 시도해보았고, 그 결과가 만족스럽지 못하다면 간호사들은 감정이 개입될 수 있다. 즉 빨간 모자이다. 한편, 상처 위에 덮는 드레싱 요법에 대한 평가는 주의를 요한다. 즉 검정 모자이다. 상처가 치유되길 기대하고, 환자의 병세가 차도가 있는 것을 확신하며, 환자를 격려해주기 위해 긍정적인 태도를 전하는 것은 노란 모자이다. 가장 일상적인 드레싱 요법에도 주의가 필요하다. 매듭이 있는 소독된 거즈, 잠겨있는 집게, 제대로 열리지 않는 소독 패키지 등 모든 것이 창의적인 문제 해결을 요한다. 즉

---

2) 드보노(De Bono)의 병렬적 사고(parallel thinking)에 대해 더 알고자 하는 사람은 드보노의 저서(Edward De Bono, Six Thinking Hats, New York: Little Brown & Co., 1999)를 참고하라.

표 10-3 드보노(De Bono)의 색깔 있는 모자

- 흰색은 중립적이고 객관적이며, 사실과 수치에 관련된다.
- 빨간색은 분노와 감정, 즉 감정적인 견해를 나타낸다.
- 검은색은 어두컴컴하고, 조심스러움으로 아이디어가 약한 견해를 나타낸다.
- 노란색은 화창하고, 긍정적인 것으로 낙관적인 견해를 나타낸다.
- 초록색은 푸른 초원의 풍부함처럼 창조적인 견해를 나타낸다.
- 청색은 하늘색, 큰 그림이며, 전반적인 개괄적 견해를 나타낸다.

초록색 모자이다. 그리고 마지막으로, 전반적으로 환자에 대해 사정하는 것은 항상 병실을 떠나기 전에 이루어진다. 즉 청색 모자이다.

병렬적 사고는 사고 혹은 문제해결 범주를 넘어선다. 병렬적 사고는 새로운 아이디어와 의사결정을 탐색하는 실무적이고 긍정적인 접근법이다. 병렬적 사고는 전략적 사고이다. 전통적인 논쟁적인 사고는 혼란을 야기하고, 주도성에 따라 측정된다. 즉 권력을 가진 사람이 주로 그 논쟁 혹은 토론에서 이기게 된다. 그리고 전통적인 사고는 위계가 있고, 엘리트 위주 사고이다.

간호전문직은 오랜 기간 동안 간호사 조직의 도전과 균열에 대해 전통적인 사고만을 하여왔다. 상급전문간호사(AP)와 전문실무간호사(NP)들은 간호의 문제를 그들만의 구체적인 시각에서 바라본다. 스태프 간호사들의 가장 최악의 처리(비난, 과오에 대한 비판, 미리 예단하기) 중의 몇몇은 상급전문간호사(AP)와 전문실무간호사(NP)들로부터 나온다. 간호행정가들은 유사한 패러다임으로부터 운영한다. 행정가들은 옳고, 잘못된 스

표 10-4 모자 바꾸기

1. 간호사들은 노란색 모자부터 시작하여 돌봄 서비스의 가장 이상적인 비전을 설계한다.
2. 전략검토를 하기 위해 모두가 흰색 모자를 쓴다.
3. 상실감, 분노 혹은 다른 감정을 표출하거나 탐색한다. 모든 간호사들이 빨간색 모자를 쓴다.
4. 다음에는 전략적 사고와 창의적인 해결책을 위해서 움직이고, 모든 사람들이 초록색 모자를 쓰고, 돌봄 서비스를 치유하고, 주홍글씨를 제거하는 전략을 설계한다.
5. 검은 모자를 쓰고, 그 계획의 강점과 약점을 검토하고 고려한다.
6. 넓은 시각을 가질 시점으로, 그 계획을 모든 시각에서 살펴본다. 즉 360도로 살핀다. 모든 간호사들은 청색 모자를 쓴다.

탭 간호사들이 과오를 범한다. 간호의 각각의 수준과 분야는 개별 개인의 시각을 통해서 바라본다. 드보노의 병렬적 사고는 전향적으로 설계하기 위해 모든 간호 수준과 분야들이 서로 협조할 것을 요한다. 모든 간호계가 문제 해결을 위해 같은 모자를 쓴다. 그 문제가 변화를 필요로 함에 따라 모자 역시 변한다(표 10-4 참조).

6. 관리자보다는 리더가 되라

관리자는 도처에 있으나 리더는 찾기 힘들다. 스티븐 코비 박사와 피터 드럭커[3]가 간결하게 정리했듯이, 당신은 사물을 관리하고, 사람을 리드한다. 우리는 관리와 리더십에 대해 논의해 왔다. 이는 인력 부족, 의료과오, 의료의 균열, 돌봄 서비스의 불일치 등의 제반 문제점을 해결할 수 있도록 간호계가 커다란 변화를 이룰 수 있느냐에 있어서 그 개념이 매우 중요하기 때문이다. 전향적으로 설계하는 것은 자아 리더십과 자기관리를 통해서만 이룰 수 있다. 매일매일 간호사들은 불만족과 만족, 힘이 약한 혹은 권한이 부여된, 변화매개자의 희생자이냐 아니냐, 긍정적이냐 부정적이냐, 비난만 하느냐 아니면 책임을 수용하느냐의 선택을 한다. "중요하고, 지속 가능한 품질은 궁극적으로는 안에서 밖으로 생성된다"(Covey, 1995, p.1). 모든 간호사들이 중요하고, 지속 가능한 간호 품질을 이룰 수 있는 능력이 있다. 우리는 변화가 필요하다고 인식하고 있다. 모든 간호사들은 현상유지냐, 아니면 전향적인 설계냐에 대해 결정해야 한다. 간호 돌봄 서비스에 있어서 서비스 품질을 향상시키는 유일한 지속 가능한 경로는 원칙에 충실한 것이다.

> *"인생에는 3가지 변하지 않는 상수가 있다. 그것은 변화, 선택, 원칙이다."*
> – 스티브 코비, 1932–2012

역량, 증거기반 실무관행, 벤치마크 등 돌봄 서비스를 설명할 수 있는 다양한 테크닉이 있는데, 모든 것이 다양한 테크닉, 즉 논쟁적인 사고에 기반한다. 간호의 범위를 규정하는 원칙이 돌봄 서비스를 규정하는 원칙이다. 권위, 존중, 열정, 이타심, 자선, 관용, 질의, 윤리, 도덕성, 우수성 원칙이 간호 기술을 이끈다. 정확한 원칙이 간호전문직에 스며있을 때, 즉 전문직으로 이해하고 수용될 때, 기술, 관행, 신념과 같은 테크닉이 자연적으

3) 피터 드럭커(Peter Drucker)는 비즈니스 리더이며, 관리와 비즈니스에 대한 다수의 서적을 저술했고, 현대 경영학의 창시자로 불린다.

로 품질에 나타난다. 명확한 가치에 근거한 원칙은 오늘날 빠르게 변하는 보건의료 분야에 녹아들 수 있다. 리더십은 원칙에서 나오고, 관리는 테크닉에서 나온다. 당신은 테크닉 지향적인가? 원칙 지향적인가?

간호사로서 당신은 어떤 지도원칙(guiding principle)이 있고, 어떤 지도 원칙이 리더에게 필요한가? 당신이 간호사 경력을 시작했을 때부터 알았었고, 우리가 병렬적 사고를 통해 우리의 전문직을 치유할 새로운 전략을 설계함에 따라, 지금이 간호의 핵심과 돌봄 서비스의 원칙을 다시 주장할 때이다. 우리는 관리자가 사물을 관리하고, 리더는 사람을 이끈다는 포인트를 계속 장황하게 설명하지 않을 것이지만, 당신 개인의 경력과 전문직종 전체에 대해 생각한다면 관리자와 리더의 구분은 매우 중요하다. 미국의학연구소(IOM), 보건 및 인력 서비스부(DHHS)와 그와 연관된 기관들에 의해 돌봄 서비스의 품질 향상을 위해 개발된 대부분의 전략들이 테크닉이라는 것은 흥미로운 일이다. 간호계는 10년 전만큼이나 위기에 처해있다. 테크닉은 해결책이 아니다.

관리(management)는 리더십(leadership)에서 나오고, 리더십(leadership)은 전략계획수립(strategic planning)에서 나오며, 관리(management)는 그것을 제대로 작동하도록 한다.

"진정한 리더십은 형식적 권위의 문제가 아니다. 리더는 그 주변의 사람들이 리더로 인정해줄 때 효과적이다. 단순히 타이틀만으로 리더가 되는 것은 아니다. 진정한 리더는 특징, 태도, 행위에 의해 구분된다"(Harvard Business School Press, 2004, p.200). 역사적으로, 간호 실무는 관리 테크닉에 기반해 왔다. 이제는 리더십을 통해 전향적으로 변화를 설계해야 한다.

7. "전략적 사고"에 대한 제언

제2장에서 우리는 우리의 돌봄 서비스에 대한 실체를 이끄는 모호한 생각에 대해 논의했다. 언론인인 수잔 고든은 간호교실에 들어와보지 않고도 탈간호화(denursification)라는 간호의 아픈 곳을 진단할 수 있었다. "사람이 마음 속으로 생각하듯이, 사람은 마음속에 존재한다(잠언 23:7)[4)]" 우리 간호계의 상태가 당신에게 간호의 마음속이 무엇이라

4) 역자주. 역자는 본서의 문맥에 맞게 한글 성경과는 달리 해석하였다. 원서에서는 "As a man [or woman]

고 말해주고 있는가? 만약 이 오랜 격언이 진실이라면, 간호계는 올바르게 사고하지 못하고 있다. 간호계는 어떤 전제, 수준, 관행을 옳았다고 하는 논쟁 기술의 유리한 점으로부터 많은 지향성을 보았지만 한 가지 잘못된 점이 문화적인 규범으로 자리잡았다. 이는 부적절한 사고방식이다.

우리는 당신이 전략계획에 대해 적어두길 바란다. 당신이 이 책을 공부하면서, 우리는 당신이 간호와 비즈니스의 세계적인 시각으로 넓히고, 간호를 요약하는 패러다임에 의문을 제기할 수 있는 안목을 키우길 바란다. 누구도 비난하지 않고, 어떤 엘리트 의식도 존재하지 않으며, 위기를 함께 해결하기 위해 몰두하는 간호인력들에게 권한을 부여하는 것을 전략적으로 생각해보라. 이는 간호계에 있어서 전략적 사고이며, 모든 간호사들이 같은 방향을 보고, 전향적으로 설계할 문제이다.

8. 회의 기법 및 예절

전략계획에는 회의가 필요하다. 그 계획의 범위에 따라서, 아마도 매주 여러 차례의 회의가 필요할 것이다. 뉴욕 소재 유명 투자회사의 관리자는 매일 8~10시간의 회의시간을 갖는다. 회의 예절과 다양한 형태의 회의를 이해하는 것은 아무도 가르쳐주지 않았던 기술이지만, 사람들은 자동적으로 회의에서 어떻게 해야 할지 알 것으로 기대하고 있다. 회의에 대해 읽을 시간이 있다면, 회의의 유형과 목적, 회의를 진행하는 방식, 회의 참여자, 팀을 구성하고 동의를 얻는 방식에 대한 수많은 서적들이 있다. 회의 원칙 중에 보편적인 두 가지 원칙이 있다. 첫째는, 집단 토론 혹은 집단 과정이 필요하지 않으면 만나지 말라는 것이다. 둘째는, 모든 참여자들이 검토, 고려, 의견 개진할 기회를 가진 정해진 안건이 없다면, 만나지 말라는 것이다. 즉 회의는 목적 지향적이어야 한다는 것이다.

회의는 혼란을 가중시키고, 이기심을 늘리고, "근무자"와 "회의주관자"를 분리시키고, 업무 부담을 늘리고, 생산성을 저하시키면서 시간만 축내는 경우가 있다. 사회적인 존재로서, 대부분의 사람들이 만나는 것을 좋아하기에 그들의 지위와 아이디어, 의견 혹은 사람에 대해 표현할 기회로 인해 회의는 우리가 해왔듯이 기본 사항이다. 어떤 회의는

---

thinketh in his heart, so he [she] is"(Proverbs 23:10)으로 나와 있으나, 영문, 국문 성경에 잠언 23:10에는 그러한 구절이 없고, 영문 성경 KJV판 Proverbs 23:7 앞부분에 있기에, 잠언23:7로 표기한다. 영문 성경에는 "For as he thinketh in his heart, so [is] he: Eat and drink, saith he to thee; but his heart [is] not with thee."로 나와 있고 (출처: http://www.bible-studys.org/Bible%20Books/Proverbs/Proverbs%20Chapter%2023.html] 한국어 번역본 잠언23:7에서는 "그는 속으로 계산하는 그런 자이니, 말로는 "먹고 마시게!"하면서도 마음은 너와 함께 있지 않다"로 되어 있다(성경, 한국천주교 주교회의, p.1473).

위기 상황에 개최되고, 어떤 회의는 일상적으로 행해지고(매주 월요일 아침 회의), 어떤 회의는 협조가 필요할 때, 어떤 회의는 보상과 징계를 위해 모인다. 어떤 경우는 특정 목적 없이도 모인다. 전략계획수립에는 회의가 필요하며, 비전 설정 회의, 가치 규정 회의, 사명 창출 회의, 강점, 약점, 기회, 위협을 평가하는 회의, 자원 관리 회의, 실행 촉진 회의, 진도 평가 회의, 지속가능성 창출 회의가 필요하다. 간호사들은 회의 구성원으로서, 촉진자로서, 그리고 리더로서 최적의 역할을 수행할 필요가 있다.

모드 회의는 모든 회의 구성원이 충분한 시간을 두고 검토와 코멘트할 수 있는 구체적인 목적과 안건을 가진다. 표 10-5는 회의를 진행하는 기본적인 규칙을 열거하고 있다.

회의는 목적 지향적이고, 즐거워야 하며, 생산적이어야 한다. 당신은 참여자가 충분히 관여하며, 최상의 아이디어를 제공하고, 준비되고, 자발적으로 다시 참여하기를 원한다. 회의의 목적은 집단 의사소통이다. 사람을 모아놓고 강의를 듣기만 하는 것은 회의하기 위한 적절한 사유가 되지 못한다. 강의식 의사전달은 메모, 웹링크 혹은 이메일을 통해 전달되는 것이 보다 효과적이다. 하지만 당신이 선호한다면 아예 전달하지 않는 것도 무방하다. 성인들은 회의 중 병렬식 사고 기법을 활용하면 더 나은 회의 효과를 거둘 수 있다.

그 과정의 범위와 의도에 따라 회의는 몇 분에서 몇 시간 혹은 며칠이 걸리기도 한다. 전략계획수립 과정은 전부서와 이해관계자들과의 효과적인 의사소통을 필요로 한다. 회의의 의도를 분명히 파악하고, 적절한 과정과 세팅이 뒤따른다. 간호 단위의 비전과 사명선언문을 만드는 회의는 의회식 절차와는 잘 맞지 않을 것이다. 예산을 토론하는 회의는 카지노에서 개최할 수는 없을 것이다. 전략적 사고를 위한 회의인 경우에는 일상에서 벗어난 장소에서 하는 것도 좋다. 그 목적을 명심하면서 시작하면, 흐름과 구조가 뒤따른다. 형식은 그 기능을 따른다.

9. 탁월한 간호 서비스라는 목표

의사소통은 인간의 경험이다. 말솜씨가 능숙하고 유창한 사람일지라도 종종 의사소통에 능숙하지 못할 수 있고, 의사전달이 잘 되지 않음으로써 의사소통 전략이 실패할 수 있다. 하지만, 언제 어디서나 사람을 다루는 일은 어렵다. 우리는 메타커뮤니케이션을 감추거나 제거하지만, 그런 현상은 일어난다. 한쪽에서 감정을 표출하면, 관련되지 않은 다른 감정들이 표출된다. 변화라는 것이 종종 위협적일 수 있기에, 사람들은 안전을 추구하는 성향이 있다는 것을 기억하라. 전략계획수립은 사람들이 자신들의 안전지대에서 나와서 새로운 문화를 설계하고 실행하도록 한다. 사람의 안전이 위협에 처하면, 가장 먼저 나오는 것이 분노이다. 위협에 처했다고 느낀 사람들이 변화에 가장 큰 장애요인이다. 그리고 그 해당자가 힘이 클수록 그 저항 역시 크다.

사람은 여러 경로를 통해 권력을 가진다. 의사들은 소리를 지르는 것은 그가 어떤 주장을 해도, 아무도 그의 행위를 막거나 그의 행위에 도전할 수 없기 때문이다. 권력이란

표 10-5 기본적인 회의 규칙

- 가장 중요한 주제부터 이야기 한다.
- 활용할 수 있는 시간에 따라 주제에 배정된 시간을 제한한다.
- 주제에서 벗어나지 않도록 해당 안건에 집중한다.
- 필요한 자료를 준비한다.
- 모든 참가자에게 충분한 유인물을 배포한다.
- 회의 촉진자 혹은 회의 주관자를 선정한다.
- 계시자(time keeper)를 두어 회의가 예정된 시간 내에 마칠 수 있도록 시간관리를 한다.
- 회의록 작성자를 선정한다.
- 의회식 회의 진행 절차를 고려한다: 의회 절차는 "비즈니스 거래, 협조, 조화를 촉진하기 위해 존재한다"(Cagle, 2009). 모든 참여자들은 동등한 면책특권, 권리, 의무를 지닌다. 다수결이고 소수의 권리는 보호받는다. 의결정족수(최소인원)가 충족되어야 하고, 모든 사안과 청원이 방해를 받지 않고 토론이 이루어져야 하고, 한 번에 한 가지 질문 혹은 주제를 다루어야 하며, 표결 전에 모든 참여자들이 핵심을 알고 이해했어야 하며, 회의 주관자가 용인한 경우에만 발언권이 주어져야 하며, 모든 참여자가 발언의 기회를 가져야 하고, 발언자는 발언권을 얻어야 하고, 회의주관자는 중립적이어야 한다.
- 회의 일정을 잘 계획한다. 즉 업무 부담이 과중한 시간, 늦은 오후, 공휴일, 기한을 얼마 남기지 않은 시점 혹은 병원에 독감이 퍼진 시점을 피한다.
- 2시간 소요되는 회의의 경우 간단한 스낵, 커피, 차, 물 등이 필요하다.
- 매 시간 10분 이내의 휴식 시간을 둔다.
- 시작과 종료 시간을 엄수한다.
- 매 시간마다 5~10분 정도 여유 시간을 남겨둔다.
- IT기기를 사전에 설치하고 점검한다.
- 안락한 회의 환경을 조성한다(의자, 테이블, 온도 조절 등).
- 회의 종료 후, 모든 참여자들에게 회의 의사록을 같은 주에 보내준다.
- 회의를 마치기 전에 다음 회의 일정을 잡는다.
- 향후 안건에 대해 문의하고, 향후 안건, 다음 회의 일자, 시간, 장소를 회의의사록에 기록한다.

협박 혹은 학대를 통해서도 주장할 수 있다. 권력에 이르는 두 번째 경로는 태도, 기술, 그리고 지적능력에 의해 얻어진다. 또한 권력은 살 수도 있다. 즉 돈이 권력을 살 수 있다. 권력은 다른 사람들을 강하게 해줌으로써 얻어질 수 있다. 다른 사람에게 혜택을 주면, 결국 그 혜택은 자신에게 돌아온다. 권력은 이상적인 특징의 덕목으로부터도 나온다. 운동능력과 같은 재능이 있는 사람 역시 영향력이 있다. 회의에서 특정한 성격이 회의를 주도할 수 있고, 자신의 영향력을 주장할 수 있다. 한 과정을 약화시키는 권력의 한 형태는 인기 권력이다. 강한 개성, 순간적인 기지, 날카로운 언변은 과정을 지배할 수 있다. 권력을 주장하는 것은 문화적으로 공격성과 지배성을 암시하지만 꼭 그렇지는 않다. 권력이 악도 아니고 어느 누구에게 해가 되는 것도 아니다. 당신은 간호계가 어떻게 자신들의 힘을 주장하는 것을 보고자 하는가? 어떻게 당신의 힘을 주장하는가?

당신이 같이 일하고 있는 사람을 알고, 어디에 권력이 존재하는지를 안다는 것이 효과적인 전략수립 절차를 위해 매우 중요하다. 사람들이 전향적으로 설계하고, 효과적으로 효율적으로 의사소통하고, 잘 작동하는 기계처럼 움직이는 회의에 참여토록 하는 것은 쉬운 일이 아니다.

간호계는 여러 의사소통 기술을 가지고 있지만, 전략계획수립에서의 의사전달자의 역할을 원활히 수행하려면, 비즈니스에서 사용하고 있는 의사소통 기술을 학습하는 것이 필요하다. 누구를 비난하거나 논쟁하는 자세를 취하기보다 간호계는 병렬적 사고를 통해 발전할 수 있다. 모든 간호사들의 목표는 돌봄 서비스를 잘하는 것이다. 우리가 의사소통의 배열과 불협화음을 이해할 때, 우리는 의사소통에서의 각종 문제점에 대해서 보다 더 인내심 있고, 이해할 수 있으며, 이를 해결할 수 있다. 인간의 상호작용 유형은 많다. 전략계획수립 전달자는 권한이 부여된 간호 인력 달성이라는 목표를 추구한다.

당신의 의사소통 지수를 계산하려면 부록 10을 참고하라.

복습 질문

1. 헝클어진 외모는 어느 유형의 의사소통 사례인가?
2. 환경을 관리하는 것을 통한 비언어적 의사소통의 5가지 사례를 열거하라.
3. 미국간호사협회가 제정한 간호사의 6가지 의사소통 역량을 열거하라.
4. 어떤 유형의 의사소통이 문서 형태인가?
5. 의사소통의 4가지 구성요인들은 무엇인가?
6. 메타커뮤니케이션의 4가지 사례를 열거하라.

7. 병렬적 의사소통과 전통적인 의사소통을 비교하라.

참고문헌

American Nurses Association (ANA) (2003) *Nursing: Scope and standard of practice.* Silver Spring, MD: NursesBooks.org.

Cagle, J. A(2009) *Parliamentary procedure: Toward the good order of the university.* Retrieved January 13, 2009, from http://www.csufresno.edu/comm/cagle-p3.htm

Covey, S. R(1989) *The 7 habits of highly effective people.* New York: Fireside Books.

Covey, S. R(1995) *Principle-centered leadership:* Sharpen the saw. Retrieved January 12, 2009, from http://www.qualitydigest.com/nov95/html/prin-cnt.html

De Bono, E(1999) *Six thinking hats.* New York: Little, Brown & Co.

Harvard Business School Press(2004) *Harvard business essentials: Manager's toolkit: The 13 skills managers need to succeed.* Boston: Author.

Institute of Medicine (IOM), Committee on Identifying and Preventing Medication Errors, Board on Health Care Service(2007) *Preventing medication errors: Quality chasm series.* Washington, DC: National Academies Press.

Kaplan, R., & Norton, D(1996) *The Balanced Scorecard: Translating strategy into action.* Boston: Harvard Business School Press.

Tarkan, L(2008, December 2) Arrogant, abusive and disruptive—and a doctor. *The New York Times.* Retrieved December 2, 2008, from http://www.nytimes.com/2008/12/02/healty/02rage.html

부록 10

의사소통 지수 계산

의사소통 지수(communication quotient)에서 제일 첫 번째 측면은 프로답게 보이는 것이다(첫 인상은 7초 안에 결정된다는 것을 상기하라). 당신이 전신을 볼 수 있는 거울 앞에 서서, 위생을 포함한 당신의 모습이 상대에게 어떻게 보일지 평가해 보라.

1 = 존경할만한, 깔끔한, 2 = 몇 사람이 생각하기에 내가 괜찮다고 함, 3 = 난 상관 안함.

당신의 지수: __________

두 번째, 거울 앞에서 말해보고, 당신의 손, 얼굴 움직임, 그리고 서있는 자세를 살펴보라.

1 = 위협적이지 않고 신사적임, 2 = 다소 주장이 강함, 3 = 공격적임.

당신의 지수: __________

다음으로, 당신을 알고 있는 사람에게 당신이 무의식 중에 하는 행동 중에서 별난 것이 있는지 물어보라.

1 = 조용히, 주의를 기울인다, 2 = 작은 움직임과 다소 꼼지락거림,
3 = 이리저리 부산하게 움직임.

당신의 지수: __________

당신은, 대단해, 어이구(geez), 등 얼마나 속어(slang)를 많이 사용하는가?

1 = 거의 사용 안함, 2 = 때때로 사용함, 3 = 거의, 대부분,

당신의 지수: __________

당신은 문서를 통한 의사소통은 어떤가?

1 = 잘 표현함, 2 = 보통, 약간 혼돈스럽게 씀, 3 = 철자법과 문법이 많이 틀림.

당신의 지수: __________

문제해결 시, 여러 측면을 고려해서 초점에 대해 주장하고, 옳고 그른 해결책을 만들 필요를 느끼는가?

1 = 창의적인 해결책을 선호한다, 2 = 해당 사안에 따라 다르다; 3 = 절대적으로 그렇다.

당신의 지수: __________

회의에서, 당신은

1 = 준비하고/참여한다, 2 = 때때로 잠이 든다, 3 = 도넛을 사러 간다.

당신의 지수: __________

각 문항의 소통지수를 합하라. 7~10은 11~21보다 높은 소통 지수이다. 당신의 점수가 21 이상이면, 당신의 의사소통 스타일을 비즈니스 환경하에서 다시 평가해 보라. 당신 자신을 부정하거나, 당신의 가치를 훼손하지 마시오. 효과적인 의사소통은 전략계획 과정을 통해 소통방식을 전향적으로 설계할 수 있도록 한다.

제11장

전략계획수립이 실패하는 8가지 함정(Pitfall)

학습목표

1. 지나치게 복잡한 계획과 단기적인 해결책에 대해 살펴본다.
2. 싸일로(silo)의 개념을 정의한다.
3. 코터(Kotter)의 동의(buy-in)를 얻어내는 8단계를 열거한다.
4. 전략계획수립에 있어서 비전의 가치를 검토한다.
5. 지속적인 동기부여의 필요성을 설명한다.
6. 하나의 프로젝트 동안에 발생한 예기치 못한 장애요인을 극복할 전략을 규정한다.

과거 계획수립의 경험을 통해 당신은 당신 자신, 당신의 영향 영역 혹은 주요 팀 구성원이 제11장에서 언급하는 "전략계획수립이 실패하는 8가지 함정" 중 어느 사례에 해당하는 것을 본 적이 있는가? 솔직이 말한다면, 잠재적으로 동의를 구한다는 것은 무엇인가? 그것은 벽돌로 만든 작은 담벼락인가? 아니면 중국의 만리장성인가? 이해의 규모와 폭이 매우 클 것이다. 누가 그 설계자가 될 것인가? 누가 그 의사소통자가 될 것인가? 누가 변화매개자가 될 것인가? 이번 장에서는 전략계획수립 과정에서 빠지기 쉬운 함정에 대해서 살펴본다. 어떤 것이 작동하고, 어떤 것이 잘 안 이루어지는지, 어느 것이 간호의 권한을 약화시키는가? 왜 전략계획이 실패하게 되는가? 어떻게, 그리고 언제 그 과정을 재평가하고, 재설계하고, 파기하는가? 제11장에서는 전략계획이 실패하는 8가지 함정을 살펴본다.

1. 함정#1: 지나치게 복잡하고 단기적인 해결책만을 추구하는 경우

"우리는 과오와 낭비를 없앨 것이고, 우리가 교육기간 동안 별도로 급여를 주지 않아도 되는 스태프들과 덕테이프(duck tape)를 통해 고칠 수 있는 장비를 가지고 앞으로 4일간 3가지 쉬운 단계를 거칠 것이다." 이 말은 우습게 들릴 수 있지만, 전략계획은 현실적이고 필요한 지원 없이 사람과 시스템이 조금 더 일하도록 하는 것이다. "우리는 당신이 팀으로 일하는 사람이기를 바란다"라는 것이 그 시스템의 하부구조가 바라는 결과를 지원하기 불충분할 때, 동기를 부여하는 가장 보편적인 방법 중 하나이다. 전략계획을 설계하고 실행하려면 변화관리 과정 동안 자원을 현실적으로 평가하고, 지속적으로 관찰하는 것이 필요하다.

Gentile(2008)에 의하면, 싸일로잉(silo-ing)이란 인위적으로 비생산적으로 관리직과 스태프를 분리하는 것을 말한다. 싸일로잉(silo-ing)은 보건의료의 다수의 이해관계자들을 격리시킨다. 즉 스태프를 어느 한 싸일로(silo)에, 관리직은 다른 싸일로에, 환자는 또 다른 싸일로에 둔다. 전략계획수립 과정의 설계 단계에서 지속적인 "싸일로를 통한 관리(management by silos)"는 비현실적인 전략적 사고와 계획, 지나치게 복잡한 계획, 단기적이고 미봉책인 의사결정을 야기한다. 자원을 적절하게 평가하고 고려하지 않는다면 실행단계에 도달했을 때 간단한 설계일지라도 복잡하게 된다.

간호계에서는 소수의 관리자들이 싸일로에서 다수를 위한 아이디어를 개발했다. 그 결과로 모든 간호계층에서 소외감과 경쟁이 야기되었고, 환자를 침상에서 돌보는 간호서비스가 낮게 평가되었으며, 환자의 치료 결과에 부정적인 영향을 주었다. 간호관리자는 필요하다. 그 전략 자체가 문제는 아니다. 문제는 그 전략이 싸일로에서 만들어지고, 변화의 복잡성을 상황 분석을 통해 철저하게 검증하지 않았고, 복잡한 단기 해결책으로 "우리는 당신이 팀플레이어이기를 원한다"라는 식의 접근법을 야기했다는 것이다. 간호학사 학위 과정의 초점이 병상에서 환자를 돌보는 것보다 관리를 강조하는 것으로 진화함에 따라, 오늘날, 간호관리자는 간호(돌봄)의 이해관계와 비즈니스(이윤)의 이해관계 사이에서 긴장된 줄타기를 하고 있다. 이는 부적절한 전략적 사고와 계획수립으로 인한 역기능이다. 오마에 겐이치(Ohmae, 1988)는 이러한 전략계획이 실패에 빠지는 함정에 대해 "빙산의 일각"이라는 유추를 통해 단지 보이는 것만 강조하기 때문이라고 하였다.

간호계가 행정부서와 더 긴밀하게 일할 필요가 있지만, 수잔 고든(2005)이 "간호의 위기(Nursing Against the Odds)"에서 언급했듯이 "병원에서 간호사의 가치를 새로이 알게 됐다는 수사학에도 불구하고, 간호사들은 조금의 임금 인상, 안전한 환자 대비 간호사 비율 개선, 의무적 초과근무 금지, 예측 가능한 근무일정 실시, 근무와 관련된 조직의 방침에 약간만의 영향을 주기 위해서도 파업투쟁을 해야 했다"(p.5). 단순히 더 많은 간호관리자를 추가한다는 것은 출혈에 밴드를 붙이라는 처방을 하는 것과 같다. 복잡한 계획과 단기적 해결책은 전략검토에 충분히 주의를 기울이지 못했기 때문이다. 함정#1.

2. 함정#2: 의견 합치를 이끌어내지 못하는 경우

상대의 '동의를 구하는 것(buy-in)'이란 다소 이해하기 힘든 개념이다. 사람들은 협조와 이해관계는 공개적으로 이야기하지만, 변화의 노력을 저해하는 것은 비밀스럽게 이야기한다. 제11장의 도입부에서 언급되었듯이, 싸일로잉(silo-ing)은 문제를 어렵게 한다. 오마에 겐이치(Ohmae, 1988)는 이러한 전략계획의 함정을 간호의 경우에서는 "스탭들과 협조하지 못하는 것"과 "구성원의 시각을 반영하지 않는 것"이라고 설명했다. "전략창출이 복잡하기에 가장 중요한 것이 무엇인지를 쉽게 간과하게 된다." 중요한 것은 그 구성원이다(Liff, 2008). 동의(buy-in)를 얻기 위한 근본 원칙은 의사소통과 동의를 얻는 피드백 경로를 구축하는 것이다.

코터(Kotter,1996)는 "관련자 모두가 모여 의견 합치"를 이루어 동의(buy-in)를 얻는 8가지 단계를 설정했다.

(1) 조직 구성원들에게 변화가 절실하다고 알려라. 변화(전략계획수립)가 필요한 불가피한 이유를 제시하라.
(2) 전략계획수립을 이끌 리더 그룹과 연대하라.
(3) 실현 가능한 비전과 전략을 개발하라.
(4) 비전을 모든 이해관계자에게 명확하고 간결하게 전달하라. 모든 이해관계자들이 이런 비전 설정과정에 참여하도록 하라.
(5) 종업원들에게 권한을 부여하라(코터(Kotter)는 공식적인 구조, 상사의 간섭과 의욕저하, 인적 및 정보 시스템의 정체, 필요한 기술의 부족이라는 4가지 전형적인 권한부여에의 장애요인을 설명했다).
(6) 단기 성과를 창출하라.
(7) 이익을 통합하고, 보다 더 많은 변화를 야기하라.(중요한 변화는 시간이 길게 걸린다. 단기 성과를 축하하지만, 더 큰 비전에 대해서도 살핀다. 작은 것에만 집중하면 긴박하다는 인식을 하지 못하게 된다).
(8) 변화를 그 조직의 문화로 정착시켜라.(변화가 마지막 지점이라는 것을 인정하는 것은 지속 가능한 변화와 동일한 의미는 아니다. 중요한 변화는 지속 가능해야 한다).

사람을 어느 과정에 효과적으로 몰입하도록 하려면 그 과정이 자신들에게 적절하다고 이해해야 한다. 상명하달식 전제적인 도그마는 어느 정도까지는 산업 시대에 적용되지만, 오늘날의 지식 근로자들은 의사결정 과정에 참여할 수 있고, 참여하기를 원하며, 참여해야 한다. 우리가 일반적으로 실시하는 간호 집담회 및 워크숍을 간단히 검토한다면, 이러한 원칙과 상반된다. 소규모 집단의 자칭 간호 "리더들이" 천오백만 간호사들을 대표한다고 결정했듯이, "간호 리더들이 결정한다"라는 것은 어디서나 보이는 주제이다. 의료와 행정부문이 "전형적인 백인 남자들의 모임"인 것처럼 간호계도 돌봄 서비스와는 분리된 "전형적인 간호 지도자들 모임"을 만들어냈다.

동의를 구한다는 것은 상대를 존중하는 것과 관련되어 있다. 간호사라는 직종은 제대로 동기부여가 되고 합리적인 근거만 있다면, 변화가 가능한 직종 중 하나이다. 다른 직종과는 달리, 간호계는 돌봄 서비스에 기반하기에, 돌봄 서비스를 실시할 수 있도록 하는 윤리와 도덕이 효과적인 변화의 도구로서 항상 활용이 가능하다. 만약 리더들과 관리자들이 간호사들로부터 동의를 얻고자 한다면, 그 해결책은 간단하다. 즉 그 변화가 어떻게 돌봄 서비스를 개선하고 간호사의 역할을 강화시킬 수 있느냐를 보여주면 된다. 시간관리, 비용효과성과 환자들의 송치시간이 개선(감소)된다는 것이 간호사들을 동기부여 하지는 않는다. 권한이 부여되고, 자율적이고, 품질이 우수한 돌봄 서비스를 제공한다는 것에 간호사들은 동기부여 된다. 의견합치를 보지 못하는 것이 함정#2이다.

3. 함정#3: 비전이 분명하지 않은 경우

전략적 변화과정은 분명한 비전을 전달하면서 시작된다. 간호에 대한 당신의 비전을 정의하고, 당신이 생각하는 미국 간호계와 세계 간호계의 현재 비전에 대해 생각해보자. 최근에 미국간호사협회(ANA)는 "실무 시작 10년 안에 간호학사 학위를 취득해야 한다(BSN in Ten)"라고 공표했다(Trossman, 2008). 하지만, 이는 비전이 아니고 테크닉이다. 행위별 수가제, 매그넷 지위, 그리고 다수의 다른 전략들이 주홍글씨를 강조하기 위해 진보하고 있으나, 전향적 방식을 위한 설계는 전체 간호사들을 대표하는 통일된 목소리로 표출되지 않았다. 여기에 상급실무, 간호교육과 실무 수준에 대한 사명선언문이 있다.

단 하나의 통일된 간호의 비전은 스위스 제네바에 위치한 국제간호협의회(ICN)의 간호에 대한 비전이다.

국제간호협의회(ICN) 내에서 단결된 모든 국가들의 간호사들은 한 목소리를 낸다.

예방, 돌봄 서비스, 치료가 모든 인간의 권리라는 것을 주장하면서, 우리가 서비스하는 모든 이와 서비스 받지 못하는 모든 이들을 옹호한다. 우리의 전문성, 우리 멤버들의 강점, 우리의 일관된 노력과 우리가 일반 대중 및 다른 보건의료 전문직들과 함께 협력함으로써 전세계 보건의료 정책을 형성해 나감으로써, 우리는 보건의료 발전의 선봉대이다.

우리의 사명은 더 나은 보건의료를 위해 우리 사회를 리드하는 것이다. 국제간호협의회와 함께 일하면서, 우리는 전체 간호직의 지식과 열정을 건강한 라이프 스타일, 건강한 직장, 건강한 지역공동체를 촉진하기 위해 활용한다. 우리는 빈곤, 환경오염, 다른 질병을 야기하는 원인들을 완화시키는 지속적인 발전 전략을 지원함으로써 개인뿐만 아니라 사회 전체의 건강을 증진시킨다.

우리는 함께 일하면서 그리고 인간적인 요소를 잃지 않으면서 발전한 기술을 보건의료에 통합하는 선봉대이다. 우리는 과학과 기술이 영적이고 감정적인 필요를 충족시키는 것을 포함하는 열정적이고 윤리적인 돌봄 서비스를 하는 봉사자로 남아있다고 믿는다.

간호학생들과 함께 일하고 활동하면서, 우리는 모든 국가에서 인문학과 과학에 기초하며, 유연성이 있고 문화적 감수성을 지니며, 우리 전문직종의 핵심 가치에 기반을 둔 높은 수준의 간호교육을 달성한다. 우리는 간호사들이 다학제 간 보건의료팀 내에 간호를 통합하고 활용하는 폭넓은 제공자들과 정책 역할을 교육받을 것을 보장한다. 우리는 간호사들이 보건의료 출발점의 능숙한 시작점이고 환자들을 돌볼 수 있고, 적절한 경우 환자들을 다른 돌봄 제공자들에게 안내할 수 있도록 교육한다. 우리는 보건의료에서 역동적인 변화를 이끌고 반영하기 위해 지속적으로 새로운 분야의 역량을 추가하며, 보건의료체계가 그러한 역량을 인식하고 보상하도록 보증한다. 우리는 간호사들이 교육과 능력을 최대한 발휘할 수 있는 실무 관행을 위한 가치, 정책, 표준 그리고 조건을 위해 노력한다. 우리는 최대한 간호 돌봄에 힘쓰고, 우리 환자들을 옹호하며, 환자들 스스로 할 수 있도록 도우며, 그들에게 필요한 강점, 의지, 지식이 있다면, 도움이 없는 경우 사람들이 무엇을 할 것인지에 대해 행하는 데 전념함으로써 보편적인 간호철학에 따라 함께 일한다. 국제간호협의회 이사회에서 1998년 11월에 승인되었다(ICN, 2009).

아래는 미국간호사협회(ANA)에서 발견할 수 있는 가장 근접한 비전 선언문이다.

미국간호사협회(ANA)는 54개의 협회 산하조직을 통해 미국의 2백 9십만 등록간호사(RN)들을 대표하며 유일한 전체를 포괄하는 전문직 조직체이다. 미국간호사협회는 높은 수준의 간호 표준을 설정하고, 직장에서 간호사들의 권리를 증진하며, 간호에 대한 긍정적이고 현실적인 시각을 제시하며, 간호사와 일반 대중에 영향을 주는 보건의료 이슈에 대해 의회와 규제기관들에 영향을 주면서 간호전문직의 지위를 향상시킨다(ANA, 2009).

전미간호연맹(NLN)은 비전에 포함된 간호교육의 4가지 목표를 설정했다.

- 간호교육에서의 리더 – 간호교육에서 인정된 리더로서 전미간호연맹의 전국적인 국제적인 영향을 향상시킨다.
- 구성원에 대한 헌신 – 우리의 사명을 효과적으로, 효율적으로 그리고 우리의 가치에 따라 전달할 수 있는 다양한, 지속 가능한, 구성원이 이끄는 조직을 만든다.
- 간호교육자 대한 후원 – 간호교육자의 목소리를 대변하며, 정치, 학계 그리고 전문직의 영역에서 간호교육자들의 이해관계를 옹호한다.
- 간호교육학의 발전 – 증거기반 간호 교육과 교육자에 대한 재정지원을 촉진한다(NLN, 2009).

이런 조직들의 선언문들은 분명하지만, 국제간호협의회(ICN)가 간호 계층과 간호분야, 그리고 국경을 넘어서, 모든 간호계의 비전을 가장 잘 표현했다. 당신의 비전 선언문과 당신의 견해가 여기 3가지와 어떻게 정렬되었는지 보라. 간호학교, 클리닉, 간호센터, 그리고 돌봄 서비스가 제공되는 거의 대부분의 조직은 그들 자신의 비전 선언문을 만들었다. 그들은 국제간호협의회의 비전 선언문과 잘 정렬되어있는가? 전략계획에 대한 보편적인 함정에 빠지지 않기 위해서 간호계는 전향적인 방식으로 설계하기 위해 모든 간호사들이 볼 수 있는 명확한 비전을 가져야 한다. 즉 모호한 사고에 빠져있는 것이 세 번째 함정이다. 함정#3.

4. 함정#4: 하나의 메시지로 모든 사람에게 동일한 효과를 보려고 하는 경우

같은 사안에 대해서도 사람들은 달리 인식할 수 있다. 각자의 문화, 성별, 읽고 쓰는 능력, 경험, 세계관, 태도, 교육, 그리고 환경에 따라 비전이 영향받을 수 있다. 이로 인해 몇몇 사람들은 동의를 구하고, 변화를 촉진하기 위해 시각을 바꾸어야 한다. 만약 우리가 모든 사람들을 같은 방식으로 같은 것을 가르친다면, 모든 사람이 다 같은 결론에 이를 것이라는 관념과는 반대로 우리의 신념은 우리에게 보이는 것을 해석하는 것이다. 드보노(De Bono)와 6가지 색깔 모자, 의사소통 스타일과 방법의 불협화음, 인지(cognition), 심지운동(psycho-motor), 정서(aflective)의 3가지 일반적인 학습 유형 그리고 1983년에 하워드 가드너(Gardner)에 의해 개발된 다중지능[1]을 상기해 보라. 사람들, 그들의 인성, 문화 그리고 배경은 독특하다. 그들이 전략계획수립과 변화과정에 몰입할 수 없다는 것이 아니라, 그들이 그 과정과 동인에 대해 학습하고 이해할 기회가 주어진다면, 그들이 신선한 시각을 가지고 참여할 수 있거나 혹은 보다 더 효과적으로 일할 수 있다는 것이다. 전략계획의 보편적인 함정은 하나의 메시지가 모두에게 적합할 수 있다고 가정하는 것이다. 함정#4.

5. 함정#5: 단기적인 보상이 없는 경우

동기부여란 스스로 그 대상이지만 사람들은 다른 수준에서 일하고, 만족감을 필요로 한다. 어떤 사람은 장기적인 만족감으로부터 동기부여 되지만 사람의 마음은 해결책을 지향하고, 그렇기에 대체로 단기적 성과를 통해 동기부여가 된다. 변화는 몇 주, 몇 달, 몇 년이 걸리는 어려운 과정이다. 비전과 전략계획은 매일매일 책임감의 압박에서, 우왕좌왕하면서 길을 잃게 되고, 잘 수립된 계획도 먼지 쌓인 선반 위에 있게 된다.

전향적으로 일을 하려면, 건전한 계획과 함께 헌신적이고 능숙한 팀이 있어야 한다. 계획이 잘 유지되려면 그 과정에 단기적인 성과(진도 측정)를 설계해야 한다. 예컨대, 병원은 게시판에 365일간 의료과오가 없다면 피자 파티를 하겠다고 공시했다고 하자. 효과가 있겠는가? 첫째, 피자는 성인에게는 그다지 큰 동기부여 요인이 되지 못한다. 둘째, 365일은 너무 먼 훗날이다. 시의적절한 동기위발 요인을 선택해야 한다. 은퇴할 때 주는 금시계는 대부분 서랍 안에 들어간다. 그게 무엇을 의미하느냐는 조소거리에 불과하다.

전략계획은 현실적이고, 관리할 수 있으며 그리고 일관성 있는 구성요소이고, 적절한 동기부여 요인과 연결되어 있어야 한다. 어떤 동기부여 요인은 "장한 여자라는 칭찬" 형태로 나타나지만 말과 행동이 일치해야 한다. 간호사들은 의료과오를 줄이는 데 지대한 공헌을 한다고 들었지만, 반면에 동시에 더 많은 시간을 일하지 않으면, 금반지도 받지 못하고, 변화과정에 손해 볼 수도 있을 수 있다고 책망을 듣기도 한다. 처음에 동의했으면 그 동의가 계속 지속될 것이라는 생각은 환상이다. 단기적 성과와 보상이 없는 계획은 실패하기 쉽다. 함정#5.

---

1) 가드너(Gardner)의 다중지능은 언어적 지능("단어에 명석함"), 논리수학적 지능("숫자와 논증에 명석함"); 공간적 지능("그림에 명석함"), 신체 운동감각 지능("신체 능력이 좋음"), 음악적 지능("음악에 재능이 있음"), 대인관계 지능("사람 관계가 좋음"), 자기성찰 지능("자기자신을 돌아볼 수 있는 능력"), 자연탐구 지능("자연에 대한 명석함")이다.

6. 함정#6: 장애요인에 잘 대처하지 못하는 경우

"장애요인과 난제는 인생의 일부이다"라는 격언처럼 인생에는 굴곡이 있다. 제4장에서 우리는 상황 대응 계획(contingency plan)에 대한 필요성을 논의했다. 대부분의 조직에는 "만약 ~라면, 우리는 ~할 것이다"라는 비상 계획(emergency plan)이 있다. 이와 같은 준비를 위해 전략계획이 필요하다. 다수의 상황 대응 계획은 비상 계획에서 채택된 것이다. 하지만, 몇몇 변수들이 설명되어야 한다. 2008년에 시작된 금융위기는 다수의 기업들이 잘 작동하지 않는 전략계획을 가졌거나, 아예 전략계획이 없다는 것을 보여주었다. 즉 그들은 극적인 경기 침체에서 제대로 반응할 방법도 없이 대처했던 것이다. 어떤 경우는 최상의 상황 대응 계획을 가지고 있다 하더라도 재앙을 맞기도 한다. 계획은 모든 상황을 다 커버해주지는 못하지만 장애물이 있다는 것이 "여기서 멈추시오"라는 말은 아니다. 장애물이 존재는 대개 "돌아서 가시오"라는 의미이다.

> *"우리가 노력하는 또는 종종 창조하려고 하는, 단 한 가지는 위험을 제대로 발견하는 것이고, 불확실성을 활용하는 것이다."*
>
> – 피터 드럭커, (1909–2005)

장애물이 있고, 지체된다면 팀구성원들과 참여자들의 열정이 식고 의욕을 잃게 된다. 전략적 연계 혹은 변화매개자는 변화에 대한 속성이 변화한다는 것을 파악하고 있어야 한다. 월요일에는 모든 사람들이 계획대로 일할 준비가 잘 되어있다. 화요일에는 눈폭풍이 닥쳐서, 도시 절반에 전력이 끊어지고, 종업원들은 얼어버린 파이프, 운전하기에 안전하지 않은 상황에 배터리를 찾느라고 쩔쩔매고 있다. 목요일까지 독감이 유행하고, 인력 선발문제가 주 관심사였다. 3주가 지나서야 상황이 진정되기 시작했지만, 변화과정은 지난 월요일, 즉 처음부터 다시 시작해야 했다. 몇 단계가 뒤로 가고 일부는 앞으로 당겨졌다. 자동화된 자동 조립 라인은 예측가능한 정밀도로 작업이 가능하지만, 필요한 실행자원이 사람인 경우에 장애물이 나타났다면 이는 다른 문제이다. 상황 대응 계획, 비상계획, 전략계획에서 융통성은 "생명"을 강조하도록 하지만, 우선 순위가 바뀜에 따라 유능한 리더와 관리층은 대응할 준비를 한다. 장애물과 관련된 진짜 이슈는 그 자체의 억제효과가 아니라, 그 장애물을 극복하고, 적응을 할 수 있는 관리층, 리더십, 전략계획수립팀의 능력과 역량이다. 전략계획수립이라는 도로에 진정한 함정은 리더와 관리자들이 장애물이 있는 경우 어떻게 이를 잘 우회해서 갈 수 있는지이다. 함정#6.

7. 함정#7: 너무 일찍 성공에 환호하는 경우

5번째 함정이 단기간 성과에 보상하지 못하는 것이었지만 결승점이 모호한 것 역시 딜레마이다. 이러한 함정들은 모두 연결되어 있다. 대부분이 비전 선언문의 명확성과 강제성 그리고 모든 사람의 눈을 포상에 쏠리도록 하는 전략계획수립팀의 능력과 연관되어 있다. 단기적 성과와 동기유발 요인은 인간의 행위를 변화시키는 데 중요하다. 하지만, 너무 강조한다면 문화적 포만감을 야기하게 된다. 변화매개자는 계획수립 과정의 이러한 전환기에 매우 바쁘다.

외과수술 부서의 총체적 질개선(TQI)의 사례를 보자. 총체적 질개선(TQI)은 환자의 결과를 측정하는 모든 변수들을 포함하고 있다. 예컨대, 2005년 CMS 적자감축법(Deficit Reduction Act, DRA)에 나타난 "절대 일어나지 말아야 할 사안(never events)"을 살펴보자(CMS, 2009a, 2009b). 그러한 잠재성은 "절대 일어나지 말아야 할 사안(never events)"에 의해 규정된 12가지의 다른 결과를 평가하기 위해 존재한다.

스태프와 감염통제 직원은 30%의 요로감염 사례가 유치도뇨관과 관련된다고 밝혔다. CMS가 이런 류의 감염에 관련된 비용에 대해서는 보상해주지 않을 것이기에, 관리층은 이러한 감염을 없애기 위해 노력했고, 간호 스태프들은 환자들의 건강과 회복률이 영향받기 때문에 노력했다. 이런 류의 감염을 감소시키려는 전략은 증거기반 실무(EBP)에 영향을 받고, 도뇨관 삽입 일수를 줄이고, 유치도뇨관 수를 줄이며, 살균소독 기술에 대해 더 주의를 기울이고, 삽입 전에 보다 더 철저한 검사를 하고, 스태프 교육(education)과 감사(audit)를 강화하는 전략을 포함한다(Angelo, 2007).

외과수술 스태프들이 이러한 전략을 실시하고 나서, 유치도뇨관 감염률은 62%만큼 줄었다. 이러한 기준을 달성하면, 원가 절감, 환자 결과 개선 그리고 간호사들에게는 아주 만족스러운 동기부여 요인이 된다. 그러한 감염률 하락은 건전한 전략계획, 시간, 에너지 그리고 자원이 필요하지만, CMS의 "절대 일어나지 말아야 할 사안(never events)" 모두를 제거하는 전사적 품질개선 전략계획의 단지 한 부분일 뿐이다.

변화매개자(change agent)와 의사소통자(communicator)는 성공을 너무 일찍 선언하지 말고, 모든 이해관계자들이 전략계획에 설명되어 있는 총체적 질개선 과정의 다음 부분에 열정을 가지고 지켜볼 수 있도록 최종 보상을 하는 시기에 능숙해야 한다. 결국, 전략계획이란 품질을 현실화하는 도구이다. 품질이란 종착역을 나타내는 표시가 아니고, 증거기반실무(EBP)와 연구와 함께 진화하는 과정이다. 전략계획수립은 총체적 질개선처럼 역동적인 것이다. CMS의 사례처럼 주의를 기울여야 하는 사안이 존재한다. "우리가 결승선을 통과했다"라고 너무 빨리 선언하지 마시오. 함정 #7.

8. 함정#8: 변화가 조직과 문화에 잘 맞지 않는 경우

만약 당신이 사각형 말뚝인데 둥근 구멍에 맞추려고 한다면 다음 둘 중의 하나가 발생해야 한다. 당신의 패러다임이 둥글게 되거나 당신이 맞지 않는 것을 맞추려고 하는 노력을 그만두어야 한다. 어렵지만, 종종 가장 좋은 전략은 단순히 포기하고 걸어나가는 것이다. 이렇듯 거대한 과업에 우리가 제공할 수 있는 유일한 나침반은 가치가 잘 정렬되었느냐 여부이다. 당신의 가치들이 당신 조직의 가치들과 잘 정렬되어 있는가? 가치 정렬에 영향을 주는 합리적인 경로가 있는가? 그 답은 당신의 가치를 무시하지 말고 지속해나가라는 것이다. 혹은 비참해지지 말고, 당신의 고통을 다른 사람과 공유하지도 말라는 것이다. 이제 당신은 변화과정을 프로답게 헤쳐나가는 아이디어를 가지고 있다. 당신이 보고자 하는 변화를 촉발시킬 열망, 에너지, 지원을 당신이 가지지 못했다면 당신에게는 두 가지 선택 대안이 있다. 쓴 웃음을 지으며 참든지, 아니면 다른 곳에서 문화적으로 적합한 것을 발견하는 것이다.

당신은 총체적 질개선에 대해 가장 똑똑하고, 윤리적이며, 잘 대응하는 전략적 해결책을 가지고 있을 것이지만, 몇몇 조직들은 위계로 겹겹이 쌓인 동맥경화증의 역기능으로 꽉 막혀 있기에 당신이 인내심을 발휘하거나 다른 사람보다 더 오래 살 필요가 있다. 전략계획이 실패하는 8번째 함정은 변화와 조직이 잘 맞지 않는 것이다. 함정#8.

9. 자신의 전략계획수립 과정의 경험을 상기해보자

우리가 전략계획을 저해하는 요인이라는 주제를 떠나기 전에, 우리가 과거에 해왔던 전략계획수립의 경험을 되돌아보자. 이제 당신은 전략계획수립 과정으로 시각을 넓혔다. 과거 당신의 경험과 왜 그 경험이 성공 혹은 실패했는지 평가해보라.

전략계획 경험:

언제: ____________________ 어디서: ____________________________________

목적: ____

참여자: ____

리더: ____

결과: ____

당신의 인식 +/−: ______________________________

이유(함정)? ______________________________

강점:

그 계획의 강점은 무엇인가? ______________________________

____

약점:

그 계획의 약점은 무엇인가? ______________________________

____

함정 혹은 약점이 어떻게 하면 피할 수 있었는가? ______________________________

____

10. 실패라는 단어에 대한 제언

실패라는 단어를 쓰지 마시오. 실패라는 단어는 정맥주사 펌프 사례로 인용되지만 인간들 간의 상호관계, 실행, 측정 혹은 가치 판단의 영역에서는 설 자리가 없다. 토머스 에디슨이 전구를 발명하면서 했던 "나는 실패하지 않았다. 단지 나는 1만 번의 작동하지 않은 방법을 발견했을 뿐이다"라는 말을 상기하라.

전략계획, 변화, 개선 노력은 전에 언급한 실패의 함정에 빠질 수 있다. 아마도, 당신은 다른 함정에 대해서도 정의했고 경험했을 것이다. "실패는 선택 대안이 아니다"라는 말은 실패라는 행위에 대한 말이 아니다. 사람들은 실패할 수 없다. 단지 그들은 그만두고, 좌절하고, 불평하며, 힘들어할 수 있지만, 결코 실패할 수 없다. 실패란 그 시점의 현실에 대해 상대적으로 변할 시간과 장소 측정에 따라 주관적이고, 제약을 받는다.

간호계는 어려운 시기를 거쳐왔고, 새로운 미래에도 그런 도전에 직면할 것이다. 우리는 1만 번이나 제대로 작동하지 않는 것을 발견했다. 우리의 전문직을 추스리고, 간호에 권한을 부여하고 강화시키는 방향으로 나아갈 수 있는 방향으로 설계한다. 돌봄 전문직을 치유하며, 의료의 균열을 메우는 우리의 비전, 사명, 목표, 전략을 만들자.

복습 질문

1. 프로젝트에서 단기 목표는 무슨 역할을 하는가?
2. 싸일로(silo)가 조직에 미친 영향을 기술하라.
3. 코터(Kotter)가 주장한 동의를 얻는 8가지 단계를 열거하라.
4. 왜 단기 목표 달성을 과도하게 축하하는 것이 위험한가?
5. 장애물에 직면했을 때 선택 대안은 무엇인가?

참고문헌

American Nurses Association (ANA) (2009) *About ANA.* Retrieved January 14, 2009, from http:// www.nursingworld.org/ FunctionalMenuCategories/ AboutANA.aspx

Angelo, E. J(2007) *Evidence based practice guidelines related to urinary catheterization.* Retrieved January 14, 2009, from http:// www.acestar.uthscsa.edu/ institute/ su07/ documents/ 3Angelo_000. pdf

Centers for Medicare & Medicaid Services (CMS) (2009a) *Deficit Reduction Act: Overview.* Retrieved May 19, 2009, from http:// www.cms.hhs.gov/ DeficitReductionAct

Centers for Medicare & Medicaid Services (CMS) (2009b) *Eliminating serious, preventable, and costly medical errors— never events.* Retrieved January 15, 2009, from http:// www.cms.hhs.gov/ apps/ media/ press/ release.asp? Counter = 1863

Gentile, M. C(2008) The 21st century MBA. *strategy +business.* Retrieved June 24, 2009, from http:// www.strategy-business.com/ press/ freearticle/ 08209

Gordon, S(2005) *Nursing against the odds: How health care cost cutting, media stereotypes, and medical hubris undermine nursing and patient care.* Ithaca, NY: Cornell University Press.

International Council of Nursing (ICN) (2009) *ICN's vision for the future of nursing.* Retrieved January 15, 2009, from http:// www.icn.ch/ visionstatement.htm

Kotter, J. P(1996) *Leading change.* Boston: Harvard Business School Press.

Liff, A(2008) *Avoiding eight pitfalls of strategic planning.* Retrieved January 4, 2009, from http:// www.allbusiness.com/ print/ 601377-1 = 22eeq.html

National League for Nursing (NLN) (2009) *Mission and goals.* Retrieved May 19, 2009, from http:// www.nln.org/ aboutnln/ ourmission.htm

Ohmae, K(1988) Getting back to strategy. *Harvard Business Review.* Retrieved January 14, 2009, from http:// hbr.harvardbusiness.org/ 1988/ 11/ getting-back-to-strategy/ ar/ 1

Trossman, S(2008) BSN in ten. *American Nurse Today,* 3(11) Retrieved May 21, 2009, from http:// www.americannursetoday.com/ Article.aspx? fid = 5244& id = 5272

색 인

A

B

C

D

E

F

G

H

I

J

K

L

M

N

O

P

Q

R

ㄱ

ㄴ

ㄷ

ㄹ

ㅁ

감수자 약력

• 박연숙 교수

서울대학교 간호학과를 졸업하고, 서울대학 병원과 미국 병원에서 임상 경력을 쌓았으며, 미국 캘리포니아 주립대(California State University)에서 석사(논문 제목: "Diabetes Self Care Management Education Plan(당뇨 환자 자가관리 교육)")를 마쳤고, 현재 박사학위(논문 제목: "Development of a Post Burn Pruritus Relief Protocol(화상환자의 소양증 개선을 위한 프로토콜 개발)") 취득 예정이다. 전공분야는 간호 리더십(Nursing Leadership)이다. 박 교수는 "화상 중환자실 신입 간호사 오리엔테이션 매뉴얼"을 제작하였고, "화상병동환자 가족 교육"관련해서 연구 중이다. 현재 임상 근무와 캘리포니아 주립대 겸임 교수를 맡고 있다.

역자 약력

• 고대원 교수

서울대학교 경영학과 학부를 졸업하고 대학원에서 국제 경영 및 전략을 전공하였다. 서울대 조동성 교수 지도하에 M. Porter의 국가 경쟁우위 프로젝트에 참여하였고, 1993년에 미국 Stanford 대학의 MBA 과정을 마친 후 국내 중견기업과 금융업체에 근무하였다. 미국 유학과 현지 금융기관 근무를 통해 간호대학생들에게 국제화 마인드를 강조하고 있다. 관심분야로는 의료산업, 병원 경영, 간호 경영분야이며, 한국경영학회, 병원경영학회와 의료경쟁력 포럼의 멤버로 활동하고 있다. 공저로는 1990년에 출간된 "재미있는 경영이야기 I"이 있다. 현재 군산간호대학교 교수로 재직하고 있으며, 조직과 경영, 인권과 양성 평등을 강의하고 있다. 전북대학교에서 경영학 박사과정을 수료하였다.

• 박경수 교수

전북대학교에서 경영학 학사, 석사, 박사학위를 취득하고 전북대 상과대학 경영학부 교수로 재직하고 있다. 전북대학교 상과대학장, 경영대학원장, 미국 네브라스카 주립대학 및 테네시 공과대학 객원교수, 한국경영학회 부회장, 한국정보전략학회 회장 등을 역임했으며, ㈜HM연구소 고문 등 다수 기업에 경영자문 및 컨설팅을 하였다. 전략경영 및 경영정보 분야에 수십 편의 연구논문 및 보고서를 발표하였다.

역자와의 협의로 인지생략

| 간호사를 위한 전략계획수립 |

발행일	2015년 2월 15일 초판 인쇄 2015년 2월 25일 초판 발행
원 저	Michele V. Sare, LeAnn Ogilvie
공 역	고대원 · 박경수
발행인	김재민
발행처	J M K(제이엠케이) 서울특별시 마포구 백범로 104, 봉화빌딩 4층
출판등록	2011년 1월 19일 제 313-2011-35호
전 화	02)713-0421~3
팩 스	02)704-6265
전자우편	jungmunk@unitel.co.kr
홈페이지	www.jungmunkag.co.kr

정 가 **21,000원**

ISBN 979-11-85210-31-5 93510